JN086613

メンタライゼーションによる家族との治療

―〈システム〉・〈関係〉へと展開するメンタライジング・アプローチ―

著
アイア・アーゼン
ピーター・フォナギー
訳
崔 炯仁

星和書店

Mentalization-Based Treatment with Families

by

Eia Asen
Peter Fonagy

Translated from English
by

Hyungin Choi, MD PhD

日本語版への序

　15年ほど前，私たちが開発しているこのアプローチを文書にまとめよ
うと考え始めたころ，このアプローチが心理療法専門家たちにとって意
義あるものになるという確信は持てませんでした。システム論的家族療
法は，イギリスやヨーロッパでは数十年の間にすでに十分に確立されて
いました。私（アイア）がその家族療法をメンタライゼーションに基づ
く治療と統合するという作業は，おおよそ50年前に受けた精神分析のト
レーニングを思い起こすことから始まりました。家族療法を身につける
際に一旦は横に置いてきた理論や実践です。さらに，メンタライゼー
ションに基づく治療（MBT）は，もともと境界性パーソナリティ症
（BPD）と診断された個人のために考案されたものです。ですから私は
MBT を家族療法の文脈に適用することに疑問を感じていました。一方
ピーターは，特にロンドンのマールボロ・ファミリー・サービスにおけ
るアイアの指導のもとで発展したシステム論的実践を，根源的にメンタ
ライゼーションの本質をついたものだと考えていました。このアプロー
チは，家族のメンバーが互いをどのように認識し，結果として自分自身
をどのように認識しているかを理解することに重点を置いたものです。
彼は特に複数家族療法（multi-family practice，家族グループの力を活性
化する治療［vital therapy］）に惹きつけられていました。そこで行われ
ていたのは，他者からどのように見られているかを考慮し，外的視点か
ら家族の自己認識の複雑さを浮き彫りにすることを目的とした介入です。
彼の目には，システム論的家族介入が根源的に家族システム内のメンタ
ライジングを高めることを目的した介入として映ったのです。
　このようなことが一夜にして起こったわけではありません。20年ほど
前，私は関係のない研究プロジェクトに関する学会で初めてピーターに

出会いました。会話の中で，ピーターはアイアの臨床セッションを観たいと興味を示しました。ビデオに録画された家族セラピーのセッションをいくつか観て，ピーターは「アイア，君は根っからのメンタライジング・セラピストだね！」と言いました。そのときアイアは，このコメントが褒め言葉なのか批判なのかわかりませんでした。しかし，ピーターが彼独特の複雑な言い回しで自分の見解を説明するにつれ，私たちは，一見異質な2つのアプローチの間に相乗効果が生まれる可能性があることを認識しました。ピーターの臨床技法を学ぶやいなやアイアは，ピーターが常に「個人を超えた」視点を持っていると気づきました。アイアは，「ピーター，あなたこそ生粋のシステム論的思考の持ち主だ」と指摘しました。時が経つにつれ，ピーターは個人をシステム論的（社会的）な文脈の中で考察するようになっていきました。

　これが私たちのコラボレーションの発端でした。私たちは心理療法の概念とテクニックを交換し，子どもや家族を支援するための斬新な洞察を育んでいきました。私たちは何年にもわたって学び，教え合うなかで，「純粋な」メンタライゼーションに基づくワークも「純粋な」システム論的なワークも超越したアプローチを開発しました。アイアが1980年代に，尊敬する師であるサルバドール・ミニューチン，ルイジ・ボスコロ，ジャンフランコ・チェッキンのもとで学んだシステム論的治療は，家族のメンバーの心理状態に焦点を当てたものではありませんでした。当時，家族の感情や欲求を掘り下げることは，一般的な家族療法家にはふさわしくないと考えられていたからです。一方ピーターは，家族内の社会的相互作用やコミュニケーション・パターンに興味を持ち，「家族でプレイするゲーム」を探求するようになりました。この探求の結果，実験的で遊び心のあるさまざまな活動が生まれ，治療を受ける家族やそのメンバーがこれまでとは違った経験や行動をすることができるようになりました。

　私たちの共同作業の中で，集合的な専門的志向性（a collective professional intentionality）あるいは「私たちモード（we-mode）」が生まれ、私たちが「メンタライゼーションを活用したシステム療法（Mentalization Informed Systemic Therapy：MIST）」と呼ぶアプローチの開発につながりました。この言葉は、2つの方法論の融合と、斬新で折衷的なアプローチの誕生を象徴しています。当初はロンドンで試行し、徐々にこの方法をイギリス全土に導入し、その後アメリカやヨーロッパのさまざまな国にも広めていきました。

　心理学の概念と実践とは、人間性にかかわる文化的な価値観やナラティブと深く絡み合っているものです。MISTのような心理療法的介入が効果的であるためには、クライエントやその家族、コミュニティの文化的枠組みの中で共鳴が生じなければなりません。この本の執筆作業の中で私たちは、個人主義ではなく集団主義が優勢な文化におけるMISTの妥当性と有用性をますます重視するようになりました。私たちは、WEIRD（西洋、高学歴、産業化、裕福、民主的）の文脈（第10章参照）では「効果的なメンタライジング」と考えられていることが、自己と他者の心理状態のバランスを取ることに重点を置かない文化や、自己の心理状態に表立って焦点づけるということを控える文化では不適切と受け止められる可能性があることを認識しています。関連する例で言えば、アレキシサイミア（自身の感情への気づきの欠如）の発生率は、アメリカやヨーロッパよりも日本の方が高くなっています。より集団を重視する文化においては、他者の心理状態や思考、感情を理解する義務がありますが、その義務は社会的なヒエラルキーに組み込まれており、目下の人は「思いやり」、すなわち他者の主観的経験に気を配らなければならない一方で、社会的な上位者の方はその義務から免除されていたりします。

　とはいえ、私たちは日本の「文化」やそのさまざまなサブカルチャーに関する一貫した専門的な知識を持っているわけではありません。ですから、日本の読者の皆様が適切な文化的レンズを通して私たちのアプ

ローチを解釈してくれることを願っています。私たちの翻訳者は，あら
ゆる潜在的な異文化間のギャップを橋渡しするよう努めてくれました。
また，私たちのコンセプトの中には開発途上の部分もあり，それゆえ読
者が当惑されるかもしれません。その点から生じる混乱については私た
ちが全責任を負います。

　それらを含みつつも，日本の臨床家が私たちの考えを批判的に評価
し，本書の内容からインスピレーションを得ていただけること，そして
何より，私たちのアプローチを日本において，文化に対して敏感な，臨
床的に適切な方法で適用していただけることを，私たちは心から望んで
います。

　　2023 年 12 月

　　　　　　　　　　　　　　　　　　　　　アイア・アーゼン

はじめに

　30 年前，私たちはそれぞれまったく異なる治療の世界に生きていた。一人はシステム論の枠組みに傾倒し，もう一人は精神分析と力動的精神療法を実践していた。ところが両者ともに，これらの世界が次第に狭く排他的になってきていると感じるようになっていた。そして 15 年ほど前から，研究プロジェクトでの協働作業を経て，お互いの臨床とその基礎となる理論や概念を批判的に検討するようになった。

　スカンジナビアで 2 日間のワークショップを開くという機会を得た私たちは，このワークショップを「精神がシステムと出会う」と銘打った。さまざまな流派の大勢のセラピストを前にしたこの「ライブ」は，互いのアプローチを精査し比較する喜ばしい機会となった。これが刺激に満ちた協働作業の始まりとなり，その後の何年にもわたる，本書の主題であり，今では MIST——メンタライゼーションを活用したシステム療法（mentalization-informed systemic therapy）——と呼ばれるものの開発につながった。これは私たちが開発した，メンタライゼーションに基づく治療（mentalization-based treatment：MBT）の家族版であり，本書ではこれについても MIST と呼んでいる。

　MIST はシステム論的な取り組みの構造を有しながらも，メンタライジングの概念と技法を取り入れることによってより豊かなものとなっている。表現としては，「メンタライゼーションを活用したシステム療法（MIST）」がおそらくより的確だが，「システム論的なメンタライゼーションに基づく治療（systemic mentalization-based treatment：SMBT）」——システム論の概念と技法でより豊かになった MBT——として説明することもできる。こうして用語を入れ替えられるところにも，私たちがふたつの治療世界の統合という課題に柔軟に取り組んでい

る様子が示されている。私たちが優先しているのは，心理療法の新たな
「学派」をつくりだすことではなく，子ども・若者・家族を支援するた
めの効果的で効率的な方法を確立することである。

　私たちの真新しいアプローチは当時，スカンジナビアの聴衆の関心を
引き，その後，ヨーロッパ各国や北米において頻繁に開催されたワーク
ショップでも注目を集めた。それと同じように，私たちは本書が，個人，
カップル，家族，さらにはより大きなシステムに取り組んでいるさまざ
まな立場のセラピストや臨床家に刺激を与え，自らの仕事について考え
るための安全な環境をもたらし，私たちが試みてきたような革新を起こ
すきっかけとなることを願っている。それでいて MIST は，完全に目新
しいわけではない。私たちは決して，家族や個人の心的機能について何
かを発見したとか，新たな洞察を得たなどと主張しているのではない。

　MIST が意図するのは，治療の方向性にかかわりなく，ほとんどのセ
ラピストの現在の臨床実践に統合できるような概念や実践をまとめるこ
とである。そして，その唯一の目的は，メンタライジングの妨げとな
るものを同定し克服できるようにクライエントを援助することである。
MIST のモデルは，メンタライジングが回復すれば確実に解決策が見出
せるという楽観的な心の見方をしており，このような見方によって障害
物や障壁は克服され，自然治癒のプロセスが生じると想定している。

　本書の構成と内容を読者のために簡単に説明しておこう。各章には実
際の臨床事例（個人が特定されないよう慎重な配慮がなされている）が
含まれるが，これらの事例は典型的なシナリオや治療上のジレンマを描
き出し，また，MIST の作業の指針となる概念や原則を説明し，私たち
が使用する技法を解説するものとなっている。

　第 1 章ではまず，「メンタライジングのレンズ」を採用すると，人間の
行動や対人的な相互関係を「志向的心理状態（intentional mental states）」
として捉え，解釈しやすくなることを示す。また，メンタライジングが

基本的に双方向的で相互作用的な社会的プロセスであるという前提を確認し，私たちの指針としていけるようにする。その一方で，「システムのレンズ」を使うと，個人や関係性を文脈の中でみることができる。MISTはこのふたつのレンズを組み合わせることにより，臨床実践に革新的なロードマップを生み出している。

　第2章では，メンタライジングがうまくできていないときに私たちが自分や他者の行動をどのように考え，それが臨床的な文脈でどのように現れうるかに焦点を当てる。それにより，効果的なメンタライジングと非効果的なメンタライジングの違いを述べていく。また，臨床経験を整理するのに役立ついくつかの「次元（dimensions）」（または「極（polarities）」）を用いて，メンタライジングの評価についていくつかの提案を行う。

　第3章では，専門家と家族のネットワークを活用し，治療という目的のために共に知恵を絞るという，メンタライゼーションに焦点づけた介入を設定する方法について述べる。この治療の初期段階では，その後のどの段階でもそうであるように，臨床的な設定により覚醒度が高まる場面においては——必ずそうなるのだが——「メンタライジングの姿勢」を維持する必要がある。

　第4章では，効果的なメンタライジングが現れやすくなるように考案された実用的ツールである「メンタライジング・ループ」を紹介する。

　第5章と第6章は本書の中心部分である。ここでは，具体的な活動，エクササイズ，ゲームを遊び心をもって取り入れることで，問題のある家族関係のパターンを克服するための，効果的なメンタライジングを促す方法を数多く提示する。これらの技法はどれも，共同省察（joint reflection）の機会をつくりだすためにデザインされたものである。

　第7章では，MISTが診断横断的アプローチとして捉えられることを説明する。また，精神疾患に対する全般的な脆弱性——「p因子」——に注目すれば，情動調節不全，実行機能，社会的学習能力（他者からの

学習）を取り上げることにより，さまざまな障害の共通要素に着目でき
ることを説明する。この文脈においては特に，深刻なトラウマを抱えた
人々の体験となりうる「信頼の喪失」との関連で，認識的信頼の概念が
役立つことがわかっている。

　第8章ではデジタル領域へと進む。ソーシャルメディアが家族生活に
及ぼす影響，および，リモートでメンタライジングの作業を提供する可
能性の両方について検証する。

　第9章では，個々の家族の枠を超え，さまざまな場面，特に学校での
複数家族グループとの取り組みにおけるメンタライジング・アプローチ
の可能性を検討し，親子合同教育の理論的根拠を提供する。

　最後の第10章ではさらに視野を広げ，文化を超えたMISTの適用可
能性と，セラピストとクライエントが異なる文化圏の出身である場合に
何が起こるかを調査する。私たちは，心の健康と精神疾患の発症のしや
すさを理解するうえで，個人や家族を取り巻く社会的環境が果たす役割
に注目している。

　MISTのアプローチは，革新的であると同時に親しみやすく，また真
面目であると同時に遊び心にあふれている。私たちは本書を通じて，一
見単純にみえる介入であっても，うまく選択されれば，対人的な相互関
係の自然なプロセスを再活性化することにより，労力をかけずにメンタ
ライジングを生み出し，多大な影響を及ぼしうることを示そうとしてい
る。これは「治療（cure）」ではなく，家族関係の中の一時的な障壁だ
けでなく一時的ではない障壁をも取り除くための方法なのである。

　MISTは，心を開くよう家族に求めるだけではなく，セラピストにも，
常に心を開いてメンタライジングの姿勢をとる（そしてモデルを示す）
ことを求める。私たちは，読者がこのような精神をもって，本書で紹介
する臨床的作業へのアプローチを検討してくれることを強く願ってい
る。

謝　辞

　本書に直接的，間接的に貢献してくださったすべての方々に感謝いたします。とりわけ，私たちが長年にわたって共に作業する機会に恵まれ，しばしば試行錯誤を重ねながらも，たくさんのことを学ばせていただいた多くの個人，カップル，家族の方々にはとても感謝しています。また，執筆物や臨床実践を通して私たちにインスピレーションを与えてくれた，家族療法とメンタライジングの両方の世界の同僚たちにも感謝します。彼らなくして MIST は開発されませんでした。

　メンタライジングのコミュニティは活気に満ちており，絶えず進化しています。ある考え方がどこから生まれてきたかを特定することは難しい場合があります。このモデルの先駆者であり，過去数十年にわたり私たちが光栄にも共に仕事をすることができた方々の業績を十分に示すことができていないとしたらお詫びいたします。

　そうした方々の創造性，寛大さ，ユーモアのセンスによって，この著作を含む私たちの仕事に活力が与えられたという点では，本来なら本書には少なくとも十数人の著者がいるはずです。その方たちのお名前をすべてここに挙げることはできませんが，少なくとも一人，本書の執筆を通じて私たちの考えを鋭敏にするうえで重要な役割を果たしてくださった Chloe Campbell 博士だけはお名前を挙げておきます。

　最後に，私たちの考えを（多少なりとも）一貫した書籍の形にまとめあげるうえで大変お世話になったギルフォードプレス社の編集チームの Jim Nageotte，Barbara Watkins，Jane Keislar に感謝いたします。本書の執筆作業のはじめから終わりまで，最も有用で不可欠な，詳細なアドバイスと指針を提供し続けてくれました。本書内での記述不足，誤り，間違いはすべて，著者である私たちの責任です。

も く じ

第 **1** 章
･･･････････

システム論的アプローチと
メンタライジング・アプローチの統合

　Ｇさん（女性）がクリニックに電話をかけてきて言うには，6歳に
なる息子のサリムを助けてほしいとのことでした。電話を受けたセラ
ピストは，どのようなことで困っているのか尋ねました。Ｇさんは涙
声で，愛する息子の問題行動がエスカレートしていて，そのことで学
校から注意されたと説明しました。サリムは友達をつくるのが苦手で，
自宅でも「心配な行動をたくさん」見せていたため，学校から連絡が
きたことにＧさんは驚きませんでした。サリムには「食事の面で大
きな問題」があり，また「部屋にひとりでいることができない」ため
にＧさんが絶えず一緒にいなければならず，Ｇさんは毎晩サリムの
ベッドで一緒に寝ていると話します。毎日宿題をするのに何時間もか
かり，「赤ちゃんのように泣く」こともしばしばで，普段からとても
要求が多いといいます。Ｇさんも夫も疲れきってしまい，サリムの将
来を心配しているとのことでした。

　システム論的アプローチとメンタライジング・アプローチには多くの
共通点がある。何より，情動や行動上の問題の多くを，本質的に「関係」

的なものと捉えている。本書では，メンタライジングのレンズを通して
システム論的な取り組みを見つめる。本書は，メンタライジングのセラ
ピストたちがシステム論的な概念や実践から刺激を受けてきたように，
システム論の実践者たちも同じように刺激を受け，彼らの取り組みを広
げるきっかけとなることを意図している。

　メンタライゼーションを活用したシステム療法（MIST）が目指すの
は，メンタライジングを高めてその人を「開く」ことによって，家族内
や他の社交場面でのコミュニケーションと相互作用を改善し，学習への
意欲を高め，認識的信頼（epistemic trust）[75]とレジリエンスの向上を
図ることである。認識的信頼とは，「他者から受け取る社会的世界に関
する情報への信頼」を意味する。他者から伝えられることを自分にかか
わる事柄として理解する力があると，困難な状況に直面したときの適応
力も大いに高まる。そのため私たちは，心の健康と社会的機能の点で，
認識的信頼が力強い保護因子になりうると提唱してきた（この点につい
ては，本章の「メンタライジングはなぜそれほど重要なのか」の項で詳
述する）。

　治療の焦点は，真摯にお互いの経験とものの見方を考慮することによ
り，社会的問題を解決するための「自然なプロセス」を促すことにあ
る。結局のところ，現実に対する自分の見方が他の人の見方とかみ合っ
ていると感じる体験こそが，全体的な見方をすることの価値を確信させ
る。さらにこの体験は，家族一人ひとりの心を開き，それぞれが自分に
かかわる何かを学び，発見する可能性をもたらすものであり，社会的学
習への全体的な信頼を向上させる可能性がある。

メンタライジングのレンズ

　メンタライジングとは想像による活動であり，志向的心理状態（人間
の心理状態には意図・指向性がある）の観点から人間の行動を解釈する

ものである。「想像による」の部分を強調しておくべきだろう。なぜなら，想像がメンタライジングの柱であるからだ。想像できるおかげで，私たちは周囲の人々の思考や感情，意図を直観でき，そこから，自分の主観的体験を整理するのと同じように，人々の行為を理解できるようになる。

「心理状態」とは，ある人のニーズ，願望，感情，信念，空想，目標，目的，理由などを指す。このような心理状態を想像するメンタライジングは，ほとんどが前意識的だが，省察を伴う意識的な活動の場合もある。メンタライジングは，私たちの希望や願望が満たされているか，脅かされているか，満たされていないかにかかわらず，その希望や願望と関連する感情や信念の状態を表象し，伝達し，調整するうえで極めて重要である。自分自身を理解するときに使用されるものと同じ心理的・神経的メカニズムは，他者を理解するためにも使われる。こうして，社会的相互作用の土台が築かれる。

メンタライズする能力の獲得は，言語が獲得され発達する仕方と同じように，進化的に保護され，環境により調節されている。この能力は本質的に，他者の意図や情動，視点を非意識的，反射的に理解する形として現れる[156]。子どものときにどの言語を最初に学ぶかは母語次第というのと同じで，メンタライジングのスキルの性質も社会的環境によって形成される。基本的な社会的単位としては家族の存在が大きく，私たちが社会的理解を獲得し，形成していく際の主要な文脈となる。

このような理由と他の理由（一部は遺伝的なものであろう）から，メンタライジングの姿勢を採用する能力，意志，適切さが，個人間や家族間で異なることが説明できる。また，個人主義がどれほど重んじられているかに応じて，より広い文化的環境が，他者よりも自己のメンタライジングにより強く注目することを後押ししている可能性もある[1]。

メンタライジングは，基本的に双方向的または相互関係的な社会的プロセスである[80]。それは人生初期の愛着関係や他者との相互関係の中で

発達し，その性質は周囲の人がどれほどうまくメンタライズできるかに大きく左右される。他者によってメンタライズされるという体験は内在化され，私たち自身の共感能力を高め，相互関係的な社会的プロセスにうまく関与することを可能にする。

愛着とメンタライジングの関係も双方向的と考えられており，心理状態の省察が困難であると，親密な対人関係に好ましくない影響を及ぼす可能性がある。細やかに反応してもらえないという，愛着に乏しい関係は，端的に言えば，他者からどれだけ理解されてきたかに影響されるメンタライズ能力の自然な発達を損なうおそれがあるのだ。

他者が自分を理解してくれていると認識するためには，他者を理解する必要がある。私たちが言語をどのように学ぶかを考えてみてほしい。人から話しかけられることで言葉を学び，それから勇気を出して他者との会話を試みる。メンタライジングもこれと同じである。実際にやってみることで習得していくのである。問題は，何らかの理由でこれをあまりうまくできない人たちがいるということである。

例えば，私たちは誤解をする。他者の行動の理由を決めつける。自分が何を成そうとしているのかを考える前に行動する。してはいけないとわかっているのに，まさにその行動をしてしまう。友人に言われたことの意味を何時間も反芻したあげく，後から当の本人がそんなことを言ったという自覚がないことに気づく。訳もわからないまま感情があふれてきて圧倒されたり，逆に動揺するようなことが起きても何も感じなかったりする，などである。

私たちの多くは，動揺しているときは特に，かなりの頻度でメンタライジングに失敗するものであり，より正確には，非効果的なメンタライジングをしていると言える。しかし，個人，カップル，家族と接してきたセラピストとして私たちがこれまでに得た洞察のひとつは，効果的ではないメンタライジングをほんの少し効果的にするだけで，ほとんどの家族の状況が改善し，場合によっては彼らの呈する困難が完全に解決す

るということである。こうして MIST は誕生した。より効果的なメンタ
ライジングは，個人と家族の両方のレジリエンスを高めるというのが私
たちの主張である。他者と自己の心理状態をよりよく理解すれば，より
有意義なコミュニケーションが自由にできるようになる。これこそ MIST
が促進しようとするものである。

　子どもの発達過程でメンタライジングがどのように生じてくるかにつ
いては，私たちの見解に誰もが同意しているわけではない。例えば，メ
ンタライジング（心の理論）は脳の生得的なモジュールで，あとは成熟
させるだけでよいという人たちがいる[119]。また，認知心理学者の多く
は，メンタライジングは子どもが社会的現実にもっともらしい説明をす
るために発達させる，準科学的な（経験により確かめられる）演繹のプ
ロセスを通じて現れると考えている[89]。他にも，メンタライジングは多
かれ少なかれ，大人から明示的に教えられるものだという説得力のある
主張をする人たちもいる[97]。

　しかし本書では，社会性の発達の視点によるアプローチを採用し，メ
ンタライジングは人間固有の進化した能力であり，それぞれの心に現れ
るもので，その人が置かれた対人的な環境やより広い社会的システムに
よって誘発される能力であると考える。生後 18 カ月の子どもは人に話
しかけられないかぎり容易には話し始めないように，メンタライジング
は，周囲の他者が自分の主観的体験に注目しないかぎり生じてこないと
いうことを，私たちは徹底的に主張するのである。

家族システムのレンズ

　MIST で家族と取り組む際に使うもうひとつのレンズは，システム論
的なレンズである。家族をシステムとして捉えることが有効であるのは，
例えば，「ホメオスタシス（恒常性維持）傾向がある」とか，階層，境界，
サブグループ，表と裏のコミュニケーション，同盟関係などの特性があ

る，といった描写ができるからである。セラピストにとっては，家族成員が，「システム」内の関係性やコミュニケーションを支配する，長い時間をかけて，多くは世代を超えて出来上がった一連の仮説的な明示的・黙示的ルールに従って行動していると捉えることが有用となるだろう[182]。

現在の問題に影響を及ぼしていると思われるシステムの特徴を治療のあいだに発見したり明らかにしたりできれば，例えば，確立されたルールや関係性のパターンといった特徴を調べることによって，そのシステムを変えることができるかもしれない。

1950年代以降，さまざまなタイプの問題や病像を治療する目的で，システム論的アプローチの実践家たちは広範囲の概念的枠組みや介入を開発してきた。その中には，メンタライジング・アプローチとの関連が特に強いものもある。Salvador Minuchin の考え方[130]は，メンタライゼーションを活用したアプローチ[11, 12]を精緻化していくうえで特に有用である。

Minuchin が導入したのは，セッションの「今，ここ」で自然に展開しうる「非機能的」な相互作用に注目することである。そうした相互作用が起きない場合は，典型的な問題パターンを意図的に「実演化（enactments）」してもらい，セッションの中で生き生きと再現させることを提案している[129]。このような実演化が，参加した家族一人ひとりに強烈な思考や感情を喚起し，それがただちに変化を促すために活用されることもある。

ミラノのチームによって開発された「円環的・反射的質問」の技法[154]は，長年にわたって確立されてきたシステム論のツールがメンタライジングのプロセスを強力に促すことを示す一例である。

「介入的質問」[171]は，家族一人ひとりの心理状態に調律を合わせる。ただし，この技法を採用するシステム論的アプローチの実践家の多くは，個人の「現在」の感情状態について明確な問いかけをしない傾向があることに私たちは気づいた。代わりに，より全般的な視点から，各人の行

動や信念が他の人の行動や信念にどのような影響を及ぼすか，また家族
のパターンと他の文脈的要因によってメンバーの行動や相互作用をどの
ように説明できるか[37] に，より注目しているようである。メンタライジ
ングの原則は，「常に現在の思考と感情に注目して取り組む」ということ
である。

　古典的なシステム論的アプローチは，例えば，セッション中に気持ち
が高ぶる相互作用があっても，家族メンバーの主観的な状態にはそれほ
ど注目しない傾向にある。セッションでのそうした個人の体験が対人関
係への理解をどのように変えたかを探ることには，従来，あまり関心を
示してこなかった。一方，メンタライジングのアプローチでは，セッ
ション中にそのような相互作用が起きれば，その特定のエピソードや一
人ひとりの「今，ここ」での体験に，家族メンバーの注目を維持しても
らう。そのようにして，家族メンバーが突発的に起きた急性の社会的体
験について，どのように感じ，考えるかに特別の注意を払うのである。

　メンタライジングとは，他者がどのように理解しているかを理解する
ことであり，それによって根本的な思い込みを変えることができる。そ
して，他の家族の行動を突き動かしている心理状態を変化させ，特定の
問題に対する家族全体の考え方や感じ方を変化させることもできる。

メンタライゼーションを活用したシステム療法

　本書で紹介するアプローチを，メンタライゼーションを活用したシス
テム療法（MIST）と呼ぶ。MIST はシステム論の概念や技法だけでな
く，メンタライゼーションの技法もふんだんに取り入れている。それに
より家族全員が，それまでとは違う新しい，ニュアンスを伴ったやり方
で自分や他のメンバーを理解し，体験できるようになり，可能性や体験
の多元的な世界を開くことができる。メンタライゼーションに基づく治
療全般の有効性を示すエビデンス[24, 25, 27, 35, 44, 77, 106, 150, 162などを参照] は現在も

増えつつあり，このアプローチの妥当性をますます裏づけている。

　MIST は新しい治療モデルではない。むしろ，カップルや家族と取り組むための統合的な手法である。メンタライゼーションを活用するセラピストが第一に目指すのは，問題に対する実利的な解決策を見つけられるよう支援することではなく，むしろ，家族関係の中に発生する一時的な——一時的でない場合もあるが——ブロックを取り除けるよう家族を支援することである。ブロックには例えば，突然，不意に質問に答えることを拒否する，「頭が真っ白」になる，別の家族が言ったことをうっかり，または意図的に誤解する，などがあるかもしれない。そうした妨げを取り除くことで，認識されている問題に対して，その家族独自の解決策を見つけやすくなる場合がある。

メンタライジングはなぜそれほど重要なのか

　人間には，新しい情報を学び，それを次に学ぶ人，特に子どもに伝えるという，進化的に他に類を見ない能力がある。人間は人生の初期に実に多くのことを学ぶ——物事のやり方，膨大な数の言葉の使い方，道具の使い方，従わなければならない無数のルールの身につけ方，などである。だが，観察しているだけではすべてを学びきれない——人生は複雑すぎるのだ。よって，他者から教わる必要がある。現に何千年もかけて，人間は子どもが，何を吸収し，拾い上げ，自分のものとするべきかを正確に知れるよう，情報を伝達するための非常に効率的な方法を発展させてきた。直接話しかけられたとき，視線が合ったとき，下の名前で呼ばれたとき，微笑みかけられたとき，目を見開いて見つめられたとき，あるいは誰かが優しく「こんにちは」と言ったとき——他者のその小さなしぐさは，子どもにとって，何にしても次に提示されることは重要だから覚えておかなければならない，と知る手がかりになる。

　こうした手がかりは顕示的手がかり（ostensive cues）と呼ばれ（第7章参照），子どもに，自分は重要な存在であり，尊重される社会的主

体として認識されていると感じさせる。これは，私たちが自然に感じている**認識的警戒**（epistemic vigilance）——潜在的に有害で，欺瞞的で，不正確かもしれないことへの自己防衛的な疑念[165]——を中和する。つまり，顕示的手がかりを示された子どもは，警戒を解き，聞こえてくることに耳を傾け，それを吸収しやすくなる。社会的主体として尊重されていると認識できれば，私たちは聞こえてくることを信頼しやすくなる——知識に対する信頼，すなわち**認識的信頼**（epistemic trust）が発達するのである。

　成人も幼い子どもと同じで，認めてもらえたと感じることに反応する。唯一違うのは，成人の場合，目を見開いて見つめられたり微笑んだりされるだけでは十分ではないかもしれないということである。成人の場合，顕示的手がかりは，相手に対して，その人のことを「よく理解している」——相手の主体性や心の状態の複雑さを認識し，その状態に関連した承認と支持を表明する——と伝えるシグナルになりやすい。要するに，話し手は言葉や行為を通じて，相手の視点で世界を眺めることができると伝えているのである。システム論の文脈では，その家族の特異性（特定の家族の慣習，メンバー間で知られている縄張りや境界など）への気づきが，個人の信頼性をシステムに示す顕示的手がかりとなる。

　メンタライジングがここにかかわってくるのは，他の人の心の状態を理解することはそれ自体，適切に伝えられれば，強力な顕示的手がかりとなるからである。私が誰かをメンタライズするなら，私はその人を一主体として認識していることになる。つまり，メンタライジングには認識的信頼を生む力がある。ただし，このルートで認識的信頼が確立されるためには，正確にメンタライズしてもらったと相手がみなすくらい十分にメンタライズする必要がある。

　私たち人間はコミュニケーションできるように進化し，また，心を読み取りながらコミュニケーションするための専用のメカニズムを採用して，生産的な社会的システムの中で効果的に協働できるようになった[170]。

このすばらしい能力の恩恵を受けている最も明らかなシステムの例が家族である。もちろん，心を読み取りながらのコミュニケーションがうまく機能しない場合，それが最もはっきり表れるのも家族という文脈である。MIST では，社会的な「心 - 脳」のこの部分（心を読み取ってコミュニケーションする部分）をわずかに再調整しようとする。悪い思考をよい思考と置き換えたり，好ましくない感情の代わりに好ましい感情を生み出そうとするのではない。心を読み取ってのコミュニケーションが本来の自然な状態に戻る機会を提供するだけであり，思考と感情の自然発生的なプロセスを妨げるものを取り除こうとするのである。

はじめよう：MIST 的な電話対話

G さんとサリムの話に戻ろう。

　　電話越しにセラピストは，G さんに，どれほどの緊急性を感じているか，またどの程度早く予約を入れたいかと尋ねました。G さんは，「できるだけ早く……サリムの様子や彼が抱える困難について説明するためでしたら，いつでもクリニックに行きます」と答えました。セラピストは，初回面談には誰に参加してもらうのがよいと思うか，G さんに尋ねました。そして，息子を連れてくることのメリットとデメリット，夫が同行することの長所と短所，さらには初回面談に参加してもらうとよさそうな人が他にいないか，よく考えてみてほしいと伝えました。以上のことを，優しく問いかけました。

- 「おひとりで来るほうがよいとお考えになるのはなぜですか？」
- 「最初の面談時に同席しない場合，夫さんはどのように感じるでしょう？」
- 「サリムがその場にいて，あなたの懸念を耳にした場合，どのようなデメリットがありそうですか？」

- 「サリムが同席すると，ご自身はどのようなことが話せなくなりそうですか？　よい事柄について話しにくくなるでしょうか，それとも悪い事柄でしょうか？」

　しばしば返答をためらい，「確かではありませんが」「よくわかりませんが」などと前置きしつつも，Gさんはどの質問にも忍耐強く答えました。セラピストは引き続き，最初の面談をどこで——クリニック，自宅，保健所（かかりつけ医から紹介されてきたため），あるいはその他の場所——行いたいかを尋ねました。Gさん自身が一番楽に話せる場所はどこか。サリムと夫はどこで面談したいだろうか。サリムと夫ならどうやって決めるだろうか。夫は，サリムがここに紹介されてきたことや，Gさんが問題だとした内容に同意するだろうか——もしくは別な見方をしているだろうか。電話での会話には20分ほどかかりました。最後にGさんは，初回面談には彼女と夫が同席し，サリムも参加させたいと言いました。セラピストはGさんの決意を了承し，もしもっと考えたり，家族メンバーや友人と話し合ったりして，予約や参加者を変更したいと思ったら，それでもかまわないと言い添えました。

　初回セラピーセッションよりも前に，セラピストが，クライエント候補でしかない人に質問の集中砲火を浴びせることが賢いとは，読者には思えないかもしれない。しかし，MISTの取り組みは，紹介を受けた瞬間から始まる。こうすることでセラピストは当初から，治療的な出会いで見込まれること——複合的な可能性と展望が開かれるということ——を伝えているのである。この最初の出会いからしてすでに，紹介されてきた人は，親であれ専門家であれ，自分自身だけでなくシステムに含まれる他のメンバーを，それが家族，子どもを取り巻くケアシステム，学

校，児童青年期のメンタルヘルスサービスであれ，メンタライズするよう促される。

　では，それは実際には何を意味するのだろう？

　電話でセラピストがサリムの母親にした質問は，母親が——またセラピスト自身も——多面的に事態を眺められるようにすることがねらいであったという意味で，**介入的**（interventive）と言える。似たような電話での対話は，ソーシャルワーカーや教師，かかりつけ医，また他の専門職とのあいだでも生じうる。（ただし，どこからの紹介であるかにかかわらず，MIST での家族との取り組みでは，まずは家族メンバーと話し，その後でその家族について専門家と話をすることが望ましいという点を忘れてはならない）

　システム論的アプローチを採用するセラピストは，支援を求められている問題が生じた背景を考慮するものである。この傾向をさらに強め，これをシステムのさまざまなレベルで考えてみるとよい。すなわち，クライエント個人，紹介者，重要な関係者，隣人や友人のネットワーク，信仰上のつながり，家族が関係する学校や職場，所属する文化やサブカルチャー，そして全体的な社会政治的な状況といったレベルである。ここで妥当なのは，Bronfenbrenner[41]による生態学的アプローチである。その人と環境の相互作用で構成される生態学的システムを捉え，複雑な生態系を眺めるように，複数レベルの**文脈を読み解く**ことで，セラピストは複数レベルの介入を検討できるようになる。家族だけと取り組むべきだろうか？　他の専門家や家族の周囲のネットワークを含めるべきだろうか？　家族の信仰上のつながりや他の文化的つながりをどのようにかかわらせると，現在生じている事態や問題の解決に役立つだろうか？　子どもや親と個別に面接する必要があるだろうか？　システム論的な観点から見れば，取り組める文脈は数多くあるため，臨床家にはたくさんの選択肢がある。

　メンタライジングは，単に母子の二者関係，あるいは母・父・子の三

者関係の産物ではない。むしろ，子どもが多かれ少なかれ，そこで自分の心配事や怖れ，楽しみに着目されることになる社会的グループ，文化の産物なのである[9, 75]。MIST が全体として目指すのは，より広いシステム全体の中でのメンタライジングの向上である。私たちが言いたいのは，問題というのは，家族という生態系の中でメンタライジングが止まってしまったり，脱線とまではいかなくとも脇道に逸れてしまったりするために生じるということである。

治療的文脈の共同構築

　文脈を読み取ったら，次は治療的な文脈をつくることになる。支援要請に対する応答となるような治療的文脈はどのようにしてつくられるのだろう。セラピストの問いは，「現在生じている事態や問題に取り組むにあたって，どの文脈を使う——または，つくる——必要があるだろうか？」である。文脈は重要だ。実際に役立つように上の基本的な問いに答えるなら，4種類の文脈を検討するとよいだろう。すなわち，人，場所，時間，活動である[8]。

人という文脈

　「面談またはセッションの場には，誰に参加してもらうのがよいだろう」という問いからは，さまざまな可能性が開かれる。具体的に考えられるのは，子ども，親，範囲を広げた家族メンバー，さらには友人，宗教関係者，専門家までを含む，その人にとって重要な人々である。こうすることで，治療的なシステムは開かれた状態となり，将来的にも新しい人にセッションに参加してもらったり，別の人には抜けてもらったりすることができる。メンタライジングは強烈な対人間の作業である。メンタライジングが人と人とのあいだで起きるということを忘れてはならない。そこにおいて私たちは他の人の（あるいは自分自身の）行動の理由を想像し，他の人の心の中では自分は何者であるのかを想像する。つ

まり，人という文脈がメンタライジングの文脈を決定する。文脈が変われば，感情や思考も変化するのである。

場所という文脈

治療の取り組みをど̇こ̇で行うかについては，クリニック，自宅，学校，病棟，スーパーマーケット，裁判所，寺院，コミュニティセンター，公民館，裁判所の廊下など，たくさんの選択肢がある。子どもがいる場合には，臨床での作業を無機質なオフィスや施設の面会室などで行うよりも，日常に近い，問題が具体的に現れる環境で行うほうが効果的だろう。また，座って対話するのではなく，**歩きながらのセラピー**のほうが，クライエントとセラピストの双方が話しやすくなる場合もある。

人の文脈と同じように，場所という文脈も，取り組みの内容や形を左右する。参加者の心理状態や家族の力動は，人と人とのあいだだけでなく，場所と場所とのあいだにも現れる。例えば，学校で子どもの問題が生じているなら，それは学校と家庭とのあいだで何らかの葛藤があるからかもしれない。場所も重要なのだ。感情や思考が場所に埋もれていることもある。そうした場を訪れることも，あるいは訪れないことも，どちらも賢い選択と言える。だが，おそらく最も賢明なのは，特定の場所をクライエントがすぐに除外する場合に，それはなぜかと尋ねることだろう。

時間という文脈

治療のい̇つ̇は，セッションの長さ，頻度，全体の期間，実際に行われる時間帯などの観点から定義される。さまざまなセラピストたちの傾向を見ると，45分から90分の長さで個々のセラピーを行い，それを3カ月から1年間にわたって一定数（6回または12回）こなす場合が多い。では，セッションの時間の長さとして最適と言えるものはあるのだろうか？　Sigmund Freud は1回50分のセッションを考案した。これはお

そらく，最適なコンサルテーションの時間というよりも，彼自身が記録を取るうえで都合がよかったからであろう。同様に，システム論的アプローチのセラピストが設定しがちな90分のセッションも，必要性からではなく習慣によるものかもしれない。

　セッションの長さや期間は，絶対ではないにしろ，文脈によって決まることが多い。例えば，制約の多い臨床サービスの現場では，一家族あたり30分のセッションが現実的だろう。あるいは，プライマリケアの文脈であれば，かかりつけ医の診察室内での10分から15分の家族との取り組みというのが，適切な時間的枠組みと言えるかもしれない[17]。その一方で，慢性化した，複数の問題を抱えている家族の場合には，もっと時間をかけたいと思うだろう。60分のセッションを隔週で受けただけで，家族は必要な変化を起こすものではない。より長期の介入を考える必要があるだろう。こうしたケースでは，複数家族での治療環境[7]を整える場合が多い。治療が長期にわたる場合は，1家族と取り組むよりも，6から8家族と同時に取り組むほうが経済的に実行しやすいからである。

　時間の文脈的なパラメーターは，実用的に検討する必要がある。いったい何のために実用的に考えるのか？　この点でMISTは，私たちが望む明確な視点を提供する。MISTが現実的に目指すのは，心理状態への理解を生み出すシステムの力を最大化することである。すなわち，背景にある信念，願望，ニーズ，欲求，意図の表現として，行動を徐々に理解できるようにするということである。

活動という文脈

　治療的な取り組みの中では，いったい何が起きているのだろうか？家族がかかわる活動は多彩である。活動の文脈にはもちろん，言葉が中心の治療的な会話や話し合いも含まれる。私たちの考えでは，マニュアルはしばしば話の内容を過度に規定し，それがメンタライジングを制限

することがある。MISTでは，ロールプレイ，彫刻，コラージュづくり，運動など，非言語的もしくは言語のみにとどまらないものも含め，遊びの要素がある活動をたくさん取り入れている。こうした治療上の活動は提示された問題に合わせて選ばれ，セッションごとに変わることもある。

　MISTが他の多くのセラピーよりも遊び心に満ちているのはなぜだろう。クライエントを軽んじているからでも，クライエントが治療の場に持ち込んでくる深刻な痛みを避けているからでもない。MISTが想像力を高めるために治療場面に遊びの要素を取り入れるのには訳がある。メンタライジング，なかでも柔軟なメンタライジングには，開かれた想像力が必要である。メンタライジングには，他の人の内的状態だけでなく，自分自身の内的状態を想像することも含まれる。つまり，ある程度の自己への気づきが必要なのである。他の人の行動に意味を持たせるためには，自分ならどう感じるかを想像しなければならない。したがってMISTでは，恥じることなく想像することを後押しするし，私たちは喜んで，このアプローチを「想像力豊かなシステム療法（MSTI：Making Systemic Therapy Imaginative）」と呼んでいるのである。

　治療の文脈をつくるための質問である「誰が」「どこで」「いつ」「何を」は，新しい取り組みを始めるときだけでなく，家族の治療プロセス全体を通じて検討する必要がある。この問いかけのプロセスに日頃から個人や家族に参加してもらうことで，常に変わり続ける適切な変化の文脈を共同構築することが可能となり，新しい見方や体験が開かれることになる。なかには，柔軟すぎると――文脈をつくったり変えたりしすぎると――家族が混乱すると主張するセラピストもいる。一方で，あまりに予測しやすかったりルーティンが多すぎたりすれば，治療の妨げとなり，自然な好奇心や自発性がつぶされると主張するセラピストもいる。メンタライジングの立場から言えるのは，確立した「誰が」「いつ」「どこで」「何を」の治療的文脈がまだ役に立っているかを，セラピストとクライエントが共に何度でも検討し直すことが重要だということである。

　もちろん，省察的であることはそうでない場合よりも望ましい。だが，ここで言いたいのはそういうことではない。参加者全員が重要だと考える問題や争点に対して，全員が注目を共有したり，一緒に注目したりすることが肝心なのである。癒しに貢献するのは，継続的な問いかけと，共有される再評価のプロセスの「共同性（jointness）」である。これにより，協働的な省察のプロセスを共有することが可能となり，これこそが MIST が重視するものである。もちろん，柔軟さがあれば，治療的なシステムを開かれた状態にしておける。そうすれば，誰がセッションに参加するかも，セッションをいつ，どこで，どれだけの期間行うかも自由に変更することができる。それでも，柔軟性そのものが癒しをもたらすのではない。そうではなく，実際に大きな力を発揮するのは，柔軟さがもたらす好奇心と驚きなのである。

焦点を絞って治療的介入を検討する

　G さん一家の初回セッションでは，意見を出し合って合意された，取り組みの焦点を設定することが主なねらいであった。この事例では，セラピストは問題指向のアプローチを選び，家族メンバーに心配事をすべて挙げてもらい，支援してほしい事柄を具体的に話してもらった。

セッション 1

> 　サリムの母親は，サリムと父親がパソコンゲームに興じているあいだ，息子についてのさまざまな心配事を口にし始めました。電話で話した内容を繰り返し，心配事を列挙しました。サリムの食事の問題，不安な様子，要求の多い行動，友達がいないこと，多動，赤ちゃんのようなしがみつき，癇癪，その他にもたくさんありました。母親が話している 10 分間，父親と子どもが口を挟むことはありませんでした。セラピストはこのプロセスを記録しておきましたが，コメントはしま

せんでした。

　一通り話し終わったＧさんにセラピストはお礼を言い，今度は父親に，他に付け足したいことはないかと尋ねました。父親は，妻が自分よりもずっとうまく説明してくれたと言いました。そして，父親自身もサリムのことが気がかりだが，妻ほどではないと言い添えました。次にセラピストがサリムに，なぜここへ連れてこられたかを知っているか，またサリム自身，何かしてほしいと思っていることはあるかと尋ねると，サリムは肩をすぼめ，遊びに戻りました。

　セラピストは再び両親のほうを向いて，母親が話した問題のうち，どれに最初に取り組むべきだと思うかを尋ねました。父親は，「妻に任せます。彼女がボスですから」と言いました。セラピストは，どの問題に最初に取り組むべきか，夫婦で話し合うよう促しました。母親は，「最も緊急なのはサリムの食事の問題です……お昼ごはんを食べるのに３時間，朝ごはんに１時間半かかります……。気が変になりそうです」と答えました。父親は，「私でも気が変になりますよ。ただ，私は一日中仕事に出ていますからね。レストランの管理をしていて，長時間働いているんです。だからどうしても，妻がサリムの食事の面倒を見ることになってしまいます」と言いました。

　セラピストは両親に，この問題に取り組むために，次回いつセッションの予約を入れたいかを尋ねました。母親は，「なるべく早く。来週はどうかしら！」と答え，父親も同意しました。セラピストは，次回のセッションはお昼ごはんの時間帯にして，両親が食事の準備をしてはどうかと提案しました。そして「食事の問題」を十分に調べるには，３時間ほどかかるだろうと言いました。しばらく話し合った後，両親は，次回はサリムと母親だけがセッションに参加することに決めました。毎日の食事をめぐる問題でひどく苦労しているのは，ほとんど母親だけだったからです。

　この初回セッションで，セラピストはすぐに，この家族には特定の対人関係のパターンがあることに気がついた。中心的な役割を果たしているのは母親で，父親は妻に同意しなければならないと感じているらしい。サリムはコンピューターゲームをやめるように両親から繰り返し言われても，気にとめていないようだった。しかし，セラピストはそうした相互関係についてのコメントは差し控えた。後日，その観察に立ち戻る可能性を残すことにしたのである。なぜセラピストはこの段階で，Gさん夫妻に注意を促さなかったのだろうか。ここに，MISTの技法上の大きな特徴が表れている。セラピストはMISTの介入の原則に従って，家族全員のそれぞれの立場に立って考えようとしたのである。

　セラピストはまず，自分が母親であるGさんだったらと考えた。どのようなものであれ，自分の行動が疑問視されるような介入によって，対人的な理解力が向上するだろうか？　次に，父親であるGさんとサリムの立場にも立ってみた。そのうちにセラピストは，観察した特定のやりとりに具体的に注意を向けられると，家族のうちの誰かまたは全員が気まずさや恥ずかしさを感じるかもしれないということに気がついた。セラピスト自身，ほとんど何も知らないし，こうした状況では，たとえ礼儀正しく質問したとしても，気まずさや恥ずかしさ，あるいは正確に読み取ってもらえなかったとか誤解されたという気持ちを生み出しかねない。MISTでは，誤解されたとか，正確に読み取ってもらえなかったと感じることは，痛みをもたらす経験と捉える。つまり，「わかっている」という姿勢よりも，穏やかに興味を持たれている，開かれていて探究的であるという印象を与える姿勢のほうが，クライエントの省察を促すうえではずっと生産的なのである。

セッション2：MISTの実践
....

　一週間後，予定通り，サリムと母親が2回目のセッションに訪れました。Gさんはサリムと自分の分のランチを持参し，二人は広い面接室のテーブルに座りました。そこへ5分から10分おきにセラピストが出入りし，彼らの様子を手短に観察し，ときどきコメントを残していきました。セラピストが観察したところ，サリムは食べ始めようとすることもなく，母親とおしゃべりをし，食べさせてくれるようせがむか，お腹がすいていないと繰り返していました。母親は，「あなたはもう大きくなったのだから……自分で食べられるでしょう……お腹がすいていると言ったじゃない……」といったフレーズをいつまでも繰り返していました。

　サリムは，生物学的な年齢よりもずっと幼いふるまいを続けていました。母親は母親で，6歳児というよりも1歳児を相手にしているかのように，励ますような声や身ぶりで応えていました。二人のやりとりにはこそこそ話のようなおしゃべりがたくさん見られ，母親は，サリムが食べていないことにかなりの注意を払っていました。やがてセラピストは，食事の進み具合についてどう思うかを母親に尋ねました。母親は，食べ物がたくさんのった皿を指して，「あまりよくありません」と言いました。また，「自宅でもこんな調子です。何を食べるのにも，果てしない時間がかかるのです」とも。セラピストは，サリムがやせすぎだと思うか尋ねました。母親は「いいえ，普通の体重です。でも，私がこれだけの努力をして食べさせていなければ，違っていたと思います」と答えました。サリムがなぜそれほど食べるのが遅いのかを考えてみるように言われた母親は途方に暮れました。セラピストは母親に言いました。「ひょっとすると，お母さんがこの部屋を出て，サリムが食べ終わったら戻ってくるようにするとよいかもしれませんよ」。母親はショックを受けた様子でしたが，セラピストと一緒に

部屋を出ました。サリムはもっとショックを受けたようで，「ええ⁉ いやだ！」と声を張り上げ，母親が出ていったドアを叩き始めました。この状態は2分ほど続き，この間，サリムは「死んじゃうよ！」と何度も叫んでいました。一方，隣接する部屋にいたGさんはひどく動揺し，過呼吸を起こし始めました。Gさんは，息子は部屋にひとりでいることに耐えられず，パニックになるのだと言いました。

　セラピストは，サリムが母親を求めて叫び続けている部屋へ戻り，サリムに話しかけました。「お母さんは，きみがもう少し食べたら戻ってくるよ」。サリムは放心状態で言葉を失っていました。それでも，いくらか食べ物を呑み込む努力をしました。セラピストがもう少し食べるように励ますと，サリムはそれに応えました。食べているあいだは叫ぶことができませんでしたが，涙をぽろぽろと流していました。

　セラピストは母親を部屋に呼び戻しました。母親は憔悴しきっているようでしたが，すぐにサリムのところへ行き，涙を拭いてあげました。それにより，サリムの食事が中断されました。サリムはスプーンを手放し，椅子に反り返りました。母親はあれこれと世話をやき続け，サリムの顔を拭いたり，手からスプーンを取り上げたりしました。

　セラピストは母親に，サリムから離れたところに座って，食べる様子を見ているように伝えました。サリムは再び食べ物を口に入れ始めました。セラピストはサリムの横にしゃがみこみ，サリムのお腹に耳を当て，遊び心たっぷりに，サリムの胃に食べ物が入ってくるのが聞こえるようなまねをしました。そして，いくらか面白おかしい様子で叫びました。「やったー，やったー！ってお腹が言ってるよ。食べ物が入ってきて嬉しいよー，ありがとう，ありがとうって」。サリムが笑い，母親も笑いました。それから，セラピストはまじめな表情で母親に向かって言いました。「サリムは部屋にひとりで残されても対処できるし，自分の力で食べることができると，私にはなんとなくわかっていました。私がいてもいなくても，そうできたと思います。お

そらく，ランチを完全に食べ終えるまで。しかも，それほど時間をかけずに。ただ，私はむしろあなたのことが心配でした……隣の部屋で，あなたが心身ともに参ってしまうのではないかと。小さな息子さんが見えないところにいる状況に，あなたが対処できないのではないかと心配だったのです。でも，彼はかなり大きな男の子なんです。見てください，この筋肉。がっしりとした体格です。もしかしたら，あなたが思っているよりもずっと大きいのかもしれませんよ」

　ここまでの段階で，母親はいくらか落ち着きを取り戻していました。そして，セラピストの話を聞いた後には微笑みを浮かべていました。サリムの近くに立っていたセラピストは，その時その場でサリムが何を感じ，考えているかを想像するよう母親に伝えました。サリムの頭から想像上の吹き出しが出ているかのように手を動かして，「サリムの頭に吹き出しが付いているとしたら，どのような言葉が書かれているでしょう？」と尋ねました。母親は微笑んで，「彼は，『ここにはもう来ない』と思っています」と答えました。セラピストはサリムに，母親の想像が当たっているかどうか尋ねました。サリムはためらいながらも，母親を見て，やがてうなずきました。「ママは，きみをここへ引きずってこないといけないかな？」とセラピストが尋ねると，サリムは微笑んで，首を横に振りました。

　セラピストは，もう一度サリムの「お腹」の声を聞かせてほしいと頼みました。セラピストが再び面白おかしい声で「もっとほしいよ～。どんどん食べ物をちょうだい。まだすごくお腹がすいているよ～」と言ったとき，サリムは明らかに楽しんでいる様子でした。サリムは満面の笑みを浮かべながら，いい調子で食べ進めました。その後，「食事の問題」を抱えている別の家族の様子を見るためにセラピストがしばらく部屋を離れているとき，サリムは母親に向かって，「ぼくのことが好きなら，食べさせて」と言いました。母親は，「私があなたのことを好きじゃないなんて思っているの？　なぜそんなことを言うの？　どうして私が

あなたのことを好きじゃないみたいに言うの？」と答えました。「食べ
させてくれないから」とサリム。このやりとりがしばらく続いているあ
いだ，母親は再びサリムに食べるよう懇願していました。セラピストが
部屋に戻ってきて言いました。「私が思うに——もちろん間違っている
かもしれませんが——サリムは，あなたに愛してもらうためには赤ちゃ
んのようにふるまわなければならないと思っているのではないでしょう
か。サリムは賢い子ですし，あれだけの食事も 10 分程度で食べること
ができると思いますよ。でも，そうできるとお母さんが思わないかぎり，
サリムはそうしないでしょう。おそらくサリムは，自分が 1 歳ではなく
6 歳だということをあなたが知っていると理解する必要があるのだと思
います」。セラピストは再び部屋から出ていきました。10 分後に戻る
と，サリムは食事をきれいに食べ終えていました。母親が言うには，自
分がしたのは，サリムは 1 歳ではなく 6 歳なのだと繰り返し伝えただ
け，とのことでした。セラピストはサリムに言いました。「きみは 6 歳
以上の行動もできそうだね。あれだけの量をそんなに速く食べられるな
んて，すごいことだよ。もっと大きい子でないとできないことだ」

　セラピストは母親のほうを向いて，「食事のために 3 時間の枠を取っ
てありましたので，あと 1 時間 40 分残っています……この時間を
使って他に取り組みたいことはありませんか？」と尋ねました。母親
は，「あります。サリムの宿題のことです。いつも 1 時間以上かかる
のですが，学校からは 10 分でやってくださいと言われています……
でもやらないのです。私が隣に座って手伝う必要があって……そうす
ると喧嘩になって，結局は主に私がやることになってしまいます。サ
リムが，難しすぎて自分ではできないと言うものですから」。セラピ
ストは，「でしたら，今ここでお二人で宿題をしてみてください。私
は 1 時間ほどしたら戻ってきます」と言って部屋から出ていきました。
10 分後，サリムがセラピストを探しに部屋から出てきました。セラ
ピストを見つけると，サリムは「終わったよ。お母さんにはぜんぜん

手伝ってもらわなかった」と誇らしげに言いました。セラピストはサリムに，お母さんはどんな気持ちだと思う？ と尋ねました。「誇らしく思ってる」とサリム。サリムの想像通りだと母親は言いました。それからセラピストは，この2時間のセッション中，それぞれの段階で，サリムの中でどのような思考や感情が生じていたか考えてみるようにと母親に言いました。

《セッションの説明》

　このセッションは——ビデオ録画もされている——システム論的アプローチの典型例とは言えないし，BatemanとFonagy[26]が解説しているような，純粋なMBTの典型例とも言えない。行動療法，構造的技法，メンタライジング，その他を含め，幅広くさまざまなテクニックが使われている。セラピストの姿勢が大きな役割を果たしており，どちらかと言えば積極的に介入し，親と子の両方にストレスを生み出している。そういうわけで，私たちはこのアプローチをMISTと呼んでおり，本質的にはこれはメンタライジングを中心としたシステム論的アプローチである。

　メンタライジングの観点からすると，セッションで起こったことは次のように説明できる。セラピストは，母と子のあいだに非メンタライジングな相互作用が起きているのを観察し，母親に部屋から出るように伝えることで，そうした相互作用を劇的にさえぎった。これにより，母と子の覚醒レベルが跳ね上がり，両者のメンタライジング能力は完全に遮断され，母子ともにパニック状態に陥った。母親がひとたび部屋に戻ると，セラピストは，メンタライジング能力を母と子の両方が取り戻せるよう支援を試みた。プリテンド技法を使って遊び感覚でサリムとかかわり，そこに母親も巻き込んだのである。すると，母と子の覚醒レベルは下がり，両者ともに考える力と感情に気づく力を徐々に取り戻した。こ

うしてメンタライジング能力がはっきりと高まったため，セラピストは母親に，その時その場での子どもの心の状態を推測してもらい，母親が想像する息子の心象ではなく，息子の実際の体験を探ってもらうことにした。セラピストがこれを行ったのは，母と子のあいだの不安は際限がなく，それぞれの不安が相手の不安と共鳴して，あっというまに制御不能になってしまうと痛感したからであった。初回セッションで家族が的確に述べていたように，彼らにはお互いの気を変にする力があった。その一方でセラピストは，サリムは自分が選んでいる行動よりも実際はずっと成長していることも含め，サリムの力を信じていることを伝えている。そのように伝えられたサリムは，認めてもらったと感じて立ち直り，それを見た母親も，息子を違う角度から見ることができるようになった。こうして，母親とサリムのあいだには，彼の発達段階によりふさわしい相互交流とコミュニケーションが生まれることになったのである。

セッション3

　2週間後，3回目のセッションにサリムと両親が再び訪れたとき，両親はサリムが今ではきちんと食べて，宿題もできるようになったと話しました。それから母親は，親として助けてほしい「もうひとつ大きな問題があって，サリムは1分1秒たりとも部屋にひとりでいることができないのです」と言いました。セラピストは，サリムと二人だけで話したいと伝え，両親の許可を得ました。サリムは問題なく両親と離れ，セラピストに付いて別の部屋へ行きました。セラピストは，ひとりでいるのが怖いと感じることについてサリムと話し合ってから，ちょっとしたゲームを提案しました。サリムをほんの一瞬ひとりにして，どれだけ耐えられるかをみてみようというゲームです。サリムは5秒ならいいと言いました。セラピストはきっかり5秒，部

屋から出て戻りました。10秒はどうかと尋ねると，サリムはやってみると言いました。その次は15秒を試し，そうして2分まで延ばしました。次にセラピストはテレビのリポーター役になり，部屋でひとりきりになった時間のそれぞれについて，その間どのようなことを考え感じたかをサリムにインタビューしました。サリムは実況中のカメラに向かって，ひとりになる前は心配だったけど，やってみると大丈夫で，面白いくらいだった，と話しました。セラピストは，今度はカメラとマイクをサリムに渡し，サリムが部屋から出ていく役になって，その時間を少しずつ長くしながら，サリムがいないあいだにセラピストが何を考え感じたかについてインタビューしてみようと提案しました。サリムはこの課題を上手にこなし，それから二人は両親が待つ部屋に戻りました。この30分間にセラピストと一緒に何をしていたかをサリムが説明しても，両親は信じられないようでした。それに対して，サリムは思わず，「みんなこの部屋から出ていってみてよ。やってみせるから」と言いました。両親とセラピストは部屋から出ました。廊下でセラピストは両親に，部屋でひとりになっているあいだにサリムがどのように考え感じているかを，サリムの立場に立って想像してみるよう促しました。

　全員が部屋に戻ると，セラピストは今度はサリムに，部屋から出ていた両親がどのように考え感じていたと思うかを尋ねました。サリムはどんぴしゃの想像をしていました。母親は心配ばかりして，サリムが部屋の中で大けがをするのではないか，窓に近づきすぎて外に落ちてしまうのではないかと考えているだろうし，父親に関しては「あまり心配していない」，そしてセラピストに関しては，「心配してなかったでしょ。僕ならやれるってわかってるもん」と言いました。

　次にセラピストは，前回のセッションを家族に思い出してもらうことにしました。父親は参加していなかったので，一部をパソコンで再生して見せました。3人ともが熱心に見ていましたが，母親が部屋か

　ら出て，サリムが「死んじゃう！」と叫んだところまできたときに，サリムはふき出しながら，「おかしいよね」と言いました。一方，母親は目に涙を浮かべ，明らかに動揺していました。サリムは母親を安心させるために彼女のところへ行き，腕を回して慰めようとしているようでした。セラピストはそのやりとりに注意を向けて，父親に，「妻さんのなかでどのようなことが起きていると思いますか？　また，息子さんは，たった今どのように考え，感じていそうですか？」と尋ねました。父親の考えに耳を傾けてから，セラピストは母親に，前回のセッションの一部を見直して，たった今の自分自身の感情の状態と息子のそれについて考えてみるように言いました。

　行動的技法の「実際の場面でのエクスポージャー」は，システム論的アプローチの中ではほとんど使われないが，ある問題に対する思考や感情の幅を広げるという目的で使うには，メンタライジング・アプローチと実に相性がよい。ここでは，サリムに遊び感覚で新しい体験をさせ，その後は小道具（ビデオカメラとマイク）も使って，サリムが自分と他者の心理状態に注意を向けられるよう工夫している。この体験を消化吸収したサリムは，両親との遊び心に満ちた相互交流の中で，新たな自信を見せていた。この時点で，両親はそれまでとは異なるレンズでサリムを見始め，それに伴い，サリムは両親が今までとは違ったふうにサリムと接していることに気づいた。これが自然に，サリムの自分自身に対する見方を変えることになった。以前のセッションのビデオを使ったことで，サリムは自分自身を，また両親はサリムを，それぞれ外側からの視点で眺められるようになった。2週間前，母親が部屋から出ていったときには自分をメンタライズできていないように見えたサリムも，今ではその状況をかなりおかしいものと考えていた。その一方で母親は，息子が新しく自信を得たことをほんの数分前に目にしていたにもかかわら

ず，大きなストレスとなる体験がよみがえらせた。

　初回セッションの焦点は，両親の同意のもと，食事の問題であった。2回目のセッションでは，その問題への具体的な介入を行うことで，メンタライジングを妨げている障壁のひとつ——息子はまだ小さな赤ん坊で，自分が食べさせてあげないといけないという母親の感覚——を取り除こうとした。介入が進むなかで母親は，サリムや自分自身に対して徐々にこれまでとは違う見方をするようになった。同じくらい重要なこととして，サリムは，無力な赤ん坊ではなく自分の考えを持つ6歳の男の子として，つまり行動主体として，セラピストに一時的に認識してもらったと感じた。この障壁が取り除かれたことで，効果的なメンタライジングが一時的に始まり，母親と子どもの両者が，過度に食事に集中する状態から離れることができた。

　食事の問題がセッション中に（一時的に）解消すると，セラピストは母親に，次の段階にも取り組んでみることを勧めた。そして，サリムが宿題をうまくこなせないことが焦点にあがった。3回目のセッションでは，また別の問題——サリムがひとりでは部屋にいられないように見えること——を扱った。

　このような取り組み方は「玉ねぎ」モデルと呼べるだろう。料理で使うとき，玉ねぎをスライスして切り刻めば，涙が出てきて，視界がぼやけるほどである。家族との取り組みもこれに似て，核心——または「結節点」[154]——に迫るのが早すぎるのは，理論的には好ましくても，最初の戦略として，通常はあまり賢明とは言えない。家族間の覚醒レベルを高めかねないからである。ここでの目的は，家族に，日常生活で起こりうるストレスの大きい文脈の中でも，マネージできる程度の覚醒レベルに戻って，メンタライジングを再開してもらうことである。

　よくあることだが，親は，「私たちがここへ来たのは対人関係の問題があるからではなく，子どもに深刻な問題があるからです。先生に注目していただきたいのは，親である私たちではなく，子どものほうです」

と話す。このような場合は，親が最も困難な問題だと考えている事柄か
ら，いわば協働作業を始めることが賢明だろう。親や他の重要な家族メ
ンバーからの要請があってはじめて，次の玉ねぎの層をむくようにする。
このような進め方のほうがクライエントにとっては受け入れやすいもの
であり，これは家族のメンタライジング能力が高まるのに合わせた，無
理のない，家族に許容できるスピードで行う必要がある。家族との取り
組みを始めたばかりの段階では，セラピストは，メンタライジングが必
要とされる内容を家族が吸収できるかどうか，注意深く観察する。セラ
ピーの後のほうになってくると覚醒レベルが高まるので，メンタライジ
ングが必要な相互関係の内容については，それが理解される見込みがな
いなら，はっきりとした説明は差し控えることになるだろう。

　6週間後，両親だけが来てセッションが行われました。サリムは，
今では学校でも自宅でも「けっこういい調子」で過ごしているとのこ
とでした。そのうえ，よい友達ができ，その子が家に遊びにきてくれ
たというのも初めてのことでした。父親は次のように話しました。「妻
はサリムのことでいつも不安を抱えていました。やっと授かった子な
のです。ですから生まれる前からそうでした。サリムの前に3回の流
産がありました。生まれたときも重病で，最初の一年は入退院を繰り
返していました。妻は，今でもサリムのことを絶対に目を離してはい
けない赤ちゃんだと思っているのだと思います……」。その後，2回
の夫婦セッションが行われました。

　この家族の例からは，一歩一歩，セッションごとに，治療的取り組み
が「結節点」へと向かっていく様子がわかる。家族メンバー——この
事例では母親——が，問題の中心にある困難な事態に向き合うことがで

きるようになるまで，玉ねぎの層がひとつずつむかれていくのである。

まとめの考察

　サリムの家族を紹介したこの短い事例には，MIST によるアプローチの単純さと複雑さの両方がよく表れている。メンタライジングとは一瞬のもので，各行動主体の心理状態についての現在の理解である。つまりそれは急速に変わることもあり，一過的であるとさえ言える。それでいて，ときには硬直的で，外からの影響を受けないようにも見える。サリムの母親の，サリムは食事を食べさせてもらう必要がある赤ちゃんだという信念は，まさにそうした強固で一過的な構築物であった。一過的というのは，Ｇさんはサリムが赤ちゃんだと本当に信じていたわけではなかったからだが，それでも彼女の行動は，明らかに間違っているその思い込みの中でしか合理的に理解できないのである。

　一過的であるはずのそうした姿勢が，なぜこれほどまで強固になるのだろうか？　実は，メンタライジングはその性質上，情動の覚醒レベルが高まると変化しにくくなる。サリムには母親の中に不安を生み出す力があり，そのため母親は成熟した思考がしにくくなり，彼女の経験からすれば，本来は瞬間的なはずの印象がゆるぎない真実のように感じられるのである。一方，サリムにとっては当然，1歳児のように扱われるのは容易なことではなかったが，彼はそれにうまく順応した。しかしそうするにあたり，サリムは，至れり尽くせりで世話をしてくれる養育者に完全に依存することとなり，それと同時に，母親の不安にも強く共鳴することとなった──1歳児であれば，どの子もそうなって当然なのだろうが。一過的な信念を強固なものにする，感情に駆られた同じようなプロセスがサリムの中でも作用していた。不安によって，「赤ちゃん」としての位置づけが現実味を帯びていたのである。

　サリムのメンタライジングが不十分であったため，母親の中に不安と

不十分なメンタライジングが生じ，それがさらにサリムの中に不安と不適切なメンタライジングを生じさせていたが，このようなシステムは硬直的としか言いようがない。誰にとっても，それは一過的なものには見えなかった。

　それでも，非効果的なメンタライジングのサイクルは，比較的簡単に断つことができる。実際，平均的な家族の文脈では，専門家の介入がなくとも，解決策は日々見つかっている。とはいえ信念は崩せないほど強固なものではなく，一過的なものだということを明らかにするために，外部からの介入が必要な家族とそうではない家族がいるのはなぜだろうか。これは間違いなく複雑な問いであり，本書でも取り上げるつもりである。

　ただし，この問いの複雑さを，特定の事例における不十分なメンタライジングの問題を扱うのに必要な精巧さと取り違えてはならない。複雑な家族の問題も，最適とは言えないメンタライジングのせいだと考えると，セラピストの裁量は広がり，簡単で，遊び心に満ちた，比較的痛みの少ないプロセスが見つかり，それが，家族の相互作用のパターンをより受け入れやすいものへと早く戻してくれる。

　例えば，セラピストはサリムのお腹に耳を澄ましたわけだが，あの素朴な介入が，サリムの慢性的な食事の問題をめぐる家族の困り事に取り組むうえで，なぜそれほど適切で有効であったのかと読者は不思議に思うかもしれない。MIST の観点からすれば，答えは次のようになる。遊び心に満ちた，いくらかユーモラスな姿勢をとることで，セラピストはサリムのお腹をメンタライズした（これは通常なら思考や感情を持つとはみなされない身体の一部である）。そして，「メンタライズするお腹」を創造することで，サリムにも，母親の過度な不安をメンタライズするよう促すことができたし，また母親にも，サリムの身体的健康と関連した現実的な気がかりについて振り返ってみるよう促すことができた。

　本書を通じてこれから見ていくのは，簡単な介入であっても，私たち

の誰もが持っている，情動を調節し，対人間の相互作用を安定化するための自然なプロセスを再び動かし始めることで，それが途方もない影響力を発揮するということである。

第 **2** 章

効果的なメンタライジングと
非効果的なメンタライジング

ジョーンズさんは生まれたときから社会福祉サービスを受けていました。母親も同じで，二世代にわたり幼少期から身体的および精神的なネグレクトを受け，子ども時代の大半を養護施設で過ごしていました。最近になり，ジョーンズさんは 18 歳で自ら母親になりました。そして，赤ちゃんのトレーシーがまだ 3 カ月のときに，近所の人に児童福祉サービスに通報されました。トレーシーが頻繁に叫び声をあげていて，ジョーンズさんが叫び返しているのを心配されたためです。

子育ての様子をアセスメントすることになりました。初回面接に訪れたジョーンズさんはいくらか喧嘩腰で，すぐに長広舌をふるい始めました。「どうしていつも私のことをいじめるの？ どうして放っておいてくれないの？ あの人たち，子どもがいないから私に嫉妬しているんだわ。私の担当だっていう例のソーシャルワーカーも年増で魔女みたいだし，子どもが持てないのも無理ないわね。だから私の子どもを欲しがるのよ……でも，だめ。トレーシーは私の子よ。私はよい母親だし，何をすればいいかもわかってる。私じゃなくて，この建物にいる他の家族を見に行けばいいのよ。あの人たちこそ本当の虐待をしているんだから……私は違う。私はトレーシーをきちんと育てるわ。

しつけが身についた，私のことを尊敬するような……ソーシャルワーカーたちは本当にしつこい……邪悪よ……」

アセスメントをしていたセラピストは，この時点でジョーンズさんの話を中断させる必要があると感じました。「わかりやすく説明してくださってありがとうございます。ちょっと質問させてください。担当のソーシャルワーカーはどのようなことを心配していそうですか？ ソーシャルワーカーの立場から見て，ということですが」。ジョーンズさんは苛立った様子ですぐに答えました。「いま言ったでしょう？ 私には何の問題もないし，トレーシーにも問題はないわ。問題があるのはソーシャルワーカーのほうよ。私がもっとお金をもらえるようにして，家がちゃんと修理されるようにしてくれないと。あなたもうちのキッチンを見に来るべきだわ——あれをなんとかしてくれないと。それがソーシャルワーカーの仕事でしょう？ みんながもっとましな家に住めるようにすることが。そうすれば，子どもの面倒を見る時間もできるわよ。完璧になんてできるはずがないの。水漏れはあるし，湿気はすごいし……掃除にどれだけの時間がかかるか。議会にも，私たちに関心のある人なんていないでしょ。みんな，酒蔵で宴会を催すこともできない［訳注：できて当然のこともできない］無能な怠け者に違いないわ」。このセッションの目的を考えながら，セラピストはもう一度質問をしてみました。「母親としての自分自身について考えてみたときに，とても上手にこなしていると思うことはありますか？ そして，今よりも上手にできそうなことはありますか？」。ジョーンズさんは答えました。「完璧な人なんていないわ。支払いができなかったり，自分や子どもに食べさせるために万引きをしないといけなかったりするんだもの。お金と，まともな家をちょうだい。そうしたらもっと完璧な母親になれるわよ！」

　これまでの取り組みの中で，私たちは大勢のジョーンズさんと出会っ
てきた。彼／彼女たちは人生の中で多くの困難に直面している。その人
たちの話に耳を傾けていて，気持ちが圧倒されそうなこともある。同じ
ようなストレスにさらされたとして，はたしてもっとうまくやれるだろ
うか？　とはいえ，その人たちの人生がより困難なものになっているの
は，メンタライジングが損なわれていたり，ときにはほぼ存在しなかっ
たりするからである。実際，彼らは私たちとかかわって，今見ているの
とは少しでも違う視点から世界を眺めようとはしない。

　明らかなメンタライジングの欠如は，虐待やネグレクトを受けた人が
いる家族だけの特徴ではない。第1章で見たように，私たちの誰もが，
単純で具体的な思考に支配され，うまくメンタライズできないときがあ
る。そんなとき私たちは，今の状況，つまり今そうであると知っている
状況とは異なるものを想像しにくくなるようだ。自分にとっての現実以
外はありえないと確信し，他の人はどうしてこんなにも明白なものの見
方ができない（もしくは，しようとしない）のだろうかと考える。彼ら
は鈍感なのだろうか，ひょっとすると，あえてそうしないようにしてい
るのだろうか，と。

　セラピストとジョーンズさんが初めて対面した先ほどの場面で，ジョー
ンズさんはひとつの現実――自分自身の現実――しか認めていないよう
に見える。自分自身を社会福祉サービスによる不正の犠牲者として描い
ていて，「あの人たち」が自分を「いじめる」と言う。そして，住居が
まともなら，もっとましな人生になるはずだと感じていて，そうならな
いのはすべて社会福祉サービスのせいだと考える。これはどれも偏った
見方のように思われるが，自らの困難を他者の落ち度のせいにするとい
うのは，誰にでもときおり見られることだ。そうであれば，問いは次の
ようになる――もし，これまで述べてきたようにメンタライジングが重
要で，そのおかげで私たちの誰もが社会的協力をできる者として進化し
た機能を遂行し，力を合わせて寓話にある「鹿狩り」*ができるというの

に[43]，なぜ私たちはときおりうまくメンタライズすることができなくなるのだろうか？　うまくできているメンタライジングとは，いったいどのようなものなのだろうか？

効果的なメンタライジングの典型的なサイン

　効果的なメンタライジングが起きていることを示す，さまざまなサインがある（表2-1参照）。そこには，自分に関するもの，他者に関するもの，関係性に関するものなどがある。（第6章では，「効果的なメンタライジングの側面」として，これらのサインを体系的に分類しながら詳しく見ていくことにする）

　「発見に対して開かれている」は，好奇心に満ちた姿勢[49]に似ている。他者の思考や感情に心からの関心を持ち，その人の視点が自分の視点と異なる場合には，特にそれを尊重する。これには「共感的な姿勢」が必要となる。他者が何を考え，感じているかについて，思い込みや偏見を持たないようにするのは，「不知の（自分は本当のことをわかっていないという）立場」と呼ばれる。これと関連するのが「謙虚さ」であり，他者とかかわるなかで，地位とは関係なく，相手から驚きや学びを得ようとする態度である。「視点の交代」は，同じ現象やプロセスでも，視点が違えば大きく違って見えるかもしれないこと，またそうした視点は個人の多様な体験や経歴を反映しやすいことを受け入れている点が特徴である。「遊び心と自分の欠点を認めるユーモア」は，異なる視点をそっともたらすと同時に，「交互のやりとり」——家族や大切な人たちとの相互交流の中で「ギブ・アンド・テイク」ができること——を促進

＊訳注：ジャン・ジャック・ルソー『人間不平等起源論』（1755）に登場する「鹿狩りの寓話」。一致協力すれば鹿（大きな利益）を狩れるのに，個人の目の前に兎（小さい利益）が現れるとその兎に手を出してしまい，結局は鹿を逃してしまうという，協力の難しさを説いた寓話。「スタグハントゲーム」としてゲーム理論の概念に使用されている。

表2-1　効果的なメンタライジングの典型的なサイン

- 発見に対して開かれている
- 共感的な姿勢
- 不知の（自分は本当のことをわかっていないという）立場
- 謙虚さ
- 視点の交代
- 遊び心と自分の欠点を認めるユーモア
- 交互のやりとり
- 心理状態への注目と，感情と思考を区別できる能力
- 省察的な熟考
- 内的葛藤への気づき
- 感情と覚醒レベルのマネージング
- 影響に対する気づき
- 信頼する力
- 協働する力
- 変化できると信じている
- 責任を持ち，説明責任を果たす
- 寛大さ
- 自伝的／ナラティブの連続性／発達的な視点

する。「心理状態への注目と，感情と思考を区別できる能力」は，効果的なメンタライジングの重要な側面である。「省察的な熟考」はメンタライジングの姿勢のひとつで，他者がどのように考え感じているかを探ろうとするときに，制御された強迫的な姿勢ではなく，柔軟でリラックスした，開かれた姿勢で臨むことである。「内的葛藤への気づき」は，自己省察の一側面である。「感情と覚醒レベルのマネージング」ができると，ストレスの多い相互作用のなかでも，効果的なメンタライジングを回復したり維持したりできるようになる。「影響に対する気づき」は，自分の思考や感情，行動が他者にどのような影響を及ぼしうるかを認識することである。「信頼する力」は，メンタライジングの大きな強みであり，偏執的で恐怖に満ちた姿勢とは対照的で，この力は課題に取り組む際に他者と「協働する力」にも影響する。「変化できると信じている」にはいくらかの楽観主義が含まれる。心は心を変えられるだけでな

く，それゆえに，物理的な状況も変えられるという希望がここには表れている。言動に「責任を持ち，説明責任を果たす」には，ある人の行動は——行動する際にそうした要素をその人が完全に意識しているかどうかにかかわらず——その人の思考，感情，願望，信念，欲求から生じるという認識が伴う。「寛大さ」とは，他者の心理状態への理解と受容という基盤の上に行動への理解があることで，メンタライズする際の強みである。「自伝的／ナラティブの連続性／発達的な視点」は，現在が過去の経験や出来事によってどのように影響を受けているかを理解する能力である。

メンタライジング：状態と特性

メンタライジングの能力が変動するのには，たくさんの理由がある。便宜上，ふたつのカテゴリー——特性と状態——に分類してみよう。個人のメンタライジング能力の発達には，おそらく生物学的要因と環境的要因の両方が影響している。この場合の能力は，長期的な「特性」とみなすことができる。例えば，生まれつき目が見えない乳幼児は，人生の最初の2年間はメンタライジングの発達が著しく遅れる。また，安定した愛着関係を経験していない乳幼児も，しっかりとしたメンタライジング能力の獲得が遅れる可能性がある。さらに，人生初期の窮乏やトラウマも，適切なメンタライジングの発達を損なうようである。

そうした長期的な要因とは別に，ある種の文脈的要因が，個人の効果的なメンタライジングを一時的に妨げる場合もある。これは，メンタライジング能力が十分に発達している人にも，それほど発達していない人にも起こりうる。こうした文脈的要因は，短期的な「状態」を生む。例えば，ひどく怯えている，怒っている，苛立っているなど，強いストレスを感じているときや，あるいは屈辱や恥ずかしさを感じているときなどにそれが起こる。こうした瞬間には，誰もが自分の立場の正当性を確

かめる必要がある。なぜなら，一時的にであれ，自分自身を行動主体
——自分の運命に責任を持ち，自分の考えや願いに動機づけられている
存在——とみなす力を失っているからだ。アイデンティティが脅威にさ
らされているときは，メンタライジングの装置が他の思考から切り離さ
れて，自分自身や他者に対する見方や，世界の扱い方がより単純なもの
へと後退してしまうのである。

　そのように考えれば，なぜジョーンズさんがセラピストに対してあの
ように話すのかを説明しやすくなるだろう。もしかしたら，ジョーンズ
さんは包囲されているように感じていて，そのためにある種の「闘争 -
逃走」モードに入っているのかもしれない。悪い母親として非難されて
いるように感じれば，彼女は非常に防衛的になる。どんな疑問も捨て去
り，担当のソーシャルワーカーが何を求め，感じているかについて，不
自然とも言えるほどの確信に満ちた態度をとる。ジョーンズさんは，自
分が意味のある対応をしてもらっているとは感じておらず，そのため，
他の人が彼女について，そして彼女のために気にかけてくれていそうな
ことを理解できないように見える。自分の感情やニーズを認めてもらえ
るという確信がないため，自分の立場を「セラピストにわからせる」た
めに言葉以上のものを要求し，存在を認めてもらおうとする。もちろ
ん，これは誰もが持つ生得の権利である。しかし，そのような強い姿勢
をとると，ジョーンズさんにとっては逆説的な影響が生じかねない——
他の人たちのメンタライジング能力が制限され，彼女の立場から物事を
見ることができにくくなるのである。

　このよくありがちなシナリオの主役たちは，メンタライジングに欠け
た自己主張と，理性的とは言えない議論の悪循環に陥る可能性が高い。
つまりジョーンズさんは，情動的に興奮するのも無理はないとはいえ，
それを非効果的なメンタライジングで表現している（不自然とも言える
確信に満ちた態度，非難，資源の要求など）。だがこれは，助けてくれ
そうな人々の理解力を妨げかねない。

ジョーンズさんは，孤立し，寝不足で，4時間おきに授乳しなければ
ならない状況の中で，心理的に認めてもらうことを強く願っている。彼
女は，ひどく対応が遅い，実に不十分な社会福祉資源でなんとかやりく
りしようとしているのである。

> ジョーンズさんが続けました。「あなたたちはみんな同じだって知っ
> てるわ。ヘルパーも，セラピストも，ソーシャルワーカーも。私たち
> のことを理解していない。私みたいに厳しい生活を送っている人たち
> のことを理解していないの。しゃれた家に住んで，高い車を乗り回し
> て，好きなものが食べられる。私みたいな人間はただのゴミで，人並
> み以下で，社会福祉の支援を受けるためだけに妊娠したと思ってるん
> でしょ？　自分の子どもの世話もできない，迷子になった厄介事の種
> だって」

　ジョーンズさんが，自分は何をしてもだめだと思われている，見下さ
れていると想像するとき，特定のソーシャルワーカーもしくはセラピス
トに対して正確にメンタライズできている場合もあるだろう。その一方
で，効果的とは言えない彼女のメンタライジングを特徴づけているの
は，すべての支援者は多かれ少なかれ同じようなものだという全般的な
過度の思い込みと，白か黒かで決めつける彼女の対人的な判断である。
　メンタライジングは，自らの願望や欲求と結びついた感情や信念の状
態を表現し，伝達し，調整するうえで重要である。しかし，必要とされ
る比較的高次の脳機能がストレス要因によって妨げられると，メンタラ
イジングは弱まるか，停止してしまう。これは一時的な現象であること
が多いが，深刻な場合には，習慣化した対処法として表現されることも
ある（思考や感情があまりにもつらくて耐えられないときなど）。そん

表2-2　非効果的なメンタライジングのサイン

- 自己と他者のどちらの見方も考慮できない
- 自己と他者の心理状態について，裏づけのない確信を抱く
- 具体的な外的要因にしか注意が向かない
- 他者の思考または感情について，根拠のない理由づけをする
- 自動的な，考え抜かれていない思い込みが支配的である
- 心理状態への関心が明らかに欠如している
- 現実からかけ離れた自分の思考や感情についての説明
- 出来事の説明が詳しすぎる
- 思考や感情についての説明が，現実とほとんど，あるいはまったくつながりがない
- 理想化した，もしくは否定的な言説
- メンタライジングのひとつの次元にのみ過度に注意が向いている，またはそれから離れられない（メンタライジングの次元については表2-3参照）

なとき，本来であればメンタライジングが埋めるべき溝を代わりに埋めるのは，特徴的な思考モードである。

　このモードについては少し詳しく見ていくことにするが，それはセラピストに，耳にする言葉を，その人のひととなりを表すものとして額面通りに受け取ることはできないし，受け取るべきでもないと，注意を促したいからである。セラピストは，相手について何かを判断する前に，その人が動揺していないときに望むような方法で自分の思考や感情を表現できているかどうか確かめる必要がある。ジョーンズさんの心は，ストレスがかかると一時的に，自分と子どもを自分以外の視点では見ることができなくなる。だがそれは，普段のジョーンズさんの姿ではないかもしれない。非効果的なメンタライジングの典型的なサインは表2-2に示す通りである。

前メンタライジング・モード：思考と体験

　非効果的なメンタライジングとして，3つの形式——心的等価モード，

目的論的モード，プリテンド・モード——が提唱されている。これらの
機能様式は5歳以前の子どもの思考を特徴づけるものだが，特定の状況
下では，年長の子どもや大人においても出現することがある。機能面で
このような前メンタライジング・モードへの退行が起こると，人間的な
協働を可能にする社会メカニズム——交渉，交互のやりとり，創造性，
他者の心理状態の尊重——が損なわれるおそれがある。

心的等価

　心的等価[81]とは，心理状態が外的な物理的現実と同じものとして体
験される，発達的に未熟なメンタライジングの形態を指す。心的等価の
状態では，現実世界で観察できる事柄だけが重要なこととして体験され
る[71]。心的等価は就学前の子どもにとっては正常な発達段階であり，彼
らの恐怖は根拠がないとして慰められても和らぐことがない。大人の場
合にはこれは，「私の心にあるものはすべて外側にあり（つまり真実で），
外側にあるものはすべて私の心にある（つまり私はそれを知っている）」
となるだろう。乳幼児は知るべきものをすべて「知って」いるように見
えるし，彼らの視点——彼らが認識できるただひとつの視点——からす
ると，彼らが知っているものは定義上，すべて「真実」ということにな
る。心的等価は，家族内で効果的なメンタライジングが十分に支持され
なかった場合に，乳幼児期後も再び現れる可能性が高い。また大人で
も，情動の覚醒によって効果的なメンタライジングが妨げられたときに
は一時的に戻ってくることがある。そのようなときは自分の思考や感情
が他者のものよりも優先される。別の説明や見方を一時的に受け入れら
れなくなるからこそ，心的等価モードの心理状態は非常に大きな力を持
つのである。
　ジョーンズさんは，彼女自身が繰り返し強調しているように，ソー
シャルワーカーやそういった職種の人たちが彼女のことをどのように考
え感じているのかを「知っている」。同様に，他の支援組織についても

決まりきった見方をしている。他の説明を考えてみることはできないようである。

目的論的モード

ジョーンズさんは続けます。「そうね，やってもらえると助かることがあるわ。住宅担当がもっといい場所をくれたら，私ももっといい母親になれる。正直言って，私に必要なのはソーシャルワーカーじゃないの。もっと広くて，赤ちゃんがずっと咳をしなくてもすむような家よ。私自身がよく眠れて，疲れてさえいなければ，赤ちゃんの世話だってできるわ。まともな場所にさえ住めれば，社会福祉サービスとも他の誰かとも，もめることはないの」

　これはまた別の前メンタライジング・モード——目的論的モード——の例である。ここでは物理的な影響力のある行動だけが意味を持つと考えられている。これは一時しのぎの思考形態とも言える。個人は心理状態が果たしうる役割を認識できるものの，その認識はとても具体的で観察可能な結果に限られている。物理的世界における「成果」という形での具体的な結果や解決策が求められ，それだけにしか価値が置かれない。この状態では，行動だけが心のプロセスを変えられると考えられている。「何を話すかではなく，何をするか」だけが意味を持つ。これは多くの場合，救援のための物理的行動を求める緊急要請へとつながる。救助されることが，他者の善良な意図を物理的に示すこととなる。新しい住居，金銭的な手当て，従属的なへつらい，懲罰的な正義など，そうしたことがあってこそ，自分は重要な存在で，価値があり，尊重され，苦しんできたことを認めてもらえたことになる。個人がこのような状態にあるときには，疑いはすでに停止していて（心的等価），特定の問題

を解決するには何が必要かについての絶対的な確信がある。現実の，観察可能な目標志向の行動についての独特の認識があり，同じく，その目標の妨げとなりうる，客観的に認識可能な出来事に注意が向いている。

ジョーンズさんは，自分の悩みと心理的ニーズへの対処法はただひとつしかないと確信しているようである。それは生活環境と物理的世界における変化ということだ。

プリテンド・モード

セラピストはもうひとつ試してみました。「では，住宅部門から新しい家を提供してもらったと想像してみましょう。何も問題がなく，ソーシャルワーカーもそっとしておいてくれるとします。トレーシーとはどんな関係になりそうですか？ 何をしますか？ どのように一日を過ごすでしょう？ 誰に会いますか？ 誰が助けてくれそうですか？」。ジョーンズさんは先ほどよりもずっと生き生きして，かなり早口で答えました。「何の問題もないわ。トレーシーは私のことが大好きなの。私にはわかるわ。夜中に抱き上げれば震え上がるほどよ。私と一緒にいるのがうれしくてたまらないのね。私たちは本当の絆で結ばれているの。トレーシーは私がママだとわかっていて，私に愛されていることも，彼女のためなら私がなんだってやるってことも知ってる。それに，私が申し込んだ，もうひとつの建物のほうに住めたら，つまり，今いる最低の場所じゃなかったら，母の近くになるわ。そしたら母が助けてくれる。もちろん助けてもらうわ。その気になって助けてくれるはずよ。私にとってはいい母親じゃなかったけど。母は『おばあちゃん』になりたいと思っていて，私たちのときより上手に世話したいと思っているのよ。母がいい『おばあちゃん』になれるように私も手伝うわ。私が仕事に行くときは母がトレーシーを見てくれる。トレーシーもおばあちゃんと仲良くならないといけないし。私は自分のおばあちゃ

んのことは知らないけど。それと，あの建物のほうだったら，ボーイ
フレンドのジョーにもいつでも来てもらえるわ。今は遠すぎるの。だ
けどトレーシーにも父親が必要だから，ジョーと仲良くなるといいわ
ね。別に，どの子にも父親みたいな人が必要ってことじゃないの。私
を妊娠させた男はダメだけど，でもジョーは違う……いい家庭で育っ
ていて，両親もまともだった。ジョーは今は訪ねてこられないの。こ
の家が好きじゃないからだけど，彼を責められないわ。たぶん寒いの
が苦手なのね。だから，ほら……トレーシーにはちゃんとした父親が
いないまま……でも，少なくともママはいるわ……それに，私の母だっ
て大丈夫，本当に……母が子育てをできなくて，妹と私が養護施設に
入っていた時期があったことは知ってるわ。でも最後には私たちのと
ころに戻ってきてくれた。母があんなふうに子育てをしたのは，母自
身が愛情を注いでもらえなかったからだわ……彼女の母親は気難しい
人だったの……ひどく虐待的で。虐待されていた母が私たちにひどい
ことをしたのは，そんな接し方しか知らなかったからよ。でも私は違
う。経験から学んだわ……母が自分の体験からどんな影響を受けたか
がわかるから，トレーシーには同じことが起きないようにするわ。

　プリテンド・モードは，幼い子どもが自分の世界を外的な現実から切
り離すときに見られる発達段階のひとつである。多くの場合，これは楽
しくやりがいがある。子どもたちのごっこ遊びを見ればわかるように，
その世界の中で子どもたちは想像上の友達と話し，架空のゲームをつく
りだす。精神機能がこの前メンタライジング・モードにあるときでも，
遊んでいる子どもは，内的体験が必ずしも外的現実を反映していないこ
とを知っている。幼い男の子は，木の棒を剣だと信じながらも，それが
実際に相手を傷つけるとは思っていない。子どもは心の中に想像の世界
をつくることができるが，その世界の境界が保たれ，現実に直面しない

かぎり，その世界を維持できる[169]。「想像はリアルだけれど現実ではない」とも言い換えられる。子どもにとって大切な大人や年上の子どもがごっこ遊びの世界を真剣に受け止め，遊び心を伴った相互交流をしてくれると，子どもは自分の感情を表現したりマネージしたりしやすくなる。心理状態を探索したり考えたりする能力は，現実から切り離されたこの遊びの世界で育まれる。成長とともに，この想像の世界は現実世界に応用されるようになり，自己と他者の現状を包括的に捉えることができるようになる。しかし，先ほどのジョーンズさんがそうであったように，大人がプリテンド・モードに戻ってしまうと，思考の周りにガラスの囲いがつくられ，5 歳児の「警察と泥棒」ごっこと同じように，物理的現実とのつながりが断たれてしまう。その空間の中では，深みがありそうに見える会話も，実際には取るに足りないものである。心理状態への言及があっても，究明したり信頼したりするだけの中身はない。しばしば，信念から来るはずの情動が見られなかったり，発言にはそれに一致した感情が伴わなかったりする。身体と心が切り離されているのである。長い時間，会話が続き，思考や感情について話し合っているかもしれないが，ナラティブが解決に至ることはなく，砂の中で空回りする車輪のように，何の推進力も得られない。

　ジョーンズさんの上記の会話は，幼児のごっこ遊びが大人になっても続いているような，一種の疑似メンタライゼーションと言えるかもしれない。彼女のナラティブにはメンタライジングの要素が含まれているように見えるが，現実とのつながりはなく，断片的で，一貫性がない。トレーシーの気持ちを説明してはいるが，彼女がほのめかす二人の絆にはほとんど説得力がない。彼女の母親の体験についての考察も，母親の過去の行動を説明するものとはなっていない。ジョーがトレーシーの父親役になるというのも，彼女の説明からは不確かなままである。

　これらの発言は，説明されている状況の中で人々がどのように感じているかを，部分的にであれ彼女が理解しているように見えるため，はじ

めはいくらか思慮深い印象を与えるかもしれない。しかし結局は，「使い古された」，予測可能な性質を帯びている。特徴的なのは，ジョーンズさんの説明には，他者の内面について考える際に伴うはずの「不確かさ」への認識が欠如していることである。他者の思考や感情も，自分自身のそれも，話し手のための寄せ集めである。この場合，心の状態についての考察は必要以上に込み入ったものとなり，必要のないところにまで侵入するかもしれない。メンタライジングは，行きすぎると過剰メンタライジング[158]に陥ることがあり，その過程でますます不正確になってしまう。なかには，他の家族メンバーがどのように考え感じているかについて考えたり話したりすることに多くのエネルギーを費やす人もいるが，相手の現実とはほとんど，あるいはまったく関係ないということもある。

メンタライジングの次元

　人が常に効果的で明示的なメンタライジングの状態にあるというのは，現実的ではないし望ましくもない。もしそうであれば，人生はとてもつまらないものとなるだろう。自発性，ひらめき，創造性，オリジナリティといったものが，ひどく損なわれるかもしれない。個人やカップル，家族，広義の社会的システムなどは，多様なメンタライジングのあいだを絶えず柔軟に行き来し，常に変動しながらもバランスが取られることで最もうまく機能する。思考にはおそらく数多くの極性があるが，本書では特に 4 つのメンタライジングの次元を重視する[72, 158]（表 2-3 参照）。

　ひとつ目は，黙示的メンタライジングから明示的メンタライジングまでの次元である。これは日常生活の一側面であり，私たちはほとんど常に黙示的に，かなり自動的にメンタライズする傾向にある。そうした反射的な性質のおかげで，私たちは日常のありふれた仕事に取りかかることができる。黙示的メンタライジングは素早く起こり，例えば，道の向

表2-3　メンタライジングの次元

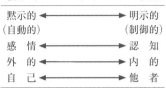

黙示的 （自動的）	←──────→	明示的 （制御的）
感　情	←──────→	認　知
外　的	←──────→	内　的
自　己	←──────→	他　者

こう側を歩いている人が次にどう動くかを予測したり，誰かと会話しな
がら，相手の人が持っている情報や自分が説明すべきことを念頭に置い
ていたりするときなども，黙示的メンタライジングがその活動を支えて
いる。私たちはこれを意識することなく，自動的に行っている。一方
で，ときには自分や他者や家族システムの中に生じている特定の問題に
注意を向けることで，明示的に心理状態を考慮することもある（意識的
に熟慮する）。これは，よりゆっくりとしたプロセスである[104]。

　ふたつ目は，情動から認知までの次元である。これは私たちが，注意
を主に感情（情動）ではなく思考（認知）に向けるときに顕著になるも
のだが，ときには，例えば誰かが怪我をして苦しんでいるのを見てい
て，信念などにはほとんど関心がなく，情動的反応にだけ注意が向いて
いる場合にも顕著となる。なかには，心のプロセスも認知的に理解した
ほうが簡単だという人もいるだろう。そんなときは，付随する情動との
結びつきが弱くなっている。一方，感情の状態を感じ取ることが人より
得意でも，その感情を思考や信念に関連づけられない人もいる。繰り返
しになるが，この次元も文脈に沿って移動するものであり，誰にでも，
さまざまに異なる，自然で，デフォルトとなるような位置がある。

　ときおり私たちは，他者の心理状態を優先し，自分の思考や感情は前
面に出さないことがある。これはメンタライジングの4つ目の次元であ
る。ただし，いつもそうとはかぎらない。不快感や痛みがあると，自分
自身に意識が集中し，他者への配慮をなくしてしまう。だが，別のとき
には，他者の感情に共鳴し，その人たちの体験を直観的に理解する。さ

らには，他者がどんな気持ちでいるのかを理解しようとして，その人の立場に立って，どんなふうに世界を見ているのかを知ろうとすることもある。例えば，セラピストは子どもの気持ちをもっとよく理解しようとして，子どもの目の高さで周りの世界を見るために，地面に膝をつくかもしれない。

　ここで取り上げたのはどれも，メンタライジングのさまざまなあり方を示したもので，効果的なメンタライジングができる人は，これらの次元上を，状況に最も適した形で自在に動く。例えば，誰が皿洗いをするかについてパートナーと口論になっている状況を考えてみよう。これは，自分自身の事情にばかりとらわれた（「自己 - 他者」の次元で，他者よりも自己寄り），前回は誰がいつ皿洗いをしたのかを慎重に計算に入れた（「感情 - 認知」の次元で，感情よりも認知寄り）ものになっているだろうか。あるいは，パートナーの怒った顔を無視して（「外的 - 内的」次元の外的を無視），衝動的で（「黙示的 - 明示的」次元で，省察的ではなく自動的・黙示的寄り）自動的な反応を優先し，ふてくされているだろうか。だとすると，パートナーの怒りを無視するのではなく，相手の動揺と不公平感（他者の情動）に対処しながら，ゆっくり落ち着いて熟考してみれば，よりよい結果になるのだろうか。

　上記のように，効果的なメンタライジングは，状況に反応して 4 つの次元に沿って動き，どちらかの極に留まることはない。私たちの中には，人々の行動や表情，身振りに（外的に）表れるものよりも，人々や自分自身や他者の内面で（内的に）起きていることを推測するほうがたやすいという人がいるかもしれない。また，知性化し，認知に偏りがちになる人がいる一方で，強い情動を体験しやすい人は，物事の感情面を扱うほうがずっと気楽かもしれない。さらには，自分のことにしか関心がなさそうな人もいれば，いつも自分を犠牲にして，他者の視点を優先させる人もいる。省察が苦手で耐えがたく，行動で示せると実感する必要がある人がいる一方で，省察に時間をかけすぎて，実際に役立ちそうな結

論に到達できない人もいる。いずれにしても，それなりにうまく機能している個人，カップル，家族，その他の社会的システムは，これら4つの次元の両極間を絶えず移動しながら，一時的な変動はあるものの，安定した状態を確立する。

　先に説明したように，私たちがあまりうまく機能できなくなるのは，メンタライジングの4つの次元の極性のひとつかそれ以上で身動きがとれなくなるからである。例として，セラピーの状況を考えてみよう。「外的」の極で動けなくなっているクライエントは，セラピストが見せる特定の表情を，セラピストが自分のことを嫌っている証拠としか思えないかもしれない。その表情には別の理由がありうると考えられないのである。対照的に，もしセラピストが「内的」な極に大きく偏っていて，古典的なカウチに寝そべるクライエントの背後に座るタイプであれば，クライエントの心理状態を示す外的な手がかりをほぼ間違いなく見落とすことだろう。他にも，対人関係上の問題のすべてを筋の通った，証拠に基づくやり方で解決しようとする男性は，パートナーの情動面でのニーズに応えることにかなり苦労するだろう。また，自分自身のニーズと感情のことしか考えられない父親は，子どもたちと強い絆感情を持つことはできず，その存在を謎として感じることだろう。

　要約すると，社会的にうまく機能するためには，これら複数の極のあいだで全体的なバランスを取る必要がある。MIST が目指すのは，家族メンバーが個々にバランスの取れたメンタライジングをできるようになることだけでなく，メンバー全員を含めた家族システムが，全体としてバランスを取れるようになることである。システムは全体として，個々のメンバーの行動の組み合わせを通じてバランスを取る。それは，理性と感情，直観と省察，一人ひとりが自分の反応について考えること，他の人の経験に配慮すること，自らの心理状態を見つめること，外的な，お互いや家族が直面する状況を把握すること，などのあいだにおいてである。治療的なことで言えば，これは比較的容易に達成できる。それは，

そのときどきで対話が行き詰まっていそうな極を見つけ，その反対の極
を強化することによって行う。例えば，家族内の議論が認知に過度に傾
いているなら，凝り固まった考えが家族一人ひとりの情動にどのような
影響を及ぼしているかに注意を向けてもらうことで，バランスを取る必
要がある。メンバーの一人が，自分が感じていることや考えていること
を長く語れば，他のメンバーが同じ一連の出来事をどのように経験して
いるのかについて，それを知ろうとする気持ちが自然と生まれてくるだ
ろう。

　バランスが取れているメンタライジングは，効果的なメンタライジン
グの証である。バランスが取れていれば，認知的なメンタライジングと
情動的なメンタライジングとのあいだで，行動と省察のあいだで，他者
へのメンタライジングと自己へのメンタライジングのあいだで，過去へ
のメンタライジングと今この瞬間へのメンタライジングのあいだで，そ
して黙示的メンタライジングと明示的メンタライジングのあいだでの移
動が可能となる。では，バランスが取り戻せたかどうかは，どのように
してわかるのだろうか？　メンタライジングができている家族の対話は，
見分けるのがそれほど難しくはない。セラピストにとっての指標となる
のは，次の6つである。(1) 家族メンバーの心理状態に対する純粋な好
奇心。(2) 他者の心の不透明さを尊重していることがわかる「決めつけ
なさ」。(3) 感情が自己と他者に及ぼす影響への鋭い気づき。(4) 視点の
交代。(5) 複雑さを組み込んだナラティブの連続性。(6) 行動主体性の
感覚と信頼の共有。

メンタライジングの誤用

　効果的なメンタライジングでも，ときには，家族や家族の誰かの幸福
を犠牲にして，個人の利益のために使われかねない。例えば，離婚後の
葛藤がまだ強く続いている家族において，子どもの現在の心理状態（落
胆と悲しみ）が親同士の攻撃手段として使われるのは珍しいことではな

い。母親は子どもに次のように言うかもしれない。「あなたがお父さんと会い続けるのはよくないわ。会ったあとは帰宅するたびにイライラして、悲しそうで、宿題をする気もなくなって、友達にさえ会わなくなる。2週間ごとに会いに行くのはやめたほうがいいんじゃない？　月に一度にしたら？」。この例からは、親自身の目的のために、子どもの気持ちが意図的に歪められたり、誇張されたり、もしかしたら不正確に伝えられていたりする可能性が示唆される。子どもにとっては、親との面会をめぐって耐えがたい立場へと追いやられる形でメンタライズされるため、子どもはメンタライジングを嫌なものとして体験しかねない。その結果、困難な感情に関しては反応しないほうが安全だと感じるかもしれない。いっそのことメンタライジング関連のことは丸ごと捨て去って、社会的な体験も心理的な面を最小限にして、具体的なことばかりの、ニュアンスを伴わないものにするほうが簡単ということになるのである。

メンタライジングのアセスメント

　MIST では、個人、カップル、家族における、効果的なメンタライジングの強化を目指す。その場合、メンタライジングの状態を正確に調べることが重要である。では、何が効果的なメンタライジングのサインなのだろうか？　また、同じく重要なこととして、何が非効果的なメンタライジングのサインで、何が前メンタライジング・モードが作用していることや、単にメンタライジングが欠如しているときのサインなのだろうか？　それを評価するための公式、非公式のツールがあり、省察的な機能を調べる際には特に役に立つ^{例えば 63, 68, 76 などを参照)}。

　家族と取り組むセラピストのほとんどには、効果的なメンタライジングの特定の側面の有無を公式に評価できるような、洗練された研究手段を用いる時間はなく、そのための訓練も受けていない。そこで、より実用的な手段が必要となるだろう。その第一歩として、先述したメンタラ

イジングの４つの主な次元に関連して，家族一人ひとりを非公式に評価するとよい。すなわち，その人は，

- 感情寄りだろうか，認知寄りだろうか，それともバランスが取れているだろうか？
- 自己により注意が向いているだろうか，他者にだろうか，それともバランスが取れているだろうか？
- より自動的（黙示的）にメンタライジングしているだろうか，より明示的だろうか，それともバランスが取れているだろうか？
- 内面に注目しがちだろうか，外面に注目しがちだろうか，それともバランスが取れているだろうか？

　こうした問いへの暫定的な答えは，最初の方向性や，どのような治療的介入がありうるかを考える際の参考となる。

　個人や家族メンバーによる，支援を求めてきた問題についての説明に耳を傾けたあとは，セラピストは以下の問いについても検討することができる。

- 会話は主に，誰が何をしたかといった具体的な事柄や，物理的な状況や影響面から行動を説明するものになっているだろうか？　それとも，背後にある感情，ニーズ，考え，その他の心理状態にも注意が向いているだろうか？
- 情動を認識することが困難か？
- 感情と思考が混同されていないか？
- 家族メンバーは，自分の思考や感情を見ることができているか？
- 家族メンバーは，自らの特定の考えや感情，行動が他の人に与えている影響について，どの程度気づいているか？
- 家族メンバーは，心理状態を過度に全般化しているか？

- 家族メンバーは，状況をひとつ以上の見方で柔軟に捉えることができているか？
- 何も考えずに行動したり，考えることを避けていたりする家族メンバーはいるか？
- そのメンバーには，他の人に起きていることに関して，確信や強い思い込みがあるか？
- 他のメンバーに代わって答えがちな人がいるか？
- 養育者は，子どもを支援し，彼らの経験への理解を深めるために真摯に努力しているか？
- 家族メンバーは，どの程度，自発的に他のメンバーの視点を探っているか？
- 家族メンバーは，別の見方，あるいは，他の人の考えや感情をめぐる自分の見方が間違っている可能性について言及するか？
- 家族のやりとりや，ターゲットになっている問題についての描写は，具体的で，心理的ではない，全か無かの説明ばかりになっていないか？
- 家族メンバー間の相互交流に遊び心やユーモアはあるか？
- どのような考えや感情も話題にできる自由さがあるか？　それとも，特定の感情や考えが避けられたり，伝えられなかったりするか？

　セラピストが自問するとよさそうな質問を思いつくには，例えば，「効果的なメンタライジングのサイン」（表2-1）を見て，誰にどの側面が現れているかを考えてみるとよいだろう。他にも，特定の領域で効果的なメンタライジングが一時的，もしくは典型的に見られない場合，特性的あるいは状態的な理由が原因となっている可能性がある。すでに見てきたように，ストレス下ではメンタライジングは困難になる。メンタライジングのバランスが回復していない場合も，情動の極に寄った相互作用が生じがちで，他者や自分自身の思考や感情についてバランスよく考え

る力が一時的に失われるかもしれない[72]。

　アセスメントの際にセラピストは，効果的なメンタライジングの欠如や，前メンタライジング・モードになっていることを示唆する特定のフレーズや言葉がないかどうかを確認するとよいだろう。例えば，「いつも」や「絶対に〜ない」といった言葉がその典型で，過度な確信や全般化があることが示唆される。他の例としては，

- 「あなたはいつも私じゃなくて弟の味方をするのね」
- 「あの子の母親の帰りが遅いと私はイライラする。だからあの子もイライラするんでしょうね」
- 「私が死んだら嬉しいくせに」
- 「あの子があんなふうにふるまうのは，父親が買い与えた甘い飲み物を飲んでいるからだ！」
- 「どうでもいいと思っているんでしょ。私が話しかけるとそんな顔をするんだから」
- 「あなたが食べるのを拒否するのは，私に腹を立てているからだと思うわ」

　第1章でも触れたように，メンタライジングの姿勢とは，誰の心の状態に対しても探究心を持ち，それを尊重することを特徴とする。それは，他者がどんな気持ちでいて，どのような思考や意味や関連する体験がその気持ちに付随していたり，その原因となっていたりするのかに興味を持つということである。したがって，効果的なメンタライジングとは，自分自身や他者の心の状態や感情を多少なりとも正確に読み取る能力だけを指すのではなく，他者の心理状態について学ぶことを通じて，自分自身の思考や感情が啓発され，より豊かになり，変容するかもしれないという期待を伴った，対人関係へのアプローチ方法なのである[80]。

まとめの考察

　要約すると，メンタライジングは流動的で，さまざまな領域の極のあいだを移動するものだが，個人，カップル，家族によっては，これらの領域の特定の一箇所または複数の箇所で動けなくなってしまうことがある。こうした「身動きが取れない」瞬間が持続し，柔軟性がなくなると，前メンタライジング・モードに陥ることもある。不十分なメンタライジングを見分けるためには，過度な確信や，明らかに無意味な対話がないかどうかに注目することである。また，家族の相互関係を目撃しているセラピストの主観的体験も，何が起きているかの重要な指標となりうる。例えば，目的論的な思考を伴った執拗な行動要請は，不安や，素早い解決策を提供しなければならないというプレッシャーをセラピストに感じさせるだろう。また，心的等価モードに伴う過度の確信は，しばしばフラストレーションをもたらし，単純な推論をしたいという願望が行き詰まりを見せることもある。プリテンド・モードは，見分けるのが最も難しいかもしれない。なぜなら，描写されている気持ちが本当に感じているものではなく，また述べられている思考が心からの信念を反映しているものではないとしても，そうと知るのは困難だからだ。最終的には，現実感の欠如は「不在の体験」として現れる。付き添うことが難しくなり，心はさまよい，一般的に，対話している相手が目の前に見えていても，本当にそこにいるようには感じられなくなるのである。

　先に挙げたメンタライジングの性質についての質問リストは，行動を主に指し示しているため，役に立つだろう。真のメンタライジングは本来バランスが取れていて，それ自身の限界に対する気づきを含んでいるとするならば，不十分なメンタライジングに対処することは，ほぼ定型的な，その次元の反対の極を強める取り組みになるはずである。

　以下に，ジェーン・オースティンの小説『エマ』（1815）の一部を引用

する。オースティンは「メンタライザー（メンタライズする人）」という
表現を知らなかったし，使いもしなかった。代わりに，主人公のエマを
「想像の人」と呼んでいる。それでいて，オースティンが描写するエマ
の思考プロセスは，今では「メンタライジング」として知られるように
なったことを見事に先取りしているのである。

　　ほんの少し静かに考えただけで，フランクが戻ってくると聞いて
　動揺した理由がわかった。不安や戸惑いを感じたのは，自分のため
　ではなく，すべて彼のためだとすぐにわかったのだ。エマ自身の恋
　心はすっかり冷めていて，もはや考えるまでもなかった。けれど，
　二人のうちで間違いなく，より恋に落ちていた彼にとっては，前回
　別れたときと同じだけの熱い思いを抱えて戻ってくるとしたら，そ
　れはとても苦しいはずだ。
　　……彼は，彼女の顔を背けさせ，無口にさせた感情を誤解してい
　た……実際には彼女は自分自身を責めていたのに……彼女はそれを
　認めず，むっつりとしたまま別れようとしていた。そんなつもりで
　はないことを示すために，声を出して手を振りながら外を見たけれ
　ども，遅すぎた……。

　この小説の中で，エマは，他の人たちの心を理解しようとする試み
と，自分自身の思考や感情や願望を内面的に探ることとを結びつけるこ
とができている。エマの恋愛対象であるナイトリー氏との対話がきっか
けで，エマは，自身の行いが周りの人にどのように見られているかを自
覚し，また，周りの人の目を通して自分を見ることによって，自分自身
の切なる願いをも自覚する。彼女の想像力こそが勝利をおさめたのであ
り，これこそが，エマが——もちろんジェーン・オースティンが——ず
ばぬけた天性の「メンタライザー」となることを可能にしたのである。

第**3**章
· · · · · · · · · · · ·

メンタライゼーションに焦点づけた介入の設定

メンタライジングの姿勢

　MIST のセラピストが目指すのは，共に取り組む個人やカップル，家族のメンタライジング能力を高めることである。第2章でも見たように，メンタライジングは文脈に依存し，さまざまな次元があるため，柔軟に，バランスよく用いる必要がある。セラピストがメンタライジングの姿勢をとることは，効果的なメンタライジングを手本として示すことになるため，それ自体が一種の介入となる。セラピストがメンタライジングの姿勢をとる際のポイントを見ていくことにしよう。

1. メンタライジングを維持し，失われた場合は復活させる（治療に参加している全員が）。
2. 質問するよりも前に，クライエントが採用している見方をまずは無条件に受け入れる。そして，そのような信念を持ち，そのような感情を体験することの情動的な意味を，セラピスト自らが真摯に考えてみる（共感）。
3. 理解しているふりをせず，積極的な，好奇心に満ちた，探究的な姿

勢で臨む。

4. 心理状態に共に注意を向ける——子ども，大人，主要な専門家，セラピストの全員が，主役たち（家族メンバー）の思考や感情を同じ前提で見つめる。

5. 常に平易な，専門家的ではない言葉を用いる。クライエントの心について，専門家として特権的な知識を持っているふりをしない。

6. 視点の交代に注目し，視点同士の食い違いを指摘することや，その原因を探ることにも重点を置く。

7. 不知の（本当のことをわかっていないという）姿勢をとる。確信を避け，明確ではないがそのように見えているものは気に留めておく。自分が何かを「知っている」ことが疑われるときはそれを指摘する。

8. 曖昧な心の世界について知ろうとする，積極的で意図的な努力をモデルとして示す。

9. 謙虚さを示す。セラピスト自身の（非効果的なメンタライジングの）間違いやその責任を認め，必要に応じて後悔の気持ちを表す。間違いを訂正されたり考えを変えられたりすることにも前向きであり，自分の欠点を認める力やユーモアがあることを示す。

10. 誤解が生じたら，それを解くために粘り強く努力する。

11. 透明性に留意し，自らの混乱や戸惑い，反省を認識し，自己開示を行う。

　効果的なメンタライジングの側面のうち，家族のコミュニケーションの中で未発達であったり欠如していたりするものがあるなら，セラピストがメンタライジングの姿勢をとることで，それらに取り組むうえでのMIST の特定の方略や介入が明らかになるだろう。

3つの主要な分野で効果的にメンタライズする

　メンタライジングの4つの領域（4つの次元）は，理論的には綺麗に
まとまった学術的なものに感じられるかもしれない。家族療法の「今，
ここ」での取り組みにおける，骨の折れる複雑なプロセスの只中にいる
セラピストには特にそう思われるだろう。そこで，臨床用の簡潔な手
引きとなるように，家族と取り組む際に典型的に見られる，効果的な
／非効果的なメンタライジングの主なサインをいくつか描写する。そ
れが最も顕著に現れるのは，3つの領域でのメンタライジング——自
分自身についてのメンタライジング，他者についてのメンタライジン
グ，家族システム全体についての「関係性メンタライジング（relational
mentalizing）」——においてである。ここでは，家族の文脈におけるこ
れらの領域でのメンタライジングに焦点を当てる。ただし，注意すべき
点がある。メンタライジングはどれも本質的には循環的なプロセスであ
る。そのため，メンタライジングの初動時においては，自己であれ，他
者であれ，関係性の中であれ，どのような変化も，それが含まれるプロ
セスに影響を及ぼすことになる。例えば，パートナーに対する見方が変
われば，そのパートナーとの関係にも影響が及び，今度はそれがさらな
る視点の変化をもたらす。こうした循環性は，メンタライジングの領域
（次元）間にも見られる。効果的なメンタライジングの側面の中には，
「視点の交代」のように，**他者をメンタライズする**ことに関連している
ものもあれば，「交互のやりとり」のように，**関係性メンタライジング**
にとって重要なものもある。また，他者の心の中にいる自分自身を認識
すること（「自己探究の姿勢」）は，自分自身の思考，感情，希望，願望
などの表象を発達させるうえで不可欠な側面である。
　このような分類も，実際は絶えず相互作用しているため，概念的なも
のでしかない。例えば，自分自身をどの程度メンタライズすることがで

62

きるかは，他者からどのように扱われているかに左右されるが，それはまた，その人がどれほど上手にその他者の見方を理解できるかにかかっている。もうひとつ例を挙げよう。対人関係から引きこもっている人がいるとすると，その人は対人間の，あるいは関係性メンタライジング能力をそれほど必要としないだろう。もちろん，自分が認識しているようには他人は自分のことを見ていないとずっと感じてきた場合は，そのような状況に陥りやすくなる。これはおそらく，その人の自己ナラティブがあまりにも稚拙で，内面をいくら正確に描写しようとしても，現実味も妥当性もないように感じられるからかもしれない。あるいは，その人がいた社会的環境（例えば，監獄や寄宿学校）があまりにもメンバーの主観に配慮しなかったために，そのシステムに所属していた人は誰一人として自己ナラティブを豊かにすることに力を入れようとはしなかった，ということも考えられる。

　3つの主な領域——自己，他者，対人関係——でメンタライジングを高めるプロセスは，これから見ていくように，当然のことながら大きく重なり合っている。効果的なメンタライジングの典型的なサインについては第2章の表2-1を参照されたい。

効果的な自己メンタライジング

　以下に挙げる10項目は，セラピストの介入が特に役立ちそうなメンタライジングの側面である。

1. 心理状態への注目——自分の行動を説明する際に，社会的環境や物理的世界の都合がよい側面を挙げるよりも，内的な心理状態に注目する。ただしこれには，心理状態に注意を奪われすぎない能力も含まれる。注意を奪われすぎると，想像の世界に入り込んで，社会的現実や物理的現実とのつながりを失いかねない。

2. 不知の立場[5]——これは**安全な不確実性**[125]とも呼ばれる。人は他

者のニーズ，願望，思考，感情を決して確実に知ることはできず，できるのはせいぜいが知的に推測することだけ，ということである。そして，自分の行動の理由を自分の心理状態に関連づけて理解するという点では，私たちが，いくらかでも特権的な立場にいるということもない[136, 149]。自分についてさえ，推測することしかできないのである。この姿勢を説明するうえで**安全**という言葉が適切なのは，確実に知る必要性をなくすことで，他者のふるまいや行動の理由を推測して混乱したり圧倒されたりするリスクを回避できるからである。また，安全であるという感覚は，自分の反応を少なくともある程度は予測できるという，根底にある自信と結びついている。

3. **自己探究的な熟考と省察**——これはよく知られている瞑想法であるマインドフルネスと共通する点が多い。自分の思考や感情を，現実とは別ものの内的状態として捉え，行動を含意しないものとして省察することである。これは多くのセラピーで価値を見出され，取り入れられるようになった。そうした姿勢をとれないということが，まさに，具象的に考え，物事を（伝え聞いた）そのままにしか扱えない人の特徴と言えるかもしれない。

4. **視点の交代**——自己の状態に対してこれを行うのは，かなり複雑な技と言える。これには，同じ行動的現象に対して複数の説明が可能であることや，それと同時に，強い感情や偏見などといった支配的な情動状態に対しても，いくつもの説明——いくらかはよく，いくらかは悪いような——が可能であることを受け入れることも含まれる。

5. **内的葛藤への気づき**——前項と関連し，これは，主観的説明が多層的な性質を帯びていることや，それらの層には相容れないものもあり，内的矛盾や対立的な力が私たち一人ひとりの中に働いているという可能性を受け入れることを意味する。特に，何かを願うと同時にその反対も願うような，野心に伴う両価性は，私たちに広く見ら

れる特徴だと認識できることである。

6. 情動をマネージする——これは，効果的な内的および対人的機能の重要な基本的指標としてますます認識されるようになっている。一方，情動のマネージングができないことは，(a) ほとんどの精神疾患，また，(b) それらの共通の原因に関連すると言われている[29, 30]。激しい感情はメンタライジングを妨げる。そして，ほとんどのセラピーに，情動調節の能力を高めることが取り入れられつつある。一般的な見解によれば，情動調節のための戦略には次の4つのプロセスが含まれる。(a) ある特定の状況が情動的な反応の引き金となる。(b) 引き金となった状況とその文脈の内的側面と外的側面に注意が向けられる。(c) 評価のための認知的プロセスを経て，状況が評価される。(d) 情動反応を現在の目標と状況評価に一致させるよう応答が組織される[91]。

7. 言葉と行動に責任を持つ——これは，たとえ本人がその由来に気づいてはいなくても，主にその人の内的状態がその人にある行動をさせているという前提に基づいている。効果的なメンタライジングができる人は，恥ずかしさを減らして自尊心を保つために主体性と責任を負わないでおきたいという誘惑に抵抗することができる。

8. 感情と思考を区別できる能力——感情と思考にはそれぞれ異なる命題があることを尊重しつつも，これらを区別できることは，心的等価性を回避するために重要である。人としての成熟した体験には感情と思考の両方が必然的に伴うため，両者のあいだを柔軟に動けることが不可欠である。

9. 自分の欠点を認められるユーモアがある——自分の欠点を笑い飛ばし，自らの苦境のユーモラスな側面を見ようとする気持ちがあれば，困難な状況や間違い，不完全さにも対処しやすくなり，自己受容も促される。

10. 自伝的連続性もしくはナラティブの連続性を確立できる能力——こ

れは自己ナラティブの一貫性を意味する。自己メンタライジングの
この側面は，行動主体性の感覚[152]だけでなく，他者による描写の
中での自分自身を認識する能力の基盤ともなっている。もちろんこ
れは，関係性メンタライジングを支えるものでもある。自己のナラ
ティブに一貫性があってこそ，過去から現在の体験によって維持さ
れる個人の連続性の感覚（自己同一性）が下支えされ，未来に自分
が何を考え感じるかを思い描く力も生まれてくる。ナラティブに伴
う履歴的側面には**発達的な視点**も含まれ，そのおかげで，人生を通
じて，特徴的な困難を伴うさまざまな局面を体験してきたことが認
識できる。

効果的な他者メンタライジング

　メンタライジング・アプローチでは，自己と他者のそれぞれの心の世
界を切り離して考えることはできない。自分が何者であるかという感覚
は，他者を通じて自らを体験することから得られる。また，私たちは他
者の行動についての解釈と自己認識との接点を見つけることによって，
他者を知るようになる。とはいえ，このような弁証法だけでは，ある地
点までしか到達できない。日常的な臨床課題の観点からすれば，クライ
エントの自分自身についての考えと，他者についてのメンタライジング
とを区別する必要がある。以下に示す9項目は，「他者」領域での介入
が必要な箇所を見つけやすくするためのものである。

1. **他者の行動を動機づけるものとして心理状態を理解する**——心理状
   態を，周りの人の行動の背後にあるものとして考えたがらないよう
   な人は，この側面が問題となるかもしれない。一方，どこまでも自
   由に想像が広がり，心理状態をめぐって過度の不必要な前提を生み
   出す人もいる——先に**過剰メンタライジング**[159]として述べた姿勢
   である。

2. 不知の立場——他者をメンタライズする文脈においては，これは，究極的には他者の心理状態を計り知ることは不可能だということを真に尊重することを意味する。これは「心理状態の曖昧さ」[118] とも呼ばれてきた。他者のニーズ，願望，思考，感情を知ることはできず，できるのは推測することだけだと率直に認めることである。

3. 謙虚さ——他者の信念や態度と向き合うときに傲慢ではなく，自分のものの見方を大きく超えるさまざまな視点に対しても開かれていること。自分の能力に対しては控え目であり，立場に関係なく，他者から驚きや学びを得たいという前向きな気持ちがあること。

4. 視点の交代——この文脈においては，視点の交代は，社会的協力や共同志向性（joint intentionality）を支える極めて重要な人間のメンタライジング能力と考えられている[170]。これは認知領域に固有のものとして考えられることもあるが，おそらくは情動的な側面が密接に関係しているであろう。

5. 共感——これは視点の交代の情動的側面とみなされることが多いが，共感には，他者に対する理解の要素は含まずに，単なる情動的な共鳴を示すようなものもあるだろう。さらに，共感には他者の情動の主要な側面——特に情動的痛み——を体験することや，そのような体験の意味を自分の中に位置づけたうえで，その情動的理解を相手が認識し評価できるような形で声にすることも含まれる。

6. 他者の心に対する好奇心——これはよい意味での好奇心で[170]，他者の思考や感情に対して心からの関心を持つことである。ここには，自分とは違う別の心から何かを学ぶことによって，他者に対する（そして他者を超えたところにまで）自分の理解が深まったり広がったりすることを期待する態度も含まれる。つまりこれは，他者が考えたり感じたりしていることに対して，先入観や過度の思い込み，あけすけな偏見を抱くといった過ちを犯さないようにするために，発見に対する寛容さと，不知の姿勢を維持することを意味して

いる。

7. **省察的な熟考**――他者がどのように考え感じているかを知ろうとするときには，統制的で強迫的な態度で追求するのではなく，リラックスした，開かれた態度で臨むことである。このような態度で臨めば，省察的な共鳴が起こりやすくなり，他者の体験に共鳴し，その体験が自分の内面に生じさせた感覚に思いをめぐらすことができる。

8. **発達的な視点**――この視点があると，優先順位を変えながら人生の旅路を行く他者を謙虚に見守り，理解し始めることや，経験と心の状態とのあいだに伝記的な橋渡しをすることが可能となる。

9. **真の許容の姿勢**――この姿勢の基盤となるのは，例えば親やきょうだいといった行動主体を，その人の過去や現在の行動の背後にある心理状態という観点から理解する能力である。行動は通常，文脈化されている。その人が起きたことを受け入れ，それを合理的な範囲にあるものとして考えるのに十分なほどに，ある行動を説明してくれるのは，信念や情動，関連する状況的制約などを統合したものである。ただし，この姿勢は，状況や関連する心理状態への理解に基づかない観念的な許容とは慎重に区別する必要がある。後者の場合は，許したいという願いは心からのものかもしれないが，他者の行動に対する真の理解に裏打ちされたものではない。真の許容は，好奇心と省察的な熟考が新たな理解を生み出したときに，他者の行動の内的な原動力をより深く知ろうとすることから生まれるのである。

効果的な関係性メンタライジング

　関係性メンタライジングとは，家族や他のグループ内で共有される思考や感情を指す。関係性についての思考や感情と言えば，通常は，他者についてのメンタライジングか，他者と関係する自己についてのメンタライジングと関連させて扱われるが，MIST では，より高いレベルの相互作用プロセスにも対処する必要がある。これは，システム内の個人が

共同もしくは全員で共有することが想定されている志向的な状態に関係
する。Tuomela[172] はこの種のメンタライジングを「共にそれに心を配
る（jstit：jointly seeing to it）」と表現した。関係性メンタライジング
の改善こそ，MIST が目指すものの中心に位置するものである。

　メンタライジングには，いくらか特別な「私たちモード（we-mode）」
というものがあるのではないかと議論されてきた[85]。それによると，社
会的文脈があると（他者がいるというだけでも），行動の選択肢をより
幅広く認識し，新しい解決策が生み出されることによって，個人の潜在
的なメンタライジング能力が改善されるという。関係性メンタライジン
グは，自分ひとりではできないことをする際の選択肢を押し広げるよう
な思考や感情にかかわる。簡単に言えば，周りに人がいることで，違う
考え方をしたり，よりよく考えたりすることができるのである。これに
は，共に行動するための前提条件とも言える，他者の視点の共同表象も
含まれる。人々（家族あるいはその他の個人の集まり）が一緒に行動し
ようとか，力を合わせようと決めるときには，ある種の感覚が生じてい
る。それは，その集団のどのメンバーもひとりで行動するとは想定され
ておらず，その「心理的集団」の中では，誰もその人だけで，他の人か
ら孤立して考えたり感じたりはしないと考えられているということであ
る。この「私たち性（we-ness）」，つまり共有された心という感覚は単
純化されうるものではなく，個人の自己や他者についてのメンタライジ
ングとは別に扱う必要がある。というのも，共同行為は質的に異なった
体験であり，「共有された」，もしくは「私たちの」志向性を含むからで
ある。関係性メンタライジングは，背後にある，相互に受容された，そ
れでいてたいていは暗黙の，概念的で状況的な前提に左右される。そ
こでは共同の志向性を生み出すための合意形成は必ずしも必要ではな
い[172]。以下で，関係性メンタライジングの効果的なものと非効果的な
もののサインについて考えてみよう。

1. 共同志向性——これは多かれ少なかれ共有することができる。共有
   されているなら，私たちは「私たちモード」で動いている。そのよ
   うな共有された観点を発達させることが，関係性メンタライジング
   の核心にある。逆説的なようだが，志向性が共有されていないこ
   とへのはっきりとした気づきが，強力な「私たちモード」を生み出
   す。実際には共同とはほど遠いのに，「私たちモード」にあると思
   い込むことも珍しくはない。志向性の連帯を宣言している場合にか
   ぎって，実際にはその正反対を示していることも多い。共同行為で
   あるという思い込みは，ひどく不正確で利己的なものとなりかねな
   い。

2. 新たに生まれつつある新鮮な共同観点の受容——これが起きている
   ことが最もよくわかるのは，共同行為が見られるときである。家族
   がある計画を立て，メンバー全員が積極的に参加しながら，一貫し
   てまとまった単位として行動するなら，効果的な関係性メンタライ
   ジングが起きていると言えるだろう。ただし，他者の視点にも気づ
   いていることをメンバー同士が認めるだけでは十分とは言えない。
   これは複雑なことではない。例えば，一緒にサッカーの試合をテレ
   ビ観戦したり，動物園に出かけたり，ボードゲームで遊んだりして
   はどうだろう。

3. 関係の中での不知の姿勢——共同志向性に対してこの姿勢があるな
   ら，関係は強められ，思考や感情を率直に伝え合うことができるよ
   うになる。この姿勢は，家族単位での「私たち性」の可能性に向かっ
   て努力し，探索するプロセスの一部である。例えば，「動物園に出か
   ける案をどう思う？」などと質問している状態である。もちろん，
   こうした動きに関するコミュニケーションはほとんどが暗黙のもの
   で，明示的ではない。

4. パラノイド的ではない反応性——これは，関係性メンタライジング
   の背景にあるものが，基本的な前提として，善良であることを示す

ものである。他者の社会的行為について根拠のない推測をしてしま
う可能性を認めることでも，共同行為は促される。逆に，その関係
性の中での提案を善良ではない意図によるものとみなすと，パラノ
イド的もしくは過剰な反応を生み出しかねない。相手のものの見方
や内的状態を「見よう」と努力することで，その相手は「見てもら
えている」と感じることができるだろう。

5. 交互にやりとりする能力──この能力は，相手とのギブ・アンド・
テイクの相互作用を活発にするものであり，効果的なメンタライジ
ングの証でもある。これには，他者が自分を理解しやすいようにし
ておく能力と，他者の思考や関心事を受け止めて，自分の理解を広
げる能力も含まれる。

6. 影響への気づき──これは，自分の思考や感情，行動が，他者との
関係にいかに影響を及ぼしているか，また，他者と一緒の行動が彼
らの心理状態にいかに影響されているかを認めることである。関係
性メンタライジングにおける影響に対する気づきとは，グループや
カップル内で共有された体験についての気づきで，個人の体験につ
いての気づきではない。関係性の文脈における個人の主体性（個人
が持つ影響力）を認めることと言える。

7. 遊び心──この心の状態は，物理的な目に見える世界を超えて，架
空の領域に入ることを可能にする。実験や想像への心の扉が開かれ
るのである。他者と一緒に，共有されている理解や感情を遊び心豊
かに探索する作業ができているなら，それは効果的な関係性メンタ
ライジングが起きていることを示している。遊び心は，自己メンタ
ライジング，他者メンタライジングとの関連においても重要かもし
れないが，共有された心理状態を創出するという点において本領を
発揮する。遊び心は，志向性の共有を妨げていたものを取り除くこ
とがある。例えば，家族メンバーの自己感に何らかの脆弱性がある
と，家族内で共有される体験は生まれにくくなるが，そこに遊びの

要素が加わると，自意識がある程度取り除かれ，心の共同体が形成
される場合がある。

8. **変化できると信じている**——家族メンバーに希望的で楽観的な見通
 しがあるなら，それは，心は変えられるという漠然とした前提があ
 ることを示している。この側面があると，システムには「あきらめ
 ずにいこう」という楽観的な感覚が吹き込まれる。この文脈におい
 ては，「変化できること」は，「共にそれに心を配る（jstit）」こと
 に関して家族が楽観的な体験を共有していることを意味する。「こ
 れまでにも大変な状況があったけれど，皆で対処してきた。今回は
 どのような解決策になるかわからないけれど，どうにかして解決す
 るつもりだ」

9. **信頼する力**——これはシステムがどれほどオープンで，家族システ
 ム内の愛着がどれほど安定しているかを示すものである[98]。二者間
 の愛着では，信頼は主に感受性（相手を感じ取る力）によってもた
 らされるが，ここでは，意味のある関係を形成し維持していくうえ
 で不可欠な，システムとしての信頼の感覚に着目する。なお，信頼
 関係のネットワークは，家族の基本的な前提である，包括的な信頼
 感とはまったく異なる。

　第6章では，こうしたメンタライジングのさまざまな側面に立ち返り，
それぞれに対応する特定の介入について見ていくことにする。次の事例
は，メンタライジングに焦点づけた介入の設定の仕方を説明するもので
ある。

ジェーンとその家族との取り組みを開始する

....

　紹介状として送られてきた手紙は長く詳細なもので，それはジェーンと現在３歳になる娘のミシェルを，ミシェルの誕生時から受け持ってきたソーシャルワーカーの手によるものでした。手紙には，ジェーンには長年にわたりヘロインとコカインへの依存があり，ミシェルは生まれてすぐに深刻な禁断症状の治療を受ける必要があったと書かれていました。ジェーンとミシェルはその後，滞在型母子治療施設で回復し，６カ月後にはジェーンは薬物を断って，施設を出る準備ができました。ジェーンは娘を連れて自宅に戻り，それからの１年間は不法薬物の使用の有無を定期的に検査されました。保健師とソーシャルワーカーは母子のもとを頻繁に訪れ，健康状態をチェックしました。12カ月後，ミシェルの名前は児童保護登録から削除されました。

　この段階で，ジェーンは二人の息子，現在７歳のジョンと９歳のベンとの面会を希望しました。彼らは生後18カ月と３歳のときにジェーンのもとから離されていました。当時，ジェーンはクラスＡ薬物の深刻な依存症に陥っていて，薬代を稼ぐために売春をしていました。ジェーンの客の多くが自宅に来ていたので，子どもたちは母親の性行為や暴力的なふるまいを直接目にすることもありました。子どもたちは，母親と，ときおり姿を現す父親との暴力も目撃していました。母親は長いあいだ，精神的にも物理的にも息子たちに寄り添うことができませんでした。あるとき，ジェーンの客の一人が息子たちを攻撃して深刻な怪我を負わせたことで，すべてが明るみに出ました。

　児童保護サービスが介入し，父親にも，また父方・母方どちらの家族にも，子どもたちの世話をする意思や能力がなかったため，子どもたちは里親のもとへ送られました。しかし，二人とも深刻なアタッチ

メント症と診断され，里親のもとで暮らすことは困難だということがわかりました。保護されてから３カ月と経たないうちに，二人は別の施設へ送られました。結局，これが彼らのパターンになりました。それぞれが７歳と９歳になるまでに，16の里親と，治療的な全寮制学校１カ所，児童施設２カ所を転々としました。ジェーンが息子たちに会いたいと希望したときは，ちょうど17番目の里親に預けられたところでした。監視つきの面会が許され，これはうまくいきました。息子たちは行儀よく，母親と暮らしたいと話しました。３カ月後にもう一度接触が試みられ，そのときもかなりうまくいきました。この時点でジェーンは正式に，自分が第一の養育者になることを申し入れました。これにより，ジェーンがクリニックに紹介されることになったのです。母親と息子たちへのアセスメントと，息子たちを母親と異父妹のもとに戻すことが可能かどうかについての意見とアドバイスが求められました。

社会的ネットワーク・ミーティング

　紹介されてきた事例が複雑そうに見えるときは，最初に専門家と家族によるネットワークを招集することが最善である場合が多い。このミーティングには，保護者，保護者自身のネットワークのメンバー，および，関係するさまざまな専門家も参加する。ミーティングの目的は，

- 関係者全員の思いや考え方を理解する。
- 希望することと不安に思うことについて，開かれた対話をする。
- 家族を取り巻く人々，および各自の考え方をマッピングする。
- 専門家と家族がどのような関係を築いているかを理解する。
- 取り組む領域や時間的な見通しについて合意する。

　治療目的で多くの人々の心を結びつけるということを最初に行ったの

は Ross Speck で，彼は同僚とともに**ネットワーク・セラピー**と呼ばれるものを開始し，このアプローチはやがて社会的ネットワーク介入として知られるようになった[163, 164]。クライエント，親族，その他の社会的ネットワークの主要メンバーにも加わってもらい，問題に一緒に取り組んでいく。このアプローチには，先住民族に伝わる癒しの実践とのはっきりとした類似が見られる。親戚，友人，隣人のネットワークが動員され，困難な危機に対処するための選択肢と解決策を新たに生み出すことに集団でかかわりながら，人々のあいだの「絆感情」を強め，「束縛」を緩めるのである。ミラノのチーム[155]は，専門家が果たす役割，特に紹介者の役割を批判的に検証して，実際のネットワーク・ミーティングで採用できるさまざまな技法や介入を生み出した。さらなる発展として，Seikkula ら[153]は，アセスメントや治療上の決定も含め，すべての話し合いにはクライエントと家族が参加し，オープンに行われるべきだと提案し，危機的状況に伴いがちな不確実性にも耐えられるような協力関係を生み出すことを目指した。ここでは「対話性」——「開かれた対話（open dialogue）」——が第一の焦点となっていて，クライエントや家族の変化を促すことは二義的なこととみなされている。対話こそが変化が起きる場であり媒体であって，対話の中で新しい理解が生まれることにより，家族やクライエントは自分自身の人生における主体性をより強く感じられるようになる[4]。この立場は，複数の視点を共有することによって変化を促すような，メンタライゼーションに焦点づけた対話のプロセス——二者間であれ，三者間であれ，複数の対話であれ——と相通じるものがある。

　こうしたミーティングの核となるコミュニケーションには，参加者一人ひとりが，自分に関連した何か新しいことを学び，それを他の場面でも活かせるような，開かれた心で参加する必要がある。この種のコミュニケーションを効果的に行うには，専門知識を提供する人と，耳を傾け学ぶ人とのあいだに信頼関係がなければならない。もちろん，真に開か

れた対話では，「教える人」と「学ぶ人」の役割は固定されておらず，あえてオープンなままにされている。一連のコミュニケーションの中では，誰がどの時点でどの役割を担っているかにかかわらず，「学ぶ人」にとって決定的に重要なのは，「教える人」が誤解を招くことなく指導しようとして真剣に取り組んでいる姿勢を信頼するということである。とはいえ，「学ぶ人」はどのようにして「教える人」が信頼するに足るとわかるのだろうか。私たちが提唱してきたのは，効果的なコミュニケーションを確立するプロセスでは，メンタライジングが不可欠だということである [73]。というのは，もし「学ぶ人」が，自分の個人的なナラティブを理解してもらえ，「教える人」から有効な行動主体とみなされていると思えるような体験をすると，自然と湧いてくる疑いを解き，学びに対して心が開かれるからである。ネットワーク内で耳にすることは自分と関連があるものとして符号化され，記憶され，他の文脈でも使われるようになる。後述するように，開かれた対話のこの健全なパターンと異なるのは，情報交換をその状況だけに関係するものとして参加者が体験している場合である。この場合，参加者は情報を理解し，繰り返すこともできるだろうが，考え方にまでは影響が及ばない。フラストレーションがたまるものとして，セラピストである私たちがたびたび経験してきたのは，クライエントが私たちの伝えたいことをはっきり理解しているのに，結局は私たちの説得前とまったく同じように行動するということである。この点は本章の後半でも見ていくことにする。

　では，セラピストはどのようにネットワークを見つけ出せばよいのだろうか？　以下の質問をすることで，クライエントは自分のネットワークについて考えやすくなるだろう。この状況や問題について心配しているのは誰か？　ずっとかかわってきているのは誰か？　助けになる人は誰で，実際に参加できる人，喜んで参加してくれる人は誰か？　誰から声をかけてもらうとよいだろうか？　最初のネットワーク・ミーティングのメンバーを決める際に，クライエントの家族を中心に考えること

は，主体性と個人のナラティブを大切にする MIST の原則に確実に合致していると言える。

ジェーンが最初のネットワーク・ミーティングに参加してもらいたいと希望した個人や専門家は，両親，女性の親友，担当の保健師，ソーシャルワーカー二人，物質乱用カウンセラー，かかりつけ医でした。ネットワーク・ミーティングの進行はセラピストが務め，はじめに全員に挨拶をしました。次にセラピストはジェーンに，現在の状況と，一緒に住むことになる息子たちに関する希望や不安，またそのことが彼女自身と幼い娘に与える影響について説明してもらいました。ミーティングに参加しているメンバー全員が注意深く耳を傾け，ジェーンの話を遮ることはありませんでした。ジェーンが話し終わると，セラピストは，コメントや質問がある人はいないかと尋ねました。ジェーンの父親は，ここ十年ほどはジェーンの薬物使用と，つきあっている仲間のせいで，両親ともにジェーンとまったく接触がなかったが，ここ数カ月はジェーンが連絡をしてくるようになり，今は関係を修復しつつあって，孫娘とも馴染んできていると話しました。すると母親が，娘が3人の子どもの母親になれるよう，娘が許すかぎり手伝いたいと思っていると付け加えました。それに対してジェーンは，両親を失望させてきたことをとても申し訳なく思っていると言いました。ジェーンの目に涙があふれだすと，母親は立ち上がり，ジェーンを抱きしめました。セラピストがジェーンの父親に，あなたの妻と娘のあいだでどのようなことが起きていると思いますかと尋ねると，父親は「わかりません，感情的なことは苦手で……。二人に聞いてください」と答えました。母親はややあきれた様子で，「私たちには感情があるってことを，もう少し喜んでくれればいいのに」と言いました。

　話し合いのテーマは子どもたちのことへと移り，母親と住むことに

ついて息子たちがどう思うか，また，どのようなリスクがありそうか
が話し合われました。物質乱用カウンセラーは，ジェーンの回復ぶり
は目覚ましいけれど，息子たちとの生活を再開するプロセスが早すぎ
ると，再発のリスクが大きくなると言いました。新たなストレスと負
担がジェーンには大きすぎるかもしれないからです。その点について
はかかりつけ医も同意し，かなりの支援と，場合によってはいくらか
の薬物療法も考えておかないと，ジェーンはアルコールと薬物に後戻
りしかねないと付け加えました。ジェーンはこれに反論し，自分はも
う強くなったし，薬物療法は必要ないと主張しました。

　次に，ジェーンの親友が話す番になりました。彼女はできるかぎり
ジェーンを支えるつもりだし，自分にも3人の子どもがいて，自分の
子育ての経験が役に立つかもしれない，ジェーンも自分の支援なら受
け入れやすいだろうと話しました。ソーシャルワーカーは慎重で，母
親と暮らすことについて息子たちに非現実的な希望を与えないよう警
告し，また，ジェーンが本当に息子たちや，彼らの繊細な情動状態に
対処できるのかを確かめる必要があると言いました。そして，次の点
が重要であると強調しました。「ジェーンが本当に子どもたちの立場
に立って，彼らが経験してきたことを理解し，彼らがもたらす困難に
対処できるのかを，できるかぎり確かめる必要があります」

　最後に，部屋にいる全員が参加しての話し合いが行われ，そこで合
意されたのは，子どもたちや祖父母を含めた家族との取り組みを始め
る前に，ジェーン個人との取り組みが必要だということでした。取り
組みの最初のフェーズを表すために，「適性アセスメント」という用
語が使われました。このフェーズでは，母親に息子たち，ひいては3
人の子どもたちの養育が可能かどうかが判断されます。別の言い方を
するなら，ジェーンには，息子たち，娘，そして自分自身を効果的に
メンタライズする能力があるかどうかを判断するということです。

　ネットワーク・ミーティングでは，心の交流の場が設定され，全員が特定の問題に取り組み，共同歩調をとることに焦点が当てられる。さまざまな人々——家族，友人，専門家——の視点があることで，目の前の問題に対する複数の見方をより細やかに理解するための土台ができる。グループにどのようなメンバーを含めるかは，グループがたどるプロセスと同じくらい重要である。ネットワーク・ミーティングの第一の機能は，開かれた対話を始め，共通のナラティブが存在するシステムをつくりだすことである。そのナラティブは，クライエント（この事例ではジェーン）にとって，自分の個人的なナラティブに対応していると理解できるようなものでなければならない。このネットワーク・ミーティングにおいて重要だったのは，ジェーンが子どもたちとの暮らしを再開することについて，誰がどのような見方をしているかではなく，子どもたちに戻ってきてもらいたいという彼女の願いを参加者全員が理解していて，それぞれの観点からこの物語を詳しく説明できる，とジェーンが感じたことであった。例えば，ソーシャルワーカーはとても否定的だったが，それでも，母親と一緒にいたいというジョンとベンの気持ちを代弁し，このことは間違いなく，ジェーンの願いを後押しするものとなった。ソーシャルワーカーは，性急に事を運ぶことへの違和感を伝えてもいたが，ジェーンが子どもたちを一番の対象としてメンタライズしようとしていることを認めてもいた。

　MIST のネットワーク・ミーティングでは，個々人のナラティブに着目することを明確に打ち出し，そのための主な手段としてメンタライジングの相互作用のモデルを示す。こうすることで，クライエントのより広範な社会的システム内にいるものの，その場には参加できない人もネットワーク・ミーティングに含めることができる。ミーティングの場にいる人には仮の質問として，例えば，「あなたの親友がこのミーティングに参加しているとしたら，この問題について，何と言ったでしょうか？　あなたはどのように答えたと思いますか？　それに対して，親友

はどのように反応すると思いますか？」などと尋ねることができる。また，ネットワーク・ミーティングのメンバーに，不在だった人に後から連絡をしてもらい，次のネットワーク・ミーティングのときにその人のコメントを伝えてもらうこともできる。そのようなミーティングは3〜6週間後に，進み具合を振り返るために行われる。同様のことは，意見を出してもらう必要がある専門家に対しても行うことができる。ただし，子どもの保護の問題があるような家族と取り組んでいる場合には，ソーシャルワーカーのように，直接参加してもらうことが不可欠な職種もある。

メンタライゼーションを刺激する質問

　メンタライゼーションを重視する取り組みの主な目的は，特定の質問をいくつもしながら，効果的なメンタライジングを喚起することにある。そうした質問には順番があり，通常は他者をメンタライズすること（一次メンタライジング）に焦点づけた一連の質問から始め，次に，他者に対する自分の反応をメンタライズすることに着目した二次メンタライジングの質問へと進む。三次メンタライジングの質問では，自分の心の状態に対する他者の反応をメンタライズすることに重点を置く。こうした質問は，3つの時間軸——過去，現在，未来——に沿って行うことができる。これは通時的促進法（diachronic prompting）と呼ばれ，文字通り時間の中を行きつ戻りつしながら，過去，現在，未来の体験をつなげていく円環的なプロセスである。未来指向の質問は，あらゆる事態に備えるための，起こりうるシナリオに関連するものとなる。

　以下は，一次メンタライジングの質問の例である。
- このことは当時のベンにとって，どのように感じられたと思いますか？
- 彼があなたと一緒に住み始めて似たようなことが起きたら，彼の内

面ではどのようなことが起きると思いますか？

二次メンタライジングの質問の例：

* ベンがそういった体験をしたとき，あなたの中にはどのような考え
  や感情が生じましたか？　覚えていますか？
* ベンの「今，ここ」での反応について考えてみたとき，あなたには
  どのような思いが生じますか？　当時の考えと比べて違いはありま
  すか？
* ベンはそのことをいくらかでも覚えていると思いますか？　ベンが
  そのことを話題にしたら，あなたはどのように反応しますか？
* もしベンが，なぜこんなことになったのかと尋ねたら，あなたはど
  のように感じるでしょうか？　また，どのように答えますか？

三次メンタライジングの質問の例：

* 何年も前に，ベンがあなたの相手から攻撃されたときまで時計の針
  を戻してみましょう。麻痺したような感じだったとあなたは言いま
  した。あなたがそのような状態にあるのを見たベンの内面では，ど
  のようなことが起きていたと思いますか？*
* ベンが今この部屋にいて，あなたが今言ったことを聞いたとした
  ら，どのような反応をするでしょうか？
* そのとき起こったことについて話すのは，あなたをとても動揺させ
  るようですね。私がベンの気持ちに対するあなたの反応について考
  えるとき，私が何を考え，何を感じるとあなたは想像しますか？
* 裁判所が，ベンとあなたが一緒に住むことを許可したとしましょ
  う。そしてある日，ベンがとても怒って，あなたが薬物を使い，彼
  をネグレクトし，怪我をしないように守ってはくれなかったことに

---

* 訳注：原著でこの例は二次メンタライジングの質問として挙げられていたが，著者と
  協議の上，三次メンタライジングの例に変更した。

ついて，あなたを責めたとします。あなたはとても動揺し，もしか
したら罪の意識さえ感じるかもしれません。このようなことが起
こったら，それはベンにどのような影響を及ぼすと思いますか？

　質問は，やりすぎたり，機械的になったり，詰問のように感じられた
りすることがないようにする。MIST のセラピストは答えを得ようとし
ているのではない。質問は効果的なメンタライジングを引き出すための
ものであって，スポーツジムで心の上腕二頭筋を鍛えるようなものだ。
質問と真剣に向き合うことには痛みが伴うかもしれないが，セラピスト
にとっては，質問に対する答えの中身よりも大切な，新たな視点が生み
出される可能性がある。
　対話は開かれたコミュニケーションを前提にしており，お互いがコ
ミュニケーションという体験に対して心を開いていなければならない。
対話がオープンでない場合，最悪なのは，もはや対話になっていないと
表明しそびれることである。セラピストから見て，対話がもはや対話で
はなくなり，クライエントまたは専門家による独白になっていながら，
そのことをセラピストが明確にしないというのを，私たちはときおり目
にしてきた。セラピストが対話を再び開かれたものにするためには，会
話に参加している感じがしなくなったと宣言することが重要である。
　MIST のセラピストは，クライエントや専門家の話を理解できなかっ
たり，他の誰かの——または自分自身の——思考回路の中でさまよった
りしたときには，その内容を明確にしてもらう必要がある。「あなたが
……と感じたところまでは理解できたのですが，そのあとがわからなく
なって混乱してしまいました。それで，次からはこうしてもらえないで
しょうか。私が手を挙げたら，理解できなくなったということですの
で，そのときは私の理解が追いつくように，話すのをいったんやめても
らいたいのです」。早口な人に対しては，例えば，「あなたはたくさんの
ことをとても速く話しています。少しずつでお願いします。問題は大き

くても，赤ちゃんのようなステップで」などと伝えるとよいだろう。特
に，誤解が生じている場合は，セラピストは正直であることが重要で，
そのような姿勢によって対話が可能となる。したがって，理解できてい
ないことを認めることが重要である。セラピストの発言によってクライ
エントがうろたえたり動揺していることに気づいたら，セラピストは次
のように言うとよいだろう。「私の何かがまずかったようです。手助け
してもらえませんか？　どこで間違ったのでしょう？　あなたを不愉快
にさせた上に，いくらか怒らせてしまったようです。……あなたを怒ら
せるようなことを言ってしまい，本当に申し訳ありません……。そんな
つもりではなかったのですが。何がよくなかったのかがわかるように，
助けていただけませんか？」。そして，もしまた同じことが起きたら，
次のように言うこともできる。

　「どうして私は何度も誤解してしまったり，誤解されているとあな
たに感じさせてしまったりするのでしょう？　私も誤解されたくはあ
りません。誰だって，理解してもらいたいのに理解してもらえないと
いうのは，とても嫌な感じがするものです。もしかしたらあなたは，
あなたのことを本当には理解してくれないとあなたが思っている多く
の人々と闘ってきたのではないでしょうか？　周りの人に理解しても
らえないとき，そのつらい気持ちにあなたはどのように対処している
のですか？　……もし私がそのような状況にいて，誤解されていると
感じたまま取り残されてばかりだとしたら，とても苛立つと思います。
ですから，見たところ，あなたがご自分の感情にずっとうまく対処し
ていることに，いくらか驚いているのです」

覚醒の高まりをマネージする

　情動とメンタライジングについて述べてきたことを思い出してほしい。セラピストは，クライエントの覚醒レベルが適度な範囲内に収まるようマネージする必要がある。しかし，それが難しいのは，治療関係にあるという状況そのものが覚醒を高めるからであり，親密な関係が情動的な引き金になりやすい人はなおさらである。また，トラウマを抱えている人は，個人セラピーを，情動をうまくマネージする能力を回復するための機会とみなす一方で，それを脅威として感じやすい。

　個人との取り組みでは，クライエントの覚醒の高まりをマネージすることに苦労する場面も多い。そんなときセラピストは，クライエントの行動化されたふるまいではなく，心に注目する。例えば，クライエントが怒った声で次のように言ったとしよう。「今日は来たくなかった。意味がないし。話したって無駄」。そこでセラピストは，次のように反応する。「あなたがここに来て，それを言ってくださってよかったです。これはよいことだと思います。なぜなら，もしも私が誰かに会いに行っても無意味だと思ったら，セッションに行くこと自体，面倒なはずですから」。クライエントは「うーむ」と反応する。セラピストは言う。「ですので，あなたが来てくださったというのはすごいことです。それで，いつからそう思うようになったのですか？　先週から？　それとも以前から？」。「前回です！」とクライエント。セラピストはさらに精緻化する。「だとすると，まったく気がつきませんでした。私はちょっと間抜けなのでしょうか。あなたが合図を送ったのに，受け取りそびれましたか？　どのようなことに気がつくべきだったでしょう？」。このように話すことで，セラピストは自分の心を外に出し，そしてまた，セラピストが声に出してメンタライズする様子をクライエントが目撃できるようにしている。いわば，クライエントはセラピストの心の動きを観察できるのである。

　覚醒レベルが高いと，効果的なメンタライジングは生じない。クライ

エントの覚醒がさらに高まり，大きな声を出すようになってきたら，セラピストにできるのは覚醒レベルを下げることだけである。セラピストは次のように言う必要があるだろう。「大声で話されると，私は考えられなくなります。頭が真っ白になるのです……。お話をお聞きしたいのですが，大きな声を出されると，かなり難しくなってしまいます」。クライエントが高ぶった感情を落ち着かせて反応できるようになるまで，このような発言を何回か繰り返す必要があるかもしれない。

　クライエントがいくらか個人的な質問をする場合もある。そのような質問に直面した場合，セラピストは答えに窮してしまうかもしれない。まず，透明とまではいかなくとも，いたって普通だと見られたいがために質問に答えたくなるかもしれないし，あるいは，そうした質問はだいたいがメンタライジングとは関係ないため，遮りたくなるかもしれない。個人的な質問には簡潔に答え，それから，そうした質問をしたくなるクライエントの心の状態を探るとよいだろう。例えば，「先生は結婚されていますか？」と聞かれたら，「していますよ。……結婚しているかしていないかで，取り組みやすさが違ってきますか？」と答えられるだろう。

ジェーンとの個人的取り組み

　ジェーンは，週1回，1時間程度の個人セッションを6週にわたって受けることに同意しました。ジェーンとの取り組みではまず，彼女自身がどのように育てられたのかに焦点を当て，その体験が，彼女が子どもたちを育てる際に，両親のやり方を再現したり改善したりするなかで，どのように参考になったか——またはならなかったか——に着目しました。セラピストはジェーンに，彼女の母親と父親のそれぞれについて描写し，彼らの養育行動がどのようなものだったか，例えばジェーンが病気になったときや，学校や友達とのことで動揺したと

きはどうだったか，具体例を挙げてほしいと伝えました。ジェーンは，かつての両親の行動や反応と，自分自身の母親としての行動やふるまいとを比較し，いくらかの関連性を見出すようになりました。ジェーンは10代の頃の葛藤について詳しく話し，彼女が言うところの「悪い仲間」に入ってしまったことや，自分に対してはいつも批判的で妹ばかりをひいきしていると感じていた両親とのかかわりを完全に断ってしまったことなどについて話しました。

　ジェーンが思春期の葛藤と当時の心理的な混乱について繰り返し話しているあいだも，セラピストは子どもたちに焦点を合わせようとしました。そしてジェーンに，最後に一緒に暮らしたときの子どもたちの気持ちになってみるように言いました。……18カ月の赤ちゃんと3歳半の子どもにとって，混沌とした状況の中での生活はどのようなものだったと思いますか？　子どもたちは何を見たのでしょうか？　子どもたちは目にしたことをどう理解して，何を感じたと思いますか？　ジェーンは，はじめはこうした質問になかなか答えられませんでした。セラピストはさらに質問しました。「息子さんたちには，どのようなお母さんが見えていたのでしょうか？」「振り返ってみて，自分ではどのようなお母さんだったと思いますか？」。こうした質問に助けられ，ジェーンは次第に話ができるようになりました。ジェーンの目に涙があふれてきました。「たった今，あなたの中で」どのようなことが起きているのかを尋ねられたジェーンは，「先生は私のことを最低の母親だと思っているに違いない，そう思ってます……あんなにも子どもをほったらかしにして……。私には母親になる資格はないって」と答えました。ジェーンは次のセッションには来ませんでした。それでも，いくらかの励ましがあって，その次の週にはやって来ました。そのセッションでは，情動面で子どもたちに寄り添えなかったことや，計画性のない，その日暮らしの生き方だったことが話されました。セラピストはジェーンに，ジェーンの母親の目を通して自分を眺めてみたら，その当時と今のジェーン

をどのように感じると思うか，考えてみるように言いました。ジェーン
は，両親と一切連絡を取らなくなったのは，「絶えず批判される」こと
に耐えられなかったからだと言いました。それでも，そうした年月は両
親にとってはどのようなものだったろうかと考えてみることができまし
た。ジェーンが気づいたのは，両親は積極的に批判していたわけでは
なかったけれど，彼女は両親が口に出さないだけで実際には批判して
いると感じていて，それがかえって嫌な気分をもたらしていた，という
ことでした。最後には，ジェーンは両親の眼を通して自分を見続ける
ことには耐えられないということになりました。後半の３回のセッショ
ンでは，ジェーンの息子たちの心の状態に焦点が当てられました。一
緒に住んだ場合の今と，将来的なことの両方について。将来的なこと
では，ジェーンにいろいろな仮のシナリオ，例えば，息子たちが彼女
を責める，学校で落第する，非行に走るといった状況についても考え
てもらいました。

　裁判所の手続きの中で適性アセスメントを行う場合は，あらゆるテー
マやトピックを網羅することが重要である。裁判所は公的にはそのよう
な考えを示してはいないかもしれないが，メンタライジング・アプロー
チは，例えば，子どもにとっての養育体験と親自身の反応とをメンタラ
イズする能力が親にあるかないかを示せるという点で，裁判所の意思決
定を支援することができる。また，うまくいかなかった過去の子育ての
責任を引き受ける能力が親にあるかどうかを裁判所が懸念しているな
ら，子どもの目から見た子育ての様子をメンタライズする力が親にある
かどうかを評価することが役に立つだろう。現状での子どもの苦境に親
が共感できているのかを裁判所が尋ねる場合にも，メンタライジングが
役に立つ。他にも，過去の出来事や体験を現在のものと関連づける能力
──自伝的連続性（autobiographical continuity）と呼ばれる──があ

るかどうかを判断することも重要である。効果的なメンタライジングの
この側面（第6章参照）は，過去からの思考や感情とつながり，そうし
た心理状態を自分自身に由来するものとして認識することによって維持
される。なお，これらはどれも取り組むべき**内容**ではあるが，メンタ
ライジングの観点からは，**プロセス**，つまり，これが実際どのように行わ
れるかに焦点を当てることがより重要と言える。

メンタライジングを強化する介入の道筋

　ジェーンのメンタライジングを評価し，強化するために，セラピスト
はセッションで何をすべきだろうか？　メンタライジングの姿勢のさま
ざまな側面についてはすでに見てきた。ジェーンの事例では，セラピス
トは共感的で探究的な姿勢を採用し，ジェーンが話したことを対話の中
で繰り返しながら明確にしていった。ジェーンが説明した内容の中に，
自分が理解していなかったり誤解したりした部分がたくさんあったかも
しれないということにも注意を向けている。また，伝記的な事実に注目
するのではなく，他者の主観に対してジェーンが抱く印象も含め，彼女
の主観的体験を，あたたかな好奇心[49]をもって探究する姿勢をとってい
る。セラピストは，不知の立場をとることで，謙虚さと控え目な姿勢を
示している。理解できないことに対して理解できているふりをしなけれ
ばならないとは，まったく感じていない。ジェーンのナラティブが展開
されるままにしつつ，質問を通じて，ジェーンの注意を子どもたちの心
理状態と，それに対するジェーン自身の反応に徐々に向けさせようとし
ている。ジェーンの世界を，主観的な領域だけでなく，対人関係の領域
でも探っている。そして，ジェーンがメンタライズしていない状態（非
メンタライジング）になったときには，丁寧な言葉で制止し，効果的な
メンタライジングができていたところまで対話を戻している。表3-1に
示すのは，メンタライジングを強化する介入のたどるべき道筋である。

表3-1　メンタライジングを用いた介入の道筋

- 発言を承認する（「……について話してくれていることは重要ですね」）
- 理解できているかどうかを確認する（「……と言っているように聞こえますが，私は正しく理解できているでしょうか？」）
- 効果的なメンタライジングに注目し，探索する（「あなたのお母さんがなぜそんなによそよそしかったのかについて説明してくれた点がとてもよかったです」）
- 行為へと駆り立てた心理的な動機への興味を呼び起こす（「えぇ!? それはいったいどういうことだったのですか？」）
- メンタライジングの中断によって生じた自動的な反応を見極める（「ちょっと立ち止まってもいいですか？ あなたは『もちろん彼は叫んだ』と言いました。しかし私には，なぜ彼が叫んだのかがはっきりしませんでした」）
- 主観的連続性が途切れる前まで巻き戻す（「……の時点まで戻ってみましょうか？」）
- 感情を特定する（「そのとき，どのような気持ちでしたか？」）
- 情動的な文脈を探る（「そう感じるとき，他にどのような状況が思い浮かびますか？」）
- 対人関係の文脈を見定める（問題のあるエピソードを瞬間的に探りながら，感情を見極める。「そのとき，何が起こったのですか？」）
- セラピスト自身がメンタライジングの中断に寄与したことを明確にし，それを認める（「私が何をしたことで，今こうなっているのでしょうか？」）

個人との取り組みから家族との取り組みへ

　6週間後，適性アセスメントと治療的介入のための取り組みが終わった時点で，家族と専門家によるネットワーク・ミーティングが開かれました。このミーティングでジェーンは，セラピストとのセッションについて説明しました。セラピストはジェーンの話をより詳しく説明し，6回のセッションの中で，少しばかり言及されたものも含め，広範囲にわたる問題について話し合うことができ，それに感銘を受けたと同時に懸念があることも伝えました。全員でジェーンの進み具合を振り返り，ジェーンには先に進む力があるので，次の段階に進むこと

を検討するということで合意しました。ジェーンは，これまで息子たちのことをいろいろと考えてきたけれど，推測が多かったと言いました。「本当にはわかっていません……ここ１年のあいだに，ソーシャルワーカーの立ち会いのもとで何回か息子たちに会ったときは喜んでいるように見えました。でも，本当はどんな気持ちなのかはわかりません……話してくれないから……息子たちの気持ちを読み取ることができないし，たぶん彼らも私の思いを読み取れていないと思います。お互いをもっとよく知る必要があります」。ソーシャルワーカーは，「あの子たちは，自分の気持ちを話しても大丈夫だとは感じていないので，行動で表すしかないんですね」と言いました。そして，二人の息子がどちらも学校で乱暴にふるまい，これまで４つの学校から除籍されたと説明しました。さらに，里親のもとでも状況は変わらず，そのために何度も挫折を味わっているとのことでした。ネットワーク・ミーティングに参加した現在の里親は，男の子たちが行動化した場合は，興奮が収まるまで「安全な場所」に子どもだけでしばらく放置し，数時間後に起きたことについて話すアプローチをとっている，と話しました。

　ジェーンと息子たちが一緒に暮らすことが可能かどうか，試してみるべきだということで全員が合意しました。母親と子どもたちのために週１回のセッションが６回実施されることになり，家族やネットワークのメンバーのうち，いつ誰がどのセッションに参加するかについてはジェーンに一任されることになりました。ジェーンは，初回セッションには３人の子どもたちと，祖父母にも参加してほしいと言いました。なぜなら，「息子たちと一緒に住むことになったら，祖父母にも助けてもらう必要があるから」とのことでした。初回セッションでは何に焦点を当てたいかと尋ねられたジェーンは，息子たちがジェーンのことや過去のこと，母親と一緒に暮らす可能性についてどう思っているのかを知りたいし，「でも，親切で言ってくれる言葉ではなく，彼らの本当の気持ちを知りたいです」と言いました。

　初回の家族セッションが行われ，待合室で母親と祖父母と小さな妹に会った息子たちはとても嬉しそうにはしゃいでいました。家族を相談室に招き入れたセラピストは，簡単な自己紹介のあと，息子たち一人ひとりに，感情とはどういうものかを知っているか，またそれに名前をつけることはできるかと尋ねました。ベンとジョンは，「キレてる」「怒ってる」「嬉しい」「悲しい」「ものすごく嬉しい」と素早く答えました。

　ジェーンと祖父母が，「思いやっている」「考えこんでいる」「妬んでいる」などを加え，全部で20種類ほどの感情があがりました。セラピストはそれをひとつずつ別々のカードに記入しました。家族は一枚ずつカードを引くように言われ，そこに書かれている感情を他の人には言わず，言葉を使わずに表現して，他のメンバーがその感情を当てることになりました。

　二人の男の子は当初，他のメンバーが示して見せた情動を，祖父母のものも含め，ほとんどすべて「怒ってる」または「キレてる」と読み取りました。例えば母親が，今のは悲しみで，「キレてる」という息子たちの答えとは違っていると伝えると，心底驚いていました。その後も感情のスナップショットについての話し合いを続けることで，幅広い情動が取り上げられ，メンバー全員が情動表現のニュアンスに，より敏感になることができました。

　感情を推測するこのゲームをたくさんして，たくさん笑ったあとは，感情を正確に見分けられたり見分けられなかったりすることや，同じカードを引いたとしても，人によって感情の表し方が違うのではないかといったことについての話し合いが行われました。この「顔の裏を読む」ゲームをしているあいだ，セラピストは感情を表現している顔をすべてデジタル写真におさめました。何度か繰り返すうちに，写真が20枚揃いました。それをすぐにプリントアウトし，部屋の壁に貼り出すと，まるでアートギャラリーのようになって，写真を見ながら

の話し合いがさらに続きました。メンバーの一人ひとりに，その人が写真の中で表現している感情を実際に感じたときのことを話してもらい，またその人がその「状態」になっていることに他の誰かが気づいたかどうかを尋ねました。このときジェーンは，兄のベンが弟に対してとても優しく接していたことを思い出し，実際の例をいくつか話しました。息子たちは感動しているようで，セラピストはその様子も写真に撮り，母親に渡しました。セッションの終わりに，息子たちは写真を持ち帰って里親の家の壁に飾りたいと言いました。

　トラウマを抱えた子どもは必ずと言ってよいほど情動の認識に苦労するものだが，感情をマッピングする作業は，そのような認識が不得手な家族と取り組む際には特に重要である[144]。例えば，「常に攻撃的」とみなされている子どもの（一時的に）「愛情深い」「親切な」様子がうつっている写真があれば，それは家族システムの中で主流になっているナラティブの重要な例外となるかもしれないし，その子を，よりニュアンスを伴った，メンタライズされた方法で捉えやすくなるだろう。セッション中に撮った写真を家族メンバーに提供し，一種の「おみやげ」にすれば，セッション時の有意義な相互交流を思い出しやすくなるだけでなく，より重要なこととして，次のセッションまでの期間も，心理状態というものへ興味を持ち続けやすくなるだろう。

　裁判所命令による取り組みであれば，少なくとも部分的には，それによってセッション内容が決まる。その場合，主に問われるのは，この親は，子どもが自他の情動を認識し，それらの情動をよりうまく調節できるよう支援することができるのか，ということである。この種の取り組みでは，「顔の裏を読む」のようなゲームが，その能力を伸ばすためのよい道具となる。

　その後のセッションに，ジェーンは彼女の両親や幼い娘は伴わず，二人の息子を連れてきました。これはジェーンが決めたことで，一緒に住んでいたときの思い出を息子たちと，当時その場にいなかった人抜きで話し合いたかったからだと説明しました。セッションの部屋に入ってきたベンとジョンはとても活発で，里親と出かけた楽しかった旅行のことを母親に話したがっていました。

　はじめの15分間は，ジェーンが口を挟む余地はほとんどありませんでした。それからジェーンは話を切り出し，自分と暮らしていたときのことを覚えているかと息子たちに単刀直入に尋ねました。ベンは，「覚えてない」と短く言っただけで，母親の携帯電話をいじり続けていました。それ以上聞いても，「覚えてない」としか返ってきません。ジョンに同じことを聞くと，ベンが代わりに，「あのとき，ジョンはまだ幼かった。赤ちゃんだった」とそっけなく答えました。すると今度はジョンが，「僕は赤ちゃんだった。自分を守ることもできなかった」と言いました。ジェーンはこれをヒントに，やり方を変えることにしました。バッグからボードゲームを取り出すと，テーブルの上に広げ，「ゲームをしましょう」と声をかけました。ベンはそのゲームに気がついたようで，「そのゲーム，覚えてるよ……よくそれで遊んだよね。ジョン，君はまだ小さすぎたけど」と言いました。ジェーンはベンにゲームのやり方を尋ね，ベンはそれに応えました。ベンはゲームのルールを覚えていたようで，弟に説明するときも慣れた手つきで駒を動かしました。そしてその間，何度も，「あの頃，君はまだ小さすぎた。お母さんと僕とで遊んだんだ」と付け加えました。

　3人でゲームを始めてから数分後に，ベンは，フレッドという名の男性を覚えているかと母親に尋ねました。「フレッドが僕たちと一緒に遊んでくれてたのを覚えてる？　彼はいい人だった。でもお母さんは，フレッドにはもう家に来てほしくないって言ってた。フレッドはいい

人だった。アンディーとは違って。アンディーはいい人じゃなかった。僕たちを傷つけたんだ」。母親はボードゲームに集中しているように見せながら，そっと尋ねました。「じゃあ，覚えているの？」。ベンはすぐに答えました。「覚えてない！　お母さん，集中してよ。ゲームをしてるんだから」

　自伝的連続性のために子どもにつらい記憶を思い出させるのは（第6章参照），子どもが深刻なトラウマを抱えている場合には特に難しい作業となる。トラウマは認知に破壊的な影響を及ぼすため，感情は効果的にメンタライズされなくなる。これにより，認知機能が前メンタライジング・モードに戻ることがあり，とりわけ，解離や身体的行動化として現れることもある。子ども時代のネグレクトの体験が大人になってから再演され，非効果的なメンタライジング反応が引き起こされるおそれもかなりある。この事例では，ジェーンには，子どもたちがそれぞれのペースで過去の体験とつながる準備ができるまで待つという覚悟が必要であった。こうした状況では，ゲームを使うことで，目的をより早く，効果的に達成することができる。際限なく質問をしても，子どもたちはまるで悪いことをして詰問されているかのように感じかねないからである。

　その後4回続いたセッションにも，母親と二人の息子だけが参加しました。ベン――後にはジョンも――昔のことを少しずつ思い出しました。そして，母親がなぜ自分たちの面倒を見られなかったのかをゆっくりと探っていきました。母親は，必要以上に詳細を述べて誇張した感じにはならないようにしながらも，正直に話しました。その後のかなりの取り組みを経て，二人の息子は母親のもとに返されました。

> ２年後のフォローアップでも，息子たちはまだ母親のもとにいて，二人とも普通学級に通っていました。

まとめの考察

　システム療法と言えば，「家族との取り組み」と同義とみなされることが多い。しかし MIST では，家族の域を超えた家族にも，また個人との取り組みにも着目する。介入の焦点は実用的な観点から決定されるが，全体として目指すのは，より広いシステム内でのメンタライジングの向上である。その足がかりとなるのは，システム内で要となる人物に，よりうまくメンタライズできるようになってもらうことである。すると，その人の関心はシステム内の他のメンバーにも広がるため，システム全体にも必然的に影響が及ぶ。おそらくジェーンの事例においても，ネットワークから勧められたジェーンの個人セラピーは，子どもたちと再び一緒に暮らすという課題への彼女自身の考え方に影響を及ぼしただけでなく，彼女の両親，息子たち，娘，そしてネットワーク内の専門家たちにも影響を及ぼした。6 週間という比較的短い期間に，ジェーンは 5 歳未満の息子たちの体験について自問し，彼らがその記憶をどのように考え感じているかだけでなく，ジェーン自身が息子たちの反応をどのように考えればよいのか，また，母親の反応や，息子たちを安心させようとする試みを彼らがどのように体験するだろうかということも考えられるようになっている。先にも強調したように，このような省察の中身が重要なのではない。むしろ，一次，二次，三次のメンタライジングを受け入れることができているジェーンの自信と謙虚さこそが，システム論的観点から見て決定的に重要なのである。

　ある一人がスタート時点から「心を読む人」になったとしても，システムにはほとんど何の利益もない。ジェーンの事例がもしそうであった

なら，ジェーンは，せいぜいが部分的にメンタライズされているだけの
システムの中で，一人の「メンタライズする人」として孤立したまま
だっただろう。というのも，ジェーンの母親にはジェーンを支援したい
という強い動機づけがあったが，ジェーンの父親は過去に，感情的な気
がかりを伝えた際にあまりにも傷ついたという経験があったため，妻を
十分にサポートできていなかった。また，身近な専門家たちからの支援
も限られていた。彼らは，無理もないことだが，ジェーンの息子たちは
情動体験を言葉よりも行動で表さざるをえなくなっているという考えに
完全にとらわれていたからである。そうした状況の中でジェーンが，自
らもいくらか加担した部分がある「家族のトラウマ」に対して，より進
んだメンタライジングの姿勢を見せるようになったことは，より伝統的
な，システム論的な家族との取り組みの土台をもたらしたという点で決
定的であった。

　この事例では，情動を認識して言葉にすることが，過去の受容と，未
来を共有することについての現実的な思索へとシステムを移行させるう
えでの軸となるものであった。家族で遊んだボードゲームは，ある意
味，息子たちと再び一緒に暮らしたいというジェーンの意欲を土台にし
て家族がつくり上げようとしている，コミュニティへの入場券でもあっ
た。グループのメンバー全員が，ジェーンの娘も含め，感情は表現して
もいいし，認めてもらえるし，無益で破壊的なコミュニケーションとし
て誤解されたりはしない，と信じる必要があった。感情がどのように表
現されるかを学ぶ必要があったということではない。その点について
は，祖父が抵抗していたにもかかわらず，家族全員が知りすぎているほ
どだった。必要だったのはコミュニケーション・レベルの向上で，つま
り，感情を伝えても安全だと感じられる必要があったのである。情動を
表現することについての暗黙のルールを，システム内でリセットしなけ
ればならなかった。感情は，体験することも，表現することもできる
し，そうしたからといって破局に陥ったりはしないのである。

　ジェーンと二人の息子たちとで行った小規模な家族セッションは，三人の記憶が話し合われるようにするうえで，もちろん不可欠であった。ただし，こうした体験は最後までやり続けなければならないということではない。そうした取り組みは，ときには何年もかかり，終わらないこともある。この文脈でメンタライジングに基づくアプローチを採用したのは，介入前には話題にできなかった体験についてのコミュニケーションを可能にするためであった。ジェーンはこのプロセスの初期段階をうまく乗り越え，新しい家族グループがシステムとして機能できるようにした。私たちの理解では，ジェーンの新しい家族システムは，もちろん問題がないわけではなかったが，比較的安定を続けていた。メンタライジングには，ジャイロスコープのような機能があるのだ。

　システム内でのコミュニケーションにメンタライジングが維持されているかぎり，社会的協働に不可欠な適度の安定性がそこにはある。トラウマへの取り組みで重要なのは，洞察を得ることではなく，トラウマがあるなかでも覚醒レベルをうまくマネージすることである。ジョンとベン，ジェーンにとって，過去の記憶が活性化していてもなお，考えたり感じたりできる状態を維持するというのは大変なことであった。MISTで取り組んだのは，各人が，効果的なメンタライジングの能力を十分に発揮し，トラウマ体験と結びついた思考や感情を家族内の話に持ち出せるようにすることであった。もしも安全な方法がなく，お互いに個人的なナラティブを認め合えるということがわかっていなければ，誰もオープンな家族の対話に加わることはできなかったであろう。これは途方もない注文であったが，それでも達成されたのである。

第4章

メンタライジング・ループ

　32歳になるローズが，またしてもセラピーに紹介されてきました。ローズにはこれまで，児童期，思春期，そして成人してからと，長い——正確には26年の——精神科の受診歴がありました。ローズが初めて児童精神科医と会ったのは6歳のときで，当時はうつ病と診断され，個人セラピーと家族セラピーを4年ほど続けました。ティーンエイジャーになると，ローズは自傷をし，自殺未遂も繰り返しました。薬物療法と認知行動療法のほか，さまざまな介入を受け，精神科の思春期病棟にも1年間入院しました。18歳になる頃には慢性のうつ病と診断され，それから10年にわたり，実質上使用可能なほぼすべての抗うつ薬を処方されました。この間に6回の，それぞれ数カ月に及ぶ入院があり，それはたいてい自殺未遂もしくは深刻な自傷と関連していました。

　ローズと両親の関係は決して親密なものではありませんでした。父親はローズがまだ2歳のときに家族のもとを離れ，二度と戻ってくることはありませんでした。母親はローズが4歳のときに再婚し，ローズは「新しいお父さん」ができたことを当初はとても喜んでいました。しかし，継父はアルコール依存症で気性が荒く，ローズは深刻な家庭

内暴力を目撃しました。ローズの話では，継父は何度かローズと性的関係を持とうとしたとのことでした。10代半ばで思春期病棟に入院したのは，そうした家庭環境からの歓迎すべき避難のように思われました。退院後は自宅に戻ることなく，打ち捨てられた空き家で友人たちと住むことを選びました。その後に関係を持った何人かの男性は，だいたいがローズに暴力を振るいました。息子のジョニーの父親になる男性と出会ったのは，ローズが22歳のときでした。2年後にジョニーを出産したあと，彼女は重度のうつ病に苦しみ，それが8カ月ほど続きました。パートナーに攻撃されて顔に傷を負ったローズは，その男性と別れてジョニーをひとりで育てることに決めました。しかしそれは予想以上に困難で，社会福祉サービスの支援に頼る必要がありました。実質的にはソーシャルワーカーが次々と交代しながら子どもの面倒を見てくれて，経済的支援も受けました。

　29歳のとき，ローズはデイビッドという男性と出会いました。デイビッドはローズよりも何歳か年下で，ローズが言うには，「今までの人たちとは違って……穏やかで，優しくて，私のことを本当に愛してくれている」とのことでした。二人のあいだにはまもなく女の子が誕生し，ローズは何年かぶりに幸せを感じました。それが2年ほど続いたのですが，ここ数カ月はイライラすることが多く，それが原因でデイビッドと口論になっていました。ローズは自分の精神的な問題が二人の関係に悪影響を及ぼしているのではないかと恐れ，助けが必要だと考えました。そこで，デイビッドと一緒にカップルセラピーを受けることを希望しました。初回セッションの冒頭で，ローズは，「彼ではなく，私の問題なのです。私はこれまでずっとこうでした……私たちの関係をだめにしたくありません」と言いました。デイビッドはうなずいて，「彼女を愛していますが，このままでは続けられません」と言いました。

　個人，カップル，家族と初めて面接するときには，一人ひとりの「個
人的なナラティブ」を明確にすることが重要である。信頼関係を築くた
めには，セラピストは，クライエントが状況をどのように捉えているか
を正確に理解していると示すところから始める必要がある。セラピスト
は関心を示し，カップルのどちらが「問題を抱えている」とそれぞれ
が思っているかも含め，**クライエントによる**問題の定義の仕方を尊重
する。例えば上記の事例であれば，セラピストによっては，自分だけ
が問題を抱えていると主張するローズに即座に反論し，「確信してはい
けない」などと言いたくなるかもしれない。また，そのように反応する
のは，相互作用の枠組みを最初からつくるためだと説明するかもしれな
い。しかし，メンタライゼーションを活用するセラピストは，そうした
介入は時期尚早で，信頼関係が確立していない初回面接時には，いかな
る反論よりも先に支持的で共感的な承認がなければならないと信じてい
る。このように始めることで，クライエントは，このセラピストはクラ
イエントの目を通して世界を見てくれる人であり，その言葉は信頼に値
し，真剣に受け取っても大丈夫だと感じるようになる。理想的には，他
の視点を持ち込む前にこのような体験があるとよい。
　ローズのうつ病に疑問を呈し，それを相互作用的な出来事としてリフ
レーミングすることは――それがどれほど正確であっても――善意によ
る臨床的先入観にごり押しされているような，ある種の疎外感をロー
ズに抱かせるだろう。この26年間で，うつ病はローズのアイデンティ
ティとパーソナリティの一部になった可能性が高い。このような取り込
みはメンタライズされておらず，「私はうつ病に苦しんでいる」という
体験の背後にある意味づけも不明確である。それでも MIST では，診
断ラベルは，たとえどれほど不適切で間違ったものであっても，長期の
症状がある個人にとっては役に立つ場合が多いと考える。もちろん，そ
の理由が診断者の意図と一致していることはほとんどないのだが。ロー
ズにとって，自分がうつ病であるという考えは，彼女の体験を説明して

くれて，身に起きたことを理解してくれる友人のように，大切な人生の伴侶にさえなっているかもしれない。「うつ病」なしでは，ローズは自分をおぞましい人生の無力な犠牲者のように感じるかもしれないし，悪くすると，逆境を自ら生み出す罪深い存在だとさえ感じるかもしれない。そうした責任感からは，屈辱や羞恥心が生まれる。たとえどれほど不快で妨げとなるものであっても，うつ病には何らかの価値があるかもしれないのだ。これは，デイビッドがほのめかしたことでもある。ローズは何年もうつ病とともに生きてきて，うつ病は彼女にとってもう一人のパートナーのようなものなのだ。ひょっとすると現在，うつ病は彼らの関係における第三の登場人物なのかもしれない。それを手放すことによって失われるものがあるかもしれないのだ。しかし MIST には，自分という存在にとって不可欠だと思われていた，長年にわたる心の友と向き合うためのアプローチがある。メンタライジングを通じて，変化は可能なのだ。

語り慣れたナラティブをメンタライズする

　ローズの事例の続きを見ていこう。ローズの中にある，自分はうつ病であるという考え，あるいは他の凝り固まった信念でもよいのだが，そういったものをメンタライズするためのさまざまな技法が存在する。押さえるべきポイントは，クライエントが長年抱いてきた慰めとなっている信念を，あたかも実在の人間であるかのように，心がどのように扱っているかを見ることである。深く埋め込まれた信念は，議論の余地のない，明白な地位を獲得することもある（心的等価の状態で受容される）。そうした信念を変えるためには，それをメンタライズする必要がある――認識し，尊重し，承認し，探索し，明確化し，そして文字通り，生き返らせる必要があるのだ。

　例えば，空いた椅子をうつ病とみなし，質問をしながら椅子を近づけ

たり遠ざけたりすることで，これを治療的に用いることができる。ただ
し，このような技法を使うときにはタイミングが非常に重要である。個
人――そして身近な人たち――が診断を完全に受け入れているなら，ま
ずはそのことを絶対的に尊重する必要がある。診断へのしがみつきは問
題でいっぱいのナラティブを生み出しやすくなるため，これは出発点と
しては生産的ではないように思われるかもしれない。実際，クライエン
トは起きたことを長々と状況的に説明し，しかもそれは専門家たちに向
けて何度も繰り返された，よく練り込まれた話に聞こえる。そのような
長い説明に対処しながら，同時にメンタライジングを保つ方法というの
は，矛盾したものに見えるかもしれない。だが，スピードを落とせばよ
いのである。立ち止まりながら，クライエントが話したことを繰り返す
ことで，セラピストは好奇心という，治療的なメンタライジングの姿勢
を保ちつつ，つながりと鋭敏さをも維持できる。語り慣れたナラティブ
が流暢に話されているときには，スピードを落とし，その出来事を他の
人はどのように見ているだろうか，などといった質問をすることで，話
を中断し，効果的なメンタライジングを始動することができる。

　　ローズに付き添って初回セッションに来てくれたデイビッドにお礼
を言ってから，セラピストは，セッションの方針として，ローズが話
したいことに沿ってセッションを進めることや，デイビッド自身が希
望しないかぎりはデイビッドに何か話してもらうことを期待してはい
ないことを伝えました。ローズはうなずいて言いました。「これは私
と，私のうつ病の問題です。もう何年も前から，デイビッドと出会う
ずっと前から続いていることです」。セラピストは，「では，あなたの
うつ病について話してもらえますか」と優しくローズを促しました。
ローズはすぐに語り出し，うつ病がどのようにして始まったのかを子
ども時代にまでさかのぼって詳しく説明しました。セラピストには，

ローズがこれまでにこの物語を何度も語ってきように思われました。そして，2分ほど丁寧に話を聞いたあと，ローズにいったん話すのを止めてもらい，自分がちゃんと理解できたかどうかを確かめました。ローズの言葉として聞き取ったことを簡潔に繰り返し，次のように続けました。「ひとつ聞かせてください。その頃，その出来事が起きている最中に，もしあなたがお母さんの頭の中に入ってみたとしたら，お母さんの視点からはこれがどのように見えたと思いますか？」。ローズはしばらく考えてからこう答えました。「私にどのようなことが起きているか，母は知らなかったと思います。母はいつも弟のことばかり気にかけていて，私が何を望んでいるか……何を必要としているか，考える時間がありませんでしたから」。セラピストは言いました。「それは，あなたにとってどのような感じでしたか？」。ローズは「寂しかった……」と言って，泣き始めました。セラピストはデイビッドのほうを向いて尋ねました。「お聞きしてもかまいませんか？　かまわない？　ありがとうございます。ローズが今の話をこれまであなたにしたことがあるかどうかはわからないのですが，もしあなたがローズの立場だったら，どのように感じたと思いますか？　また，ローズのお母さんの内面で起きていたかもしれないことについても理解できますか？」。デイビッドが答えました。「私はセラピストではありませんが……でも，私もとても寂しく，そしてたぶん，とても悲しく感じたと思います。それから母親に対しては，弟ほど注目してくれないことに腹立たしさを感じたと思います。私自身の母親がそうではなかったことをありがたく思います」。ローズは泣き続けていました。デイビッドは立ち上がり，ローズに腕を回しました。ローズはそうしてほしくなかったようで，身体を離しました。デイビッドが席に戻ってからは緊張するような沈黙が続き，ローズの断続的なむせび泣きの音だけが聞こえていました。

激しい情動の後に再びメンタライズする

　セッション中に激しい情動が生じた場合，セラピストはジレンマに直面する。情動をあふれるがままにするか，それともセッションを中断するか。介入するか，介入しないか。ローズとデイビッドのあいだで起きたような相互作用のエピソードを書き留めておき，後で落ち着いてから立ち返ることもできるだろう。あるいは，「今，ここ」で対処し，参加者全員にその瞬間をメンタライズしてもらうこともできる。セラピストがどの道筋を選ぶかは文脈次第である。この事例では，これはローズとの初回セッションであり，彼女は自分を問題を抱えた者として理解していて，また，観察者の立場にいることを好むパートナーとのセッションでもある。この文脈では「今，ここ」に留まってもうまくいきそうもない。ローズの覚醒の高まりが効果的なメンタライジングを難しくするからだ。ここではむしろ，メンタライジングが途切れる前の時点まで巻き戻し，行き詰まったところから先に進むことで，覚醒レベルを下げる方法を探ったほうがよさそうである。

　　セラピストは穏やかにローズに話しかけました。「あなたは，幼かった頃はどんな感じだったか，そしてお母さんに無視されているように感じていたことを話してくれました。そこから数年先へと時間を進めてみましょう……あなたが10歳のときはどのような感じだったかを教えてもらえますか。家族の中では，何がうまくいっていて，何はあまりうまくいっていませんでしたか？」。ローズは深呼吸をして答えました。「いい時期もありました……父親が去って，ジョンが来て，幸せでした。新しいお父さんができて，もう学校でからかわれなくなりました」。涙を拭いたローズの表情が明るくなりました。続いてロー

ズは，ティーンエイジャーだったときの逸話をいくつか披露し，セラ
ピストはときどき明確化するための質問をしました。その質問は，当
時のローズを他の人たちはどのように見ていただろうか，あるいは，
その人たちは特定の対人関係をどのように見ていただろうか，といっ
たことに焦点を当てたものでした。その間も，セラピストはたびたび
デイビッドのほうを向いて，ローズが話している内容について知って
いるか，その中に新しく知ったことや驚いたことがあったかを尋ねま
した。そして，続けてデイビッドに，「あなたが初めてローズに会っ
たとき，ローズは自分のうつ病の病歴をあなたに知られることについ
て，何か心配していたと思いますか？」と尋ねました。

デイビッドにもセッションに参加してもらう

　忘れてはならないのは，MIST の目的は，システムが全体として効果
的にメンタライズできるようになることである。いうまでもなく，デ
イビッドもシステムの一部であり，プロセスへのデイビッドの積極的な関
与がなければ，ローズのメンタライジングは維持されないだろう。その
ためデイビッドのメンタライジングを強化する必要があるのだが，その
場合，「ローズの支援者であり保護者である」というデイビッドの個人
的なナラティブを損なうことで，彼が疎外感を覚えるようなことがない
ようにしなくてはならない。
　デイビッドをどのようにセッションに参加させればよいのかという難
問に直面したセラピストは，デイビッドをまずは傍観者の位置に据え，
ローズとセラピストのやりとりを観察してもらうことにした。徐々にデ
イビッドに何か——過去，そして現在のことでも——気づいたことはな
いかと尋ねることで，彼は「参加する観察者」および「コメンテーター」
になっていった。個人セッションをカップル・セッションに切り替える
のは，慎重さを要するプロセスである。ここではデイビッドを疎外しな

いように，また，彼の個人的なナラティブに沿うように，セラピストはデイビッド自身やデイビッドの人生についてではなく，ローズに対する彼の見方について質問する。そのような質問であれば，デイビッドにとっては，ローズのセラピーにおける自分の役割とも，一緒に治療されるのではなくパートナーを支えたいという彼の姿勢とも一致するように思われる。それでいて，デイビッドがローズをメンタライズする様子をローズが観察できるようにすることで，セラピストは，ローズが，すでに持っている（しっかりと確立されている）視点と統合できるような代替の視点をつくりだしている。このような形で，デイビッドはMISTにおいて直接的で積極的な役割を果たしている。MISTのカップルセラピー[36]では，参加者の一方の情動が激しくなったために困難が生じているときは特に，パートナーの役割がメンタライジングのプロセスを維持するうえで最も重要となる。

メンタライジング・ループ

　質問に対するセラピストのフォローアップは，ローズがその場で見せた反応に注目してもらい，ローズとデイビッドの両者にその瞬間をメンタライズしてもらうためのものである。このとき，メンタライジング・ループが生じる。

　　セラピストはデイビッドに，ローズのうつ病を観察していて，どのようなことに気づいたかを尋ねました。何がローズのうつ病を改善し，何が悪化させるのか，そして，そのような変動をどう説明するか，といったことです。1，2分ほど間を置いてから，デイビッドは答えました。彼が出張——平均すると2日間程度の——から戻ったときは特にローズはひどく落ち込んでいる。そんなときローズは，彼なしでは

うまくいかない，彼がいないあいだは子どもたち二人にとても手がか
かると言う，とのことです。デイビッドはさらに考えてから，ローズ
はデイビッドの仕事上の会食やつきあいに決して同行したがらない，
とも話しました。「ローズはいつも，気分がよくないし，うつがひど
くて一緒には行けないと言います……ときどきですが，言い訳のよう
に聞こえることもあります」。デイビッドのこの発言にローズは驚い
たようで，彼女の目には涙があふれました。セラピストはこれに注目
するように言いました。「デイビッド，ローズの様子を見てください。
彼女に今，どのようなことが起きていると思いますか？」

　ここでセラピストはデイビッドを，「今，ここ」でのローズをメンタ
ライズする立場へと意図的に引き入れている。効果的なメンタライジン
グを促すためのこの手順は「メンタライジング・ループ」[11] と表現する
ことができ，その第1段階を図4-1に示す。
　このループは，効果的なメンタライジングの出現を促すルートマッ
プのようなものである。ただし，従来のルートマップとは違い，旅す
るカップルや家族にとって，特定の目的地はない。メンタライジング・
ループは，「今，ここ」で模索しながら行き詰まりを打開し，新たな方
向性を見出すための実用的なツールである。メンタライジング・ループ
を使うときは，最初に特定の相互作用やコミュニケーションに注意を
向ける。そして，そこで起きていることに気づいて，名づけ（noticing
and naming），さらなる検討のために一時的に保留にすることによっ
て，特定の心の状態に明確に焦点を当てる。今回の事例では，セラピ
ストの，「ローズのうつ病と，それが変動する様子についてデイビッド
が話したとき，ローズが驚いたように見えたことに私は気づいた」と
の観察によって，セラピストは「気づいて，名づけ」，そこからメンタ
ライジング・ループが開始された。この一連の相互作用を強調すること

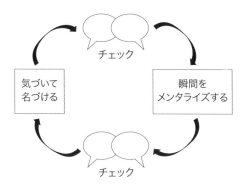

図4-1　メンタライジング・ループ（第1段階）

で，非メンタライジングな発言や反応，反発の連鎖を食い止めることが
できる。ただし，先を進める前に，セラピストは，ローズとデイビッド
の両者が，名づけた説明に納得しているかどうかを確かめる必要があ
る。「私の勘違いということもあります。それとも，お二人にもそのよ
うに見えましたか？」。このようにして，セラピストの観察が相互の検
討と考察のために提示される。ローズとデイビッドが何らかの認識を示
したなら，セラピストは次に，まさにこの瞬間の「今，ここ」で起きて
いることに明確に焦点を当て，二人それぞれに**その瞬間をメンタライ
ズ**（mentalize the moment）してもらうことができる。「ローズが何を
考え，何を感じて，あんなに驚いたような顔をしたのか，想像できます
か？　そのとき，ローズには何が起きていたと思いますか？」。これは
パートナー（この場合はローズ）をメンタライズするようにとの呼びか
けである。あの瞬間にローズの心の中で起きていたことをデイビッドが
推測すると――瞬間をメンタライズすると――セラピストは次に，ロー
ズからデイビッドの推測に対するコメントをもらうことでフォローアッ
プができ，ブレインストーミング，つまりはマインドストーミングの円
環的な流れをつくりだし，問題が同じように捉えられているか，もしく

は異なっているかをチェックすることができる。このように，セラピストも含めた継続的なチェックのプロセスがループを形成する。気づかれたことに名前がつけられ，名づけられたことには質問が出され，それぞれの知覚が継続的にチェックされるのである。

ループからの全般化

このようにして特定の流れを頭の中で巻き戻したり見直したりすることで，一連のメタ視点が生まれ，それがさらに効果的なメンタライジングを促進する。ある時点でセラピストは，セッション中の「今，ここ」での心理状態を，家族の日常生活で発生しているかもしれない他の状況と関連づけるように求めてもよいだろう。このメンタライジング・ループの第2段階を図4-2に示す。

急性の相互作用の特徴を，家庭や他の文脈で起きている，より全般的な相互作用のパターンに関連づけることが，システム内でのメンタライジングを安定させるための鍵となる。MIST では，変化が起きるのは，それが現象学的にワーキングメモリーに利用される場合のみであると考える。そうでなければ，プリテンド・モードに陥りかねない。ただし，この主張の弱点は，メンタライジングの瞬間は一過的であるということだ。よほど楽観的なセラピストでないかぎり，そのような体験から得られる洞察は，それを体験したセッションから一歩外に出たとたんに保持されなくなると考える。それゆえセラピストは，そのカップルが気づいていながらもおそらくは当惑したままであろう相互作用のパターンに，労力を傾けて（ゆっくりと慎重に）関連づけを行うことが不可欠となる。全般化のための質問をすることで，一過的な洞察を，カップルの生活で長年続いてきた重要なパターンに関連づけることができる。そのためには，次のような率直で単純な質問をするとよいだろう。「こうしたことがご家庭や他の場所でもときどき起こっているかどうか，何か気づくことはありますか？」。この質問は，現在の問題と関連する，重要な

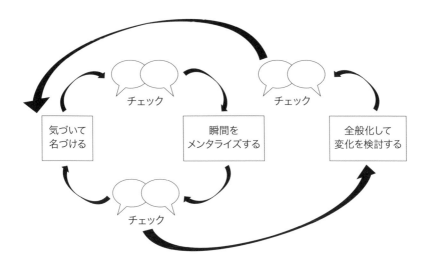

図4-2　メンタライジング・ループ（第2段階）

記憶や連想の引き金になるかもしれない。ローズがうつ病だと言って気乗りしない社交行事を逃れているというデイビッドの発言も，そうした例と言えるかもしれない。

前向きのループ

　ある状況を想像した未来へと投影することで，「前向きのループ」をつくりだすことができる。「何らかの社会的な行事予定が入り，ローズはそれに参加する気がないとしましょう。この状況に，あなた方はどのように対処するでしょうか。これまでと同じでしょうか，それとも違ったやり方になるでしょうか。また，もしそのときに，きみはうつ病を言い訳にしているとデイビッドが言ったとしたら，あなたはどのように対応しますか？」。このようにして，**全般化**することから，**変化を検討**することへと進むことができる。繰り返しになるが，MIST は問題解決のためのアプローチではない。ループのこの部分の目的は，可能な行動と結びつ

いた代替案を生み出すことである。メンタライジングが解決策へとつながることが肝要ではあるが，それは特定の解決策を採用するようにカップルを説得するということではない。期待される変化のメカニズムは，結果に基づいて戦略を選ぶというような目的論的なものではないのである。それは，問題および可能な解決策の両方にかかわるすべての人々の考えや感情を考慮することによって問題の解決策を生み出すという，より包括的なアプローチを内在化し，採用することである。MIST のセラピストは，主役（治療参加メンバー）たちの思考や感情を言葉にすることによって，クライエントから提案された解決策をメンタライズするという，この次の段階に着手する。こうして，何らかの示唆は（再び）セラピストによって気づかれ，名づけられる。「私が見て気づいたのは，ローズは，デイビッド，あなたに同行したくない気持ちを打ち明けても許されるべきだし，あなたはそれを受け入れるべきだと考えているということです。また，デイビッドのほうは，仕事上，大切な場面でパートナーと一緒にいる姿を見せることが重要だと考えているようです。それで合っているでしょうか？」。注目してほしいのは，ループの「チェック」の部分がここで再び動き出し，セラピストがそれぞれの立場を正確に描写しているとパートナーの両者が感じたなら，メンタライジングの姿勢を浸透させるためのさらなる努力に着手できるということである。「では今，そのことについて話し合ってみませんか。……次にそうなったら，どのように対応しますか」

　どのような問題にも，たくさんの解決の仕方が考えられる。MIST には，妥当な解決と呼ぶための独自の基準がある。定式化すると，それは次のようになる。多様な見方が有意義に，互いに尊重し合いながら関与することができる環境がつくられること。すなわちそれは，ふたつの心がそれぞれに，自分自身と相手を新しく繊細な形で捉えられ，そこからさらなる可能性や体験が開かれるような会話の流れということである。私たちは，特定の解決策に至ることよりも，継続的に「メンタライ

ジング・ループが回る」プロセスのほうが，セラピーの重要な要素と考える。もちろん，解決策を見出すことに伴う主観的な体験を無視してはならない。それはセラピストも含め，関係者全員にとっての，喜びに満ちた，手応えのある体験となる。ただし，それが目的であってはならない。目的とすべきは継続的なメンタライジングであり，複数の視点が同時に，また生産的に参加し続けられるような地点を見出すことである。

　カップルや家族の問題を探るときに，セラピストにはさまざまな選択肢がある。例えば，問題についてのクライエントの説明に静かに耳を傾けてもよいし，何か具体的なことを尋ねてもよい。従来のシステム論的な取り組みは，言葉に基づいた，「対話的（dialogic）」[153] または「会話的（conversational）」[6] なものが多く，そこにはよく練られた質問と回答のフォーマットがある。しかし，問題のある事柄について話し合うことと，それを生体内で観察することは別物である。問題のある相互作用がワーキングメモリーの「今，ここ」で起きている場合，セラピストはそれに注意を集中するだけでよい。そのような相互作用が自然に起きない場合は，家族メンバーにそれを「実演化」してもらうとよい[129]。家族内で物事がどのようにうまくいかず，どのように問題がエスカレートしていくのかをライブで見せてもらうのである。実演化技法は，上記の例で見たような，**瞬間をメンタライズする**部分（「ローズが何を考え，何を感じて，あんなに驚いたような顔をしたのか，想像できますか？　そのとき，ローズには何が起きていたと思いますか？」）で用いるとよいだろう。

セッションのビデオ録画
　MIST では，写真やビデオや録音を積極的に用いる。セッションの視聴覚記録は，効果的なメンタライジングの促進に役立つと考えられている。特に，セッション中に覚醒レベルが高くなり，メンタライジング能力が完全に失われた場合に，そのような記録の価値は大きくなる。例えば，ローズは，うつ病を戦略として使っているかもしれないとデイビッ

ドが示唆したとき，あまりにも動揺したために涙があふれてきたのかも
しれない。それを見たデイビッドは，ローズに理解してもらえなかった
ことで，同じくらい動揺したかもしれない。このようにセラピーの場で
情動があまりにも高ぶると，セラピストがカップルのどちらかに自分自
身または相手をメンタライズしてもらおうとしても，うまくいかないこ
とが多い。セッションの残り時間で効果的なメンタライジングを再開し
ようとしても，それができるほどに覚醒レベルを下げることは不可能だ
と判明することもある。これらは，言葉では変更が不可能なほどに，黙
示的 - 明示的領域の黙示的の極でメンタライジングが固着してしまった
状況と言える。

そんなときは，ビデオ録画した内容を見ながら振り返ってもらうこと
がひとつの解決策になりうる。その後のセッションでは，「鉄は冷たい
うちに打て」[139]の原則を採用するとよいだろう。情動が非常に高ぶっ
たエピソードの視聴覚記録（ビデオや DVD）を再生し，参加者たちを
観察者の立場に置く。セラピストは頻繁に記録を一時停止し，必要であ
ればそのときどきで「相手」や「自分」に注目してもらう。また，この
時間的に異なる位置から，当時の自分の心または相手の心に身を置いて
みるよう伝えることもできる。「このビデオの中の，あなたが泣き始め
たその瞬間だけに注目しましょう。そのとき，パートナーの心境はどの
ようなものだったと思いますか？」。この質問は，ローズに，実際にそ
うだったかをデイビッドに確認してもらうことでフォローアップするこ
とができる。

こうした文脈でメンタライジングが最もうまく進むのは，「役立つ誤
解」がある場合である。例えば，ローズに誤解されているとデイビッド
が感じているとしよう。この誤解を「今，ここ」で使うことで，ローズ
の自分とパートナーの両方をメンタライズする能力を活性化することが
できる。「では，デイビッドの気持ちを間違って受け取ったあのときと，
デイビッドの顔を見ている今と——デイビッドの頭の中ではどのような

ことが起きていそうですか？」。問題のある相互作用の重要なエピソードを何度も一緒に見返すことで，かかわる人の心の状態を通時的――過去，現在，未来――に探索することができる。未来については，前向きのループをたどり，**全般化して変化を検討する**ことができる。「同じことが来週また起きるとしましょう。それぞれどのように対応しますか？」。繰り返しになるが，重要なのは解決策ではなく，二人のあいだで起きたことを理解するためにローズとデイビッドがたどった道のりである。そこにただ到着することが，「たどり着いた」感覚を生むわけではないのである。

変化と，瞬間をメンタライズすることとのバランスを取る

MISTの主な目的は，効果的でバランスの取れたメンタライジングを促進，強化することであり，それによって，メンタライジングを文脈に合わせて柔軟に，かつ創造的に（メンタライジングのさまざまな領域を自由に動きながら）適用し，参加者全員を関与させることができる。常に省察的で，自己と他者を明示的にメンタライズすることは，持続不可能なだけでなく，自発性も奪いかねない。第2章で見たように，セラピーの目的は，さまざまなメンタライジングの次元に沿って，適切に動けるようになることである――認知的メンタライジングと情動的メンタライジング（思考と感情），行動と省察，他者をメンタライズすることと自己をメンタライズすること，黙示的メンタライジングと明示的メンタライジング[72]。メンタライジングに焦点を当てる際のリスクは，明示的メンタライジング，またときには認知的メンタライジングに偏りがちになることだろう。これは回避すべきリスクである。治療的な取り組みの過程では，行動について省察すべきだと過度に，もしくは強迫的に感じさせるべきではない。家族メンバーはむしろ，直観と省察，理性と感情，内面の心理状態を見ることと外側の状況を見ること，自分自身の反

応について考えることと他者の体験について考えることとのあいだでバランスを取るよう励まされるべきである。すでに述べたように，通常，このバランスを取るためには，言説が常に偏りがちになる極とは反対の極を強めればよい。この文脈では，治療の予測不可能性もまた重要である。セラピストはたいてい何かしらの習慣を持つもので，それは言語的であったり（例：同じ質問をする），身体的であったりする（例：いつも同じ座り方で，その姿がある決まった態度を伝える）。セラピストの予測可能性がバランスを損ねるのは，メンタライジングの極性との関連において，その予測性が特定の姿勢（パターン）を支持しているからである。どの軸上のどの位置であるかは関係ない。重要なのは，そうした立場という点で，セラピストが予測可能な位置にいるべきではないということである。例えば，治療の中で家族が認知に頼りすぎているようなら，凝り固まった考え方が情動に及ぼす影響に家族メンバーが注意を向けられるようにすることで，バランスを取る必要がある。なかには，家族メンバーに，絶えず情動に目を向けるようにと反射的に伝えるセラピストもいるが（「それであなたはどのように感じましたか？」），これは感情への言及がまったくないのと同じくらい，メンタライジングに反するものとなりうる[160]。

　セラピーのマニュアルにはほとんど書かれていないが，セラピストがメンタライジングのモデルを示すときには，極性間を行き来する動的なプロセスを見せる必要がある。これが最もよく表れているのが，MISTのセラピストが椅子の端に座って見せる物理的な姿勢である。座ったり前かがみになったりしながらバランスを取り，まるで立ち上がる準備をしているかのようで，決して快適そうには見えない。本書で解説している事例の深刻さとは関連がないように思われるかもしれないが，選ぶ居場所や姿勢に表れる身体的な柔軟性と，深く埋め込まれた思考や感情の様式を回避することとのあいだには，重要なつながりが存在するのである。

バランスを回復するために立ち止まって振り返る

　セラピストは，カップルや家族が自然に交流できるよう，慎重にバランスを取る立場を保とうとする。それは，問題のある事柄をめぐる家族の習慣的なやりとりの仕方を観察することと，決定的な瞬間に介入し，新しい視点を切り開くこととのあいだにおいてである。しかし，覚醒レベルが高くなりすぎるとメンタライジング能力が急激に低下して[26]，心理状態がバランスを崩しかねない。そうした状況では，やりとりのスピードを落とすか，または一時的に止めるかして，メンタライジングの4つの次元のすべてにおいてバランスを取り戻せるよう働きかける必要がある。この**立ち止まって振り返る**アプローチは，(1) 行動，(2) 一時停止，(3) 省察という流れで，メンタライジング・ループの重要な一部となっている。このアプローチが目指すのは，パートナーや家族メンバーのそれぞれに，徐々に効果的なメンタライジングを取り戻してもらい，情動が認知と統合され，自己と他者に同じ重みが与えられるようにすることである。

　システム論の文献でしばしば指摘されるように，家族内の治療参加メンバー間の心の距離は，物理的な距離として具体的に表現されることがある。このような期待の埋め込まれ方（その人に近づきたいと思う程度）が描写されるときは，「回避型から纏綿型（enmeshed ［訳注：互いに密着した無境界な（家族）関係]）」までの極性で示されることが多い。MIST では，このような位置づけにおける課題を，複数のモードを横断しながら考察する機会と捉えている。例えば，触覚と認知，視覚と発声など，複数のモードを橋渡しすることは，精神的な事柄への気づきを促し強化する。現に，幼児にとって言語的な省察が意味を持ち始める前は，母親が子どもをどの位置に置くかが，母親の感受性と，「身体に根ざすメンタライジング」と呼ばれるものを示すことになる[157]。こうしたことから，参加家

族メンバーたちの物理的な位置を操作することで，たとえ言葉がなくとも，身体に根ざした省察のための空間が生み出されるのである。

．．．．．．．．．．．．．．．．．．．．．．．．．．．

約2カ月後のセッションで，ローズは，現在8歳になる息子のジョニーについて話しました。「ひどい一匹狼なのです。友達がいませんし，家では自分の部屋にこもりきりで，パソコンの前に座ってゲームばかりしています……。私たちと一緒に食事もしません。自分を切り離しています……。学習の問題があるため，特別学校に通っています……。ジョニーのことが心配でたまりません。私のようになってほしくないのです」。セラピストは，一度ジョニーをセッションに連れてきてはどうかと言いました。ローズもそれを望み，2週間後にジョニーを連れて──デイビッドは抜きで──母子セッションに訪れました。

部屋に入ってきたジョニーは，できるだけ離れた場所に落ち着きました。そして，「退屈……なんでここにいるのかわかんない」と言いました。母親は，ジョニーのことが心配なのだと説明しました。「あなたはいつもひとりでいるわよね。それに，自分のことも何もしようとしない。昼も夜もパソコンに向かってばかり……。私たちは，あなたにも家族の一員になってほしいの」。ジョニーは肩をすぼめ，ローズも同じように肩をすぼめました。セラピストは二人のあいだの空間についてコメントし，それからローズに尋ねました。「最後にジョニーを膝に乗せたのはいつですか？」。母親は，「もうずっと前です……。ジョニーは距離が近いのは苦手ですし……それに，もしかしたら私の膝に乗るにはもう年齢が上すぎるのかもしれません」。セラピストがジョニーに尋ねました。「お母さんの膝の上に座りたい？」。ジョニーは肩をすぼめただけで，何も言いませんでした。

セラピストはローズのほうを向いて，こう尋ねました。「もしあなたが彼にあなたの膝の上に座るように言ったら，そうすると思いますか？

彼に聞いてみてはどうでしょう？」。ローズは半信半疑でジョニーに聞きました。「膝に座りたい？」。するとジョニーはすぐに立ち上がり，母親の膝の上に座って満面の笑みを浮かべました。ローズは驚いたようで，それからジョニーの普段の様子について，「自分では何もしようとしません。靴ひももも結べませんし，歯も磨きません」と話しました。

ジョニーは母親の膝の上でくつろいでいました。それから後ろにもたれて母親の胸で休もうとしたとき，母親が身を引きました。ジョニーは前に動いて，母親の膝から飛び降りるかのようなそぶりを見せました。セラピストは言いました。「ジョニーが後ろに寄りかかり──そしてあなたが身を引いたことに気づきました。……そのような理解で正しいでしょうか？ 彼が接近するのは，あなたにとっては居心地が悪かったのでしょうか？ それとも，他の理由があったのでしょうか？」。ローズは，「私は人に近づけないのです……なぜかはわかりません……ジョニーはとても狂暴になることがありますし」。セラピストが「彼は今，狂暴ですか？」と尋ねると，ローズは「いいえ，今は違います。でもよくそうなります……」と答えました。「今のジョニーをどのように表現しますか？ そうやってあなたの膝の上に座っているとき，ジョニーの頭の中ではどのようなことが起きていそうですか？」とセラピストが尋ねると，「彼はこれが気に入っている，なぜかはわからない……ジョニーが私の近くにいたいだなんて，思いもよりませんでした」とローズが答えました。

このとき，ジョニーが母親に身を寄せてきましたが，ローズはかなり困惑している様子でした。セラピストは，「ジョニーはそうしたいのだと思います……私が間違っているかもしれませんが，でも，ジョニーは本当にあなたの側にいたいと思っているように見えます。……あなたがジョニーを引き寄せて，あなたのほうへ引っ張ると，たぶんジョニーはもっと身を寄せてくると思いますよ。……ジョニー，君はどうしたいと思っているの？ お母さんに教えてあげたら？」。ジョ

ニーは母親に腕を回し，強く抱きしめました。セラピストは，「ジョ
ニーが言葉なしで，自分が望んでいるものを，そしてたぶん必要でさ
えあるものをあなたに示せるなんて，実にすばらしいことだと思いま
せんか？」と言いました。

　このやりとりの中で，セラピストは実演化技法を採用し，息子と母親
のあいだに情動的な出来事を生み出した。よそよそしく，愛情を求めな
い子だと母親から言われている息子と，人に近づくことを恐れている母
親に，物理的な接近を促している。強烈な体験が両者のあいだに生ま
れ，母子は実際にお互いを「感じ」ている。その間，セラピストはジョ
ニーの心の状態，つまり彼が感じていそうなことを語ろうとする。こう
して，セラピストは一時的にジョニーの声を代弁し，母親に対する感情
や欲望，願いなどをジョニー自身に聞かせている。これはテレビのド
キュメンタリー番組の「ナレーション」に似ているが，ここでは母親は
視聴者であると同時に参加者でもあり，ナレーションされた子どもの心
の状態を，身体的な接触を通して生で体験している。ただし，声を超え
たところの，両者の身体的な体験も存在する。ビデオを再生すれば，そ
の深い体験についての手がかりが得られるかもしれないが，それはあく
までも表面的なものにすぎない。このプロセスで変化しているのは，身
体的な近さである。それはつまり，抱かれて安心することで最もよく表
現される「大事にされている」感覚にほかならない。このプロセスはメ
ンタライジングの概念で扱える範囲を超えているとの反論もあるかもし
れないが，私たちは，身体的な近さの体験はメンタライジングの根底に
あると主張する。それは，メンタライジングのメタファーがどれも，こ
の近接性をテーマにしていることからもわかる（考え方が近い，考えを
すり寄せる，誰かを親密に知る，見方が似ている，互いに似通った考え
方，など）。またここからは，近さから生じる「共有された視点」とい

う考え方の起源も示唆される[113]。

　うつ病の概念をメンタライズすることは，うつ病の二次的作用を説明するうえで役に立つ。このことは，ローズとジョニーのやりとりにも見事に表れている。母親であるローズは，うつのときには親密さに耐えられないが，ジョニーは母親が自分から離れていくのをメンタライズすることができない。ジョニーは拒絶されたと感じて引きこもる。ローズはジョニーのためにすべてのことをやってあげなければならないと感じているが，ジョニーからは何の見返りもないので憤慨している。ジョニーの敵意は母親の症状を理解できないことによるものだが（8歳の子どもなら当然とも言える），これがローズに深刻な不安を与えている。うまくメンタライズできないローズは，8歳のジョニーの敵意を恐ろしく思っているのである。ローズは弱気になり，心的等価モードの中で自分の父親の残忍さを思い出して身を引く。母と子の二者関係は，メンタライズされていない，相互体験の誤認という裂け目に陥りかねない。セラピストはこの時点でひらめきを得て，母と子を物理的に近づけることによって，非メンタライジングの障壁を打ち壊す。

　次に起こるのは，身体化されたメンタライジングと呼ばれるものの一種である。身ぶりが伝える言語を説明するセラピストによって，これはある程度はナレーションされるが，二人の「身体－心」の中では，より深い身体的思考が進行していると考えられる。当初，ローズの中には，ジョニーの潜在的なニーズの深さを疑う気持ちがある。そのためジョニーが，言葉にはできないけれども身体では示すことができる愛情を見せたとき，ローズはほとんど敵対的に反応する。ローズはわずかに身を引き，ジョニーの身体はほとんどパニック状態になる。そこにセラピストが踏み込み，その瞬間をメンタライズする。そして二人に，ジョニーにはしがみつき，つかんで手放さないでいる必要があるのだということを説明する。その後の出来事は，セラピストのこの直観的飛躍の妥当性を裏づけるもので，母と子の両方に拒絶への恐怖があることが認識され

る。セラピストは，しがみつきは誰にでもあり，母と子の両方にとって
普通のことだと伝える。このことは思いがけず，ローズにとって，ジョ
ニーとのつながりを取り戻すことだけでなく，出張などでしばらく会わ
なかった後にデイビッドがローズを強く求めることを認識し，許容する
うえでも助けとなることがわかった。

このセッションの2週間後，ローズはデイビッドと一緒に戻ってき
ました。ローズは次のように報告しました。「まるで奇跡が起きたよ
うです。ジョニーがいつもハグしてくれるようになりました。とても
優しくて，彼の父親とはまったく違います。私の膝の上に座ることが
好きで，腕を回してくれます。……新しい赤ちゃんができたみたいで
す。大きな赤ちゃんが。ジョニーのお母さんになる機会を，彼がもう
一度与えてくれているような……。おかしく聞こえると思いますが，
人と親密になることをジョニーが教えてくれているようです……」。
このときデイビッドが大きなため息をつきました。これはどういうこ
となのかとセラピストがローズに尋ねると，ローズは何のためらいも
なく答えました。「デイビッドも私の赤ちゃんになりたいのです。とっ
てもとっても大きな赤ちゃんですけれど」。ローズがデイビッドの肩
に腕を回し，自分のほうへ引き寄せたとき，二人は笑っていました。

まとめの考察

ローズとデイビッドのあいだで起きていることを，どのように理解す
ればよいだろうか。26年にもわたるさまざまな治療的介入の後の，この
短期の治療でいったい何を目的とすることができるだろうか。ローズの
うつ病があらゆる治療法に抵抗してきたことを考えると，寛解を目的と

するのは明らかに現実的ではない。それでいてローズは，自分の気分と
それに続きがちな行動が，大切にしているデイビッドとの関係を損ない
かねないと感じて，支援を求めている。慢性のうつ病のような長期的症
状に取り組む場合，MIST の目標として妥当なのは，家族システム内の
体験の中で，メンタライズされていない側面をはっきりさせることであ
る。とはいえ，目的論的思考では，二者関係の中でうつ病について有意
義な話し合いをすることはほとんど不可能に思われる。実際，重度で慢
性の精神疾患の場合，二次的影響がかなりの頻度で見られ，誰もが対人
関係に求めている社会的コミュニケーションの質が低下してしまう[74]。
残念ながら，うつ病のような精神疾患は，原因が何であれ，その人のメ
ンタライジング能力を制限する。うつ病を体験したことのある人なら誰
でも，うつのときは考えることが難しくなると話すだろう。ローズが気
乗りしない社交体験を回避するためにうつ病を利用しているのではない
かとデイビッドが推測したとき，セラピストは，ローズのうつ病がメン
タライジングを阻む部分にいち早く注目した。デイビッドのこの分析は
理解できるものとはいえ，メンタライジングには程遠い。意図がないと
ころに意図を見出している。デイビッドは，まるでうつ病が人間である
かのように，ローズのうつ病によっていくらか迫害されていると感じて
いるのである。セラピーで二人の関係のこの側面に注目すると，今度は
ローズが動揺し，自分には責任がないと感じている不参加や断りで糾弾
されているかのように感じている。

　ここでは，ローズのうつ病を治癒させるためではなく，家族関係の
中の一時的，ときに一時的ではない障壁を取り除くための方法として，
MIST が提案されている。家族が心の病にかかっているためにメンタラ
イジングが妨げられるのはよくあることで，対処も簡単である。介入の
焦点は疾患そのものではなく，家族にとっての「病の体験」である。上
記の事例でもセラピストはまさにそれを行い，メンタライジング・ルー
プの一部である，二者への交互の質問というプロセスを通じてメンタラ

イジングを強化した。精神疾患があると，通常の社会的な相互作用では簡単に扱えないほどの強い情動が発生する。MIST は治療薬ではないが，精神疾患に続く二次的な問題を緩和する力があり，その効果はときに劇的なものとなるのである。

　情動の激しさが問題を引き起こすことに気づいたら，苦痛に支配されていない状態でそれを再確認する必要がある。これはセラピストが，鉄が「冷める」のを待ってから省察を取り入れたことにも表れている。非効果的なメンタライジングを扱うときに，メンタライジングを単純に取り入れることはできないという原則は明らかだが，セラピストが考える以上にその実践は困難である。セラピストは，効果的なメンタライジングを活性化するか，それが再び自然に現れてくるのを待ってから，省察をもたらす必要がある。

　メンタライジング・ループの中でセラピストは，思考が再び生産的になるような空間づくりをする。喪失や分離は，ローズのうつ病の引き金になったと考えられるが，そのつながりについて考えることもできるし，デイビッドが通常よりもローズの行動に敏感になる，傷つきやすい瞬間との関連について考えることもできるだろう。ここには魔法はない。ただ単に，精神疾患には二次的影響があり，関係者全員にとって，その疾患の経験がメンタライズされないかぎり，対人関係に及ぼす影響はさらに悪くなりかねないと認識しているだけなのである。

第 **5** 章
• • • • • • • • • • • •
明示的に教えることなく
家族にメンタライジングを教える

　セルジオが14歳のとき，彼の母親が支援を求めてきました。電話越しに母親は，自分はシングルマザーで，一年ほど前にセルジオが思春期を迎えるまでは，彼とはずっと親密な関係だったと説明しました。母親によると，その頃からセルジオは「自己意識がとても強くなり，隠し事をするようになりました……知らない人になってしまった感じです……誰からも距離を置いて，友達もなく，いつも外見を気にしています。なぜ出かけたくないのかと尋ねると，顔のせいだと言い，友達がいないのもそれが理由だと言います。私は，大丈夫よ，顔だってどこも悪くないよと言い続けているのですが，そうすると怒って……爆発します。なぜなのか，私には見当もつかないのですが……叫んで，壁やドアをげんこつで殴るのです……。落ちつくまでに何時間もかかることがあります……その後は部屋にこもって内側から鍵をかけ，何日も姿を見せません。学校にも行きません……顔のせいだと言います……目が小さすぎるとか，頬骨が突き出ているとか……。今は形成外科手術を受けるためにお金を貯めています」。少し話し合ったところ，母親はセルジオと一緒に最初の面談に来ることに同意しました。やってきたセルジオは，ひとりで面接したいと言い，母親はクリニックの

待合室で待機することになりました。

　セルジオは気難しそうなティーンエイジャーでしたが，顔にはこれといった問題もなく，それどころかハンサムとも言える若者でした。はじめはそっけない話しぶりでした——自発的に発言することはなく，質問に対しては，肩をすぼめたり，「うーん」とうなったり，ごくまれに「はい」か「いいえ」で答えました。何か話し合いたいことはないかと聞かれると，自分の顔を指して，「これ」と言いました。質問しながら徐々にわかってきたのは，セルジオは自分の顔が変形していると思い込んでいて，形成外科手術のためにお金を貯めているということでした。「違う顔なら友達もできるはず……見た目がよければ人生はうまくいくはず」。セラピストが，セルジオはハンサムだと思うと伝えると，「この頬を見てよ。どうしようもない。目の下のくまを見て……歯だって，ほら，全部おかしい。歯がこうだから，笑えない」。セラピストが何を言っても，セルジオは肩をすぼめるか，うめき声をあげるだけでした。

　セラピストは方針を変えることにして，一緒にセルジオの顔を調べてもかまわないかと尋ねました。そして大きな鏡を持ってきてセルジオの隣に座り，セルジオに自分自身を見て，そして目の前の顔を友人や他人がどう思うか想像してみるように言いました。「1から10までの尺度で，その顔を全体として評価してみて」。セルジオはそれに応えて「2」と評価し，なぜその値なのかを説明しました。「頬を見てよ，ひどいもんだ……それに目の下のくま……」。次に，鏡の中のセルジオの顔をセラピストならどう評価すると思うかと聞かれると，「3か4かな」と答えました。自分自身の評価とセラピストが下しそうな評価とのあいだにそれだけの差があるのはどうしてかと問われると，「（セラピストはセルジオに）優しくしたいから。でも本当はそうは思っていないはず」と答えました。

　セラピストはセルジオが言ったことをそのまま受け入れたうえで，

「きみの顔をもっとよく調べられるように」，話しているあいだに写真を何枚か撮ってもかまわないかと尋ねました。そして，セルジオの向かい側に座ると，セルジオを巻き込んでさまざまな事柄について幅広く語り合いました。学校，サッカー，いなくなった友達，母親，父親などについてです。10 分ほど続いたこの話し合いのあいだに，セラピストはスマートフォンで 20 枚ほどの写真を撮りました。それから立ち上がってセルジオの隣に座ると，二人で写真を一枚ずつ丹念に見返しながら，それぞれに写っている顔をセルジオ自身に評価してもらいました。今度はスコアが 1 〜 4 のあいだに入りました。写真によってスコアが高かったり低かったりしたのはなぜかと問われると，セルジオは，高いスコアは嬉しい気持ちになった瞬間だったからで，特に，サッカー観戦と，好きなチームが勝ったことに関連していると話しました。例えば，「一番嬉しかった試合結果について尋ねられたけど……それはアーセナルが 5 対 0 でマンチェスター・ユナイテッドに勝ったとき」。

　「じゃあ，きみの顔はいくらか変化するんだね。何かで喜んでいるときは少しいい顔になる……その理解で合ってる？」。セラピストがそう言うと，セルジオは肩をすぼめました。セラピストはもう少し踏み込んで言いました。「自分で自分の形成外科医になれると思わない？──少なくとも，顔の手術に同意できる 16 歳になるまでの 2 年間は。たぶん私も，きみの顔を少しだけ，ほんの少しだけれど，変える手伝いができるかもしれない。ひとつ提案をするから，うまくいくかどうか試してみてもらえるかな。今日から次回会うときまでに，50 枚ほど，いろんな状況で自分の写真を撮ってきてほしいんだ。そうしたら，それを一緒に見て，何があると顔がひどくなり，何があるといい顔になるかを突き止められるかもしれない。例えば，自分を撮るときに好きな音楽をかけておく必要があるのかもしれない。他にも，テレビを観ているときとか，すごく落ち込んでいるときとか，お母さんに怒ら

れたときなんかにも撮ってみて」

情動の形成外科手術

　感情は一般に，自己と身体の両方に根ざすものとして体験される。そうであるなら，そこには他者が疑いを差し挟んだり反論したりする余地はない。感情はただ存在し，直接的で，身体的な体験から生じ，主観的な現実をあっというまにとらえる。私たちが何かを強く感じるとき，その体験は疑いようがない。情動体験の本質というものは，強制的で，人を消耗させるような特徴と不可分である。したがって，もしも思考が情動に巻き込まれたり，自己や他者についての考えや信念が感情の論理の一部になったりすれば，問題が生じる。思考はその性質上，暫定的なプロセスである。もしこれが思考だとわかっているなら，それが誤解や過ちさえ反映している可能性があることにも同時に気づいているはずである。ところが，思考が情動の論理にとらわれると，そのような決めつけない，暫定的なサインが私たちの認知からすべて消えてしまう。考えは決定的で明白になり，疑いや再考を超えたものになる。白か黒かのとんでもない全般化が起こり，偏見に支配される。あらゆる異論は間違って感じられるので，どれも否定する用意ができている。しかし，**思考は考えるものであって，感じるものではない。**第２章で見たように，心的等価は，強烈な感情が思考を乗っ取ってしまった心の状態である。本来なら認知的命題のルールに従うはずの思考が，それを取り巻く情動が強すぎるために，完全に強制的なものになってしまう。そして，通常なら感覚に裏づけられた身体の体験に対して抱くような敬意をもって扱われることになる。思考と感情は切り離しておかなければならないわけではないが，頭ではどちらがどちらかを知っていなければならない。

　セルジオの，自分の顔立ちについての凝り固まった信念は，妄想とも

呼べる域にまで達していた。これは「醜形恐怖」としても知られる状態である。セラピストは当初，セルジオの非効果的なメンタライジングの姿勢に対処するにあたっては，セルジオに欠けている部分を補う形で，メンタライジングの姿勢を採用したいと感じていた。そこで，セルジオの自己認識に疑問を投げかけ，容姿についてのソクラテス式の対話を行い，自分の信念を批判的に検討して吟味するよう促し，凝り固まった見方に対する代替案とともにエビデンスを検証するよう働きかけた。しかし，このアプローチはうまくいかなかった。第4章で見たように，非メンタライジングにメンタライジングで打ち勝つことはできない。心的等価の立場にいる人を「推論（メンタライジング）」によって外に連れ出すことはできないのだ。そこでセラピストは別の道を検討し，代わりのアプローチとして，いくらか逆説的だが，非メンタライジングを用いることにした。非メンタライジングによる介入で情動の強度が十分に下がれば，心的等価にある人でも，思考に象徴的にアプローチするよう誘導できるかもしれない。もちろん，すべての非メンタライジングによる介入がこのような役割を果たすわけではない。この事例では，セラピストはまず，クライエントの世界に参加し，同じ立ち位置からその世界を見て，好むと好まざるとにかかわらず，セルジオを承認しなければならない。この場面では，鏡と写真を使うことで，セラピストはセルジオと同じ画像を見て，セルジオの顔の特徴や表情に表れている潜在的な心の状態について会話ができるようになった。母親や周りの人たちの見方は，善意とはいえ，セルジオの見方とは相容れないものであったために，情動的な緊張が生じていた。セルジオの視点と共鳴する見方を示すことで，セラピストはそうした緊張を減らすことができた。こうして覚醒レベルが下がれば，メンタライジングが始めやすくなるのである。

　セラピストとセルジオが共通の姿勢をとることが，セルジオの感情調節にとっては不可欠であった。そこからさらに，各写真の中の顔について，二人で一緒に，非メンタライジングの（いくらか目的論的な）姿勢

128

で具体的な評価を行ったところ，心理状態とその物理的世界における現れ方との関係について語るための初歩的な言語が確立されたのである。一般に，身体的な外見は心理状態の潜在的な表現であり，主観性の土台とみなすことができる。主観性の起源はおそらく身体的なもので，養育者が赤ちゃんのしぐさ（動き，表情，発声，苦痛シグナルなど）に志向性（意図）を認識したことに根ざしていると思われる。Sigmund Freud [83, p.16] が記しているように，「エゴは何よりもまず，身体のエゴである」。心は，いわば物理的な身体の中にあり，身体的言語から心理的言語への移行を促すためにある。このようにして，身体的な状態と感情的な状態が徐々にメンタライズできるようになる。セルジオはやがて，自分の「凝り固まった顔」が思っていたよりも柔軟で，それが会話の内容とどう関連しているかに興味を持つようになった。先ほどのセッションの最後の部分で，セラピストはセルジオの信念に今までにない，またおそらく挑戦的なフレーミングを行っている。身体的に変更できない特徴を心理的に変えることで，人は自分自身の形成外科医になれるという考え方を示したのである。

　次の一週間後のセッションに，セルジオはひとりでやってきました。宿題をこなし，携帯電話で50以上の自分の写真を撮ってきていました。セラピストとセルジオは一緒に座り，写真を一枚一枚見ていきました。それぞれの写真を評価するように言われたセルジオは，ときどきセラピストのほうを向いて，同じ意見かどうかを尋ねました。セルジオの評価は1から7までのあいだを揺れ動き，高い評価だったのは，「サッカー狂仲間」とセルジオが呼んでいるグループとオンラインチャットをしているときに撮った一連の写真でした。その写真を女の子が見たらどう思うだろうと尋ねられると，セルジオは「『わぉ』と言うだろうね」と答えました。セラピストは，「一人か，もっと多くの女

の子にきみを見て『わぉ』と言ってもらいたかったら，そのときに何を考えたり感じたりしていれば，そんな反応が得られると思う？」と尋ねました。セルジオは長いあいだ考えてから答えました。「楽しいことを考えないといけない……サッカーの，勝った試合について考える必要があるかも……」。セルジオが話しているあいだ，セラピストはセルジオの写真を撮り続け，セルジオはそれにもスコアをつけました。セルジオ自身も驚いたことに，彼はある2枚の写真を見てこう言いました。「これを見てよ。これなら5……いや，6かもしれない」

　2週間後，セルジオは一人の友人を連れてセッションにやってきました。来るなり，「フォロワーが263人もいるんだよ」と，ソーシャルメディアのプラットフォームについて話し始めました。セルジオが言うには，ネット上の彼の姿に「すごいとか，格好いいがつくんだ」とのことでした。友人はセルジオの話は本当だと言い，「セルジオは変わったよ……前はとても落ち込んでいたけど，今はよく笑う」と言いました。それからセルジオは最近の写真をセラピストに見せ，その中の3枚を指し，「10……いや，9かな」と言いました。友人は，「きみの顔には何の問題もないといつもセルジオに伝えてきたけれど，セルジオは信じなかった」と言いました。顔についての「引っかかり」がセルジオにあるのはなぜだと思うかと尋ねられた友人は，「父親がいないことに関連しているんじゃないかと思います……セルジオは決してその話はしませんが，それで悩んでいたことを僕は知っています」と答えました。セラピストはセルジオのほうを向き，「きみの友人の話には，何か心当たりがある？」と尋ねました。セルジオは，「僕は父親のことを知らない。今はアルゼンチンで暮らしていて，ひどい人だって母は言ってた」と答えました。この男子二人が参加したその後の会話のテーマは「父親」でした——父親は必要か，父親は子どものことを気にかけているか，子どもは親にどれほど似るか似ないか，などといったことです。セルジオが父親についてはほとんど何も知らないと

言ったので，セラピストは，では次のセッションには母親にも来てもらい，セルジオの父親について話してもらってはどうかと言いました。

初回セッションに来たとき，セルジオは「自分は醜い」というたったひとつの硬直した見方から抜け出せずにいた。醜いというのは，好かれていないことと同じだった。好かれていないと感じることの情動面への影響と，その考えが多感な思春期の心に生み出す強烈で否定的な情動とが，自分には魅力がないという主観的体験の現実味を強めていた。こうして，ますます強くなる思い込みと，好かれていないと感じることへの激しい反応が，極端な悪循環を形成していった。もちろん，複雑な個人的および家族的力動やその他の問題が大きく影響して，普通の容姿をした若者が歪んだ自己イメージを形成するに至ったとも考えられる。それでも，セルジオの場合，最も直接的なレベルでは，身体の体験が情動反応を引き起こし，それが繰り返し信念を強化し深めていくという相互作用が見られた。惨めさは強化されるたびに確信に変わり，今度はそれが身体の体験を深め，よりいっそう確信を強める可能性があったのである。この現象を説明してくれる原因や理由を探すには，セルジオがこの体験に持ち込むことのできなかったメンタライジング能力が必要であった。しかし，この点に気づいたセラピストは，洞察を求めることをやめた。逆説的ではあるが，MISTセラピストは，セルジオの心的等価の世界に入ることによって彼の仲間になった。メンタライジングの回復を促すために，知覚に挑むのではなくそれをそっと押し広げることで，心の結びつきを築き上げたのである。もしここでセルジオの考えに挑みかかっていたら，感情はさらに強まり，心的等価から生まれた確信はさらに増幅していただろう。しかしセラピストは，むしろセルジオの考えを認め，ある意味で彼のこだわりに共謀し，それによってセルジオの不安を減らし，彼の懸念が真剣に受け止められていることを示そうとした。自分の

顔にとらわれすぎている人と一緒に一連の自撮り写真を見ることが，視野を広げ，別の見方を採用し，メンタライゼーションの動機づけとなる自己省察と柔軟性を生み出すうえでのプラットフォームになると思われた。

　このような姿勢は，セルジオに出された宿題にもはっきりと表れていた。宿題は一見，セルジオの顔に焦点が当たりすぎているように見えるが，複数の視点――「セルジオの顔」ではなく「セルジオの複数の顔」――が暗黙のうちに含まれており，彼の表情の魅力が変動するのを見分ける課題でもあった。この宿題によってセルジオは，自分の顔が固定されていないことに気づき，そこから，セルジオの心的等価の状態，つまり「自分は不細工な顔から逃れられない」という思い込みが少しずつ崩れ始めた。この発見はセルジオを驚かせた。セラピストと気づいたことを述べ合うときには，点数をつけるエクササイズと並行して話し合いも行っており，その中でセルジオは，変動する自分の容姿について，またそのように見える状況的背景についても意見を述べた。

　こうしたことはどれもメンタライジングの基本で，回復への道のりにおける，MIST での取り組みの第一歩と言える。このような協働的な取り組みは，おのずと双方の興味を刺激する。セルジオとセラピストは互いに相手の知覚に目を向け，その後の話し合いでは，特定の顔の変化をもたらしたであろう心の状態に明確に焦点を当てている。こうしたことはどれも，物理的世界と心の世界とをつなげるための大切な試みである。他者の目を通して自分を見る能力と，他者が自分とは異なる方法で世界を見ているかもしれないと理解する能力が，効果的なメンタライジングの核心なのである。

具体的な活動やゲームで効果的なメンタライジングを刺激する

　MIST では，効果的なメンタライジングを刺激するために，従来あまり

使われてこなかったさまざまなツールを使って，物理的世界と心の世界を橋渡しする。セルジオの事例で用いた自撮り写真もそうしたツールのひとつである。自撮り写真を使うと，ただ単に話す以上のことが起きる文脈の中で，より細やかに心理状態に焦点を当てることができる。この取り組みの中心にあるのは，身体の体験の統合であり，物理的世界の現実味と省察の両方を高めることである。メンタライジングが脆弱な場合は，身体的または物理的な体験にかかわることなくそれを支えようとしてもうまくいかないことが多い。心理療法で，ダンス，ドラマ，その他の実演化技法を実践している人たちは，このことをかなり前から認識してきた。「今，ここ」での思考や感情に対する気づきと，そこで同時に起きている身体の体験とを組み合わせないかぎり，メンタライジングは抑制されたままとなる。単なる省察だけでは変化は起こせないだろう。

　かといって，身体のエクササイズだけでは，ごく一般的なやり方でしかメンタルヘルスの問題を扱えない。系統立った省察がないと，遊び心に満ちた体験をしても，治療環境以外では役に立たない。具体的な技法を遊び心に満ちた方法で用いると，そこに心的等価とプリテンド・モードが組み合わさった状態が生まれる。これは，小さな子どもにおけるメンタライジングの発達的軌跡を模倣するものと言えるだろう[79]。心的等価の具象性，ごっこ遊びの束縛のなさが遊び心を伴って並置されれば，硬直した信念から心が自由になり，半ば妄想とも言える思い込みに挑むことさえできる。この組み合わせによって，不安を許容範囲内におさえながら，最も重要な問題に焦点を合わせることができるのである。

心を読む聴診器やその他の「スコープ（観察器械）」

　メンタライゼーションを活用したシステム論的アプローチの，別の実用的な例を見てみよう。例えば聴診器は，医師が特定の身体症状に耳を澄ますときに用いるものである。メンタライゼーション指向のセラピス

トが手にすると，それは心を読む聴診器となり，自分や他者の思考や感情についてのコメントを引き出すために使われる。家族とのセッションでは，セラピストは子どもやティーンエイジャーに（ときには大人にも），聴診器を別の家族メンバーの頭に当てて何かを聞き取るように伝える。もちろん，聴診器には呼吸器系や循環器系の症状（心雑音，肺のうっ血など）を見つける以外の診断機能はないと思われているが，デリケートな問題をめぐって，家族メンバーがお互いに対して明示的にメンタライズすることを躊躇している場合には，そのためらいを一時的に取り除くうえで驚くほどの効果がある。

　セラピストが母親の頭に聴診器を当てながら尋ねます。「ママの頭の中で何が起きていると思う？　……頭の中で起きていることが聴こえるって想像してみて。ママにはどんな考えや願いがあるかな？　聴診器をママの頭のこの部分に当ててみようか。頭の真後ろだよ。人間は内緒の考えや感情を頭の後ろに隠すことがあるんだよ。……どんなものがあると思う？　ママはそこでどんなことを感じているかな？　でも，もしかしたら身体の別の部分で感じているかもしれないね。……この聴診器は，心臓やお腹にも当ててみることができるよ。ママのハートは，二人以上の子どもにとっても十分な大きさだと思う？　きみのためのハートの部分に耳を澄ませてごらん……そこにはどんな気持ちがあるかな？」

　聴診器を自分の心臓，頭，胴体に当てることで，自分自身に対しても同じように耳を傾けることができる。「ではここで，少しだけあなた自身に耳を傾けてみましょう……あなたのハートが話せるとしたら，何と言うでしょうか？」

　少し促されるだけで，子どもはこのような遊び心のある技法を親よりも簡単に活用するものだが，親のほうも子どもにつられて，最後には自分でも心の聴診器を気兼ねなく使うようになるだろう。いずれにしても，耳を傾けるべき器官に聴診器を当てるというのは，簡単な装置で物理的世界と心の世界をつなげることになり，この統合が効果的なメンタライゼーションを支えるものとなる。すでに見たように，遊び心があると，凝り固まった考え方から離れやすくなり，当然のことながら，軽快な気分が不安を軽減する。一見単純な小道具が，実際には複雑な働きを見せるのである。

　1対1の個別セッションでは，自分自身に耳を傾ける作業を拡張して，セラピストの心を調べたり，クライエントが別の視点を取り入れるのを手伝ったりすることができる。セルジオも，セラピストの頭に聴診器を当てるように言われ，自分と自分の顔のことをセラピストが「本当はどう考え，感じているか」を探ってみた。これが，他人が話すことは信用できるのか，また，どのような情報や人であれば信頼できるとわかるのか，といった信頼についての対話につながった。このように，具体的なツールが橋渡し役となって，自己や他者の心の中に入っていけるのである。

　心を読む聴診器の使い方は，セラピストの想像力次第だということがおわかりになっただろう。例えば，この聴診器技法を発展させて，それを親スコープ，子どもスコープ，などと呼んで活用することもできる。この道具は，子どもと親が特定のレンズ——親のレンズや子どものレンズ——を通して，自分自身や他の人々を見るためのものである。多くの子どもたちにとっては——そして多くの成人にとっても——具体的で物理的な構造物を遊び感覚で用いることが，視点の変更を促すうえでは最も効果的な方法となりうる。例えば，10歳のフレディにありふれた段ボールの筒を渡し，次のように尋ねることができる。「ママスコープを覗いたら，何が見えるかな？　ママはフレディのことをどう思ってる？　フレディに何が起きているとママは思っているかな？　……じゃあ今度

は根元をひねってみて。そうするとパパスコープになるよ。覗いてみ
て。同じフレディが見える？　それとも別のフレディかな？　ママとパ
パが，それぞれ別のフレディを見ているのはどうしてだろう？」。同じ
ように，親がより洗練された，「子どもスコープ」として適度な「調節」
を行った装着型の「デバイス」を用いるとすれば――この場合は「フレ
ディスコープ」――それを頭につけることで，そこに写る自分自身や他
の人々の姿を見ることができる。

　親子それぞれに，段ボールや他の素材で自分用の「親スコープ」や
「子どもスコープ」の模型を作ってもらうのもよいだろう。このような
装置を一緒に作ってもらうことでも，セラピストは家族のプロセス――
どのような相互作用やコミュニケーションがあるか，リードするのは誰
か，従うのは誰か，譲り合いはあるか，など――を観察することができ
る。親が装置を作りたがらないとか作れない場合には，セラピストは自
分の在庫を出して，家族メンバーにひとつずつ選んでもらうとよい。こ
のような**物理的な構造物**があると，見聞するプロセスが具象化され，よ
り確かなメンタライジングを起動することができる。これは，家族メン
バーのそれぞれが自分の視点に強くとらわれている状況では特に有効で
ある。この遊び心に満ちた活動にはさまざまなバリエーションがあり，
例えば，先生スコープ，裁判官スコープ，警察スコープ，親友スコープ
などを作れば，家族メンバーはたくさんの異なるレンズを通して，葛藤
や問題や人間を見つめる能力を伸ばすことができる。この取り組みの本
質にあるのは，心的等価の型を破り，思い込みに疑問を投げかけ再考
し，他者の視点の複雑さをより深く見つめようとする意欲を高めること
で，家族内のメンタライジングの姿勢を向上させるということである。

ボディ・スキャンと心のスキャン

　これまで見てきたように，メンタライジングは身体の体験と心の体験

の統合である。養育者が赤ちゃんを抱っこし，身ぶり手ぶりで応答し，赤ちゃんの心理状態の変化を敏感に察知するように，乳幼児の心理状態はまず，身体的な接触を通して解釈される。身体が主観的体験にとって重要であることに変わりはなく，それゆえ身体は，心的等価やプリテンド・モードからメンタライジングを解放するための大切な経路となる。MIST のアプローチでは，セラピストがクライエントの身体の体験を活用してメンタライジングを向上させ，個人や家族メンバーに心理状態を観察して検証してもらうことを推奨している。

「心 - 脳のスキャン」[12] はボディ・スキャンの特異型で，思考や感情の描写を補助するものである。このエクササイズでは，家族全員に人間の脳の断面図が描かれた用紙が配られる。ただし，この断面図には変更が加えられており，解剖学的に正しい 4 つの脳葉ではなく，大小合わせて 10 の区画が描かれている。セラピストは次のように説明する。

　　これが何かわかりますか？　一種の脳ですね。ただし，普通の人の脳よりたくさんの区画がありますから，これを心の図として扱うことにします。それというのも，私たちの頭の中には，脳と心の両方があるからです。……大きい区画から小さい区画まであることがわかりますね。医師はこれらの区画を「葉（よう）」とか「室」などと呼んでいます。ではジェーン，想像してみてください。これがあなたのお父さんの頭で，その中に心があるとします。お父さんがあなたに対して抱いていると思われる希望や感情を区画に書き込んでみてください。お父さんにも秘密の感情や考えがあると思うなら，小さな区画に記入しましょう。お父さんにとって非常に大切で，全員が知っているべきだとお父さんが考えていそうなことは，大きな区画に記入してください。では，ジェームズさん（母親），あなたにも同じ図をお渡ししますね。あなたは，夫さんの頭の中でジェーンに関連して起きていると思われることを記入してください。そして，

ジェームズさん（父親），あなたにも脳をスキャンしてもらいたいと思います。これもあなたの脳ですよ。ただし，ジェーンに対するあなた自身の感情や考えを記入するのではありません。そうではなく，ジェーンについてあなたがどのように考えたり感じたりしているとジェーンが思っているか，また，あなたの関心や好き嫌いについてジェーンがどう思っているか，それをあなたがどう考えているかを書いてください。あるいは，妻さんの考えでもかまいませんよ。ジェーンに関連してあなたの頭の中で何が起きていると妻さんが思っているか，それを脳の図に記入するのです。あなたが実際に感じたり考えたりしていることではなく，あなたが何を考え感じていると妻さんが思っているか，それをあなたがどう捉えているかです。では皆さん，それぞれ目の前にある脳と心をスキャンしてみましょう。あとで，皆の頭の中で起きていることを確かめますよ」

　この遊び心のあるエクササイズのねらいは何だろうか？　それぞれの「脳室」に記入される内容が重要なのは，主に家族のコミュニケーションにとってであることに注意する必要がある。MIST の観点からすると，この取り組みや他の遊びが治療的であるのは，単に心理状態についての分析を促すからではない。最も大きな利点は，こうした取り組みが心理状態についての家族内のコミュニケーションを生み出すことにある。ジェームズ家の例の続きを見てみよう。

　　母親であるジェームズさんは，「お父さんは試験の成績を重視する」とジェーンが感じていることを知っているので，冴えない通知表を持ち帰った後にジェーンが癇癪を起こす理由が理解できます。同時に母親自身の視点から眺めると，父親であるジェームズ氏にとっては「ジェーンが極端なダイエットをやめる」ことが唯一の希望で，「ジェーンに幸

せでいてほしい」というのが唯一の実感だと思われます。ところが，こうした事柄は，父親の考えについてのジェーンの認識にはまったく表れていません。ジェーンは父親の秘密の思考として，「ジェーンの問題が父親の仕事を妨げてはならない」と記入していました。またその説明として，ジェーンは，父親がこの家族セッションへの出席を嫌がっていることを知っている，と言います。ジェームズ氏は懸命にそれを否定しますが，母親はジェーンの見方を承認します。

　セラピストはジェーンに，ジェーンが気づいているという「父親が家族セッションへの参加を嫌がっている」ことがジェーン自身にとって何を意味するかについて，両親に理解できるようにもう少し説明してほしいと言います。ジェーンはやや攻撃的な様子で，それは父親がジェーンのことをどうでもよいと思っているということだ，と主張しました。この時点でジェームズ氏は，やや感慨深げに，人々が感情について話し合うのを聞くと居心地が悪くなることや，生まれ育った家では，子ども時代を通じて，誰も感情について話すことを許されなかった——少なくともそのように感じていた——と打ち明けました。ジェームズ氏は，それがよいことだとはちっとも感じていなくて，ふるまい方を変えたいと思っているが，なかなか難しく，ジェーンと妻が自分たちの気持ちを率直に話し合っているのを見ると，とても気まずい思いをするとのことでした。

　このような話し合いの結果として，家族の力動や個人の行動が劇的に変化するということはめったにない。変化は段階的で，主に家族メンバー間の対話の質に表れてくる。家族の会話は，心理状態を扱う際に，よりニュアンスを伴ったものになる。白黒つけるものではなくなり，「絶対に」「決して」「必ず」「全然」「いつも」などの用語や，心理状態を批判的に分類して「どうせあなたは……」「あなたが好きなのは……」「あなたが

嫌いなのは……」「あなたが愛しているのは……」などと決めつけること
も減ってくる。本書で紹介しているゲームやエクササイズからわかるの
は，他の家族メンバーの「頭の中で起きていること」を推測し，その人
が抱いていそうな感情，願望，信念，思考などでスペースを埋める方法
は何通りもあるということだ。ゲームはこれを後押ししてくれる。ジェー
ムズ氏のように，なかには情動について言及することを正しいこととは
思えず，感情を表す言葉に抵抗を感じる人もいる。過去 20 年にわたる多
くの研究が指摘するのは，小児期の逆境的な体験がいかに感情の整理と
調節を妨げうるかということである^{111, 147によるレビュー参照)}。家族内の対話を
変えたからといって発達的な損傷を取り除くことはできないが，それで
も，かかわりたくないという姿勢を和らげることはできる。感情につい
て話し合うことに不安を感じる場合は，思っていたような破滅的な結果
が現実には起こらないと理解すると，家族の力動に本質的な違いをもた
らすことができる。ジェームズ家のように，若い女性の食の問題に関連
した生死にかかわる不安があらゆる言説に浸透していると，心理状態に
関する話題を恐怖症的に回避するようになり，変化の見込みは大きく制
限されかねない。こうした状況の中でこそ，MIST のメンタライジング
のためのツールが威力を発揮するのである。

　心理状態をめぐる回避がなぜそれほど問題になるのだろうか？　家族
の中で非メンタライジングの会話がなされると，それはさらなる非メン
タライジングの会話を生む。家族のコミュニケーションが心的等価に支
配されればされるほど，会話はますます深刻になる。これは逆説的なプ
ロセスとも言える。心理状態について話すことが圧倒的な，痛みを伴い
かねないものとして体験されているために，そのような表現に対して弱
気になってしまう場合，心理状態はますます無視されるようになる。こ
のプロセスに焦点を合わせるために，セラピストは具体的な指示を出す
とよいだろう。例えば，「恐れと希望を書いてください……あなたはそ
のように理解しているのですね。では，息子さんはこの心のスキャンや

心の地図にどのように記入していると思いますか？」などと質問することができる。強烈で恐怖をもたらしそうな情動を心の地図に記入することで，そうした情動やその引き金を家族メンバーで検証しやすくなるのである。

　家族システム内で，お互いの思考や感情に対して遊び心を持つように（深刻にならないように）呼びかけることで制限を取り除くことができれば，理解が深まり，信頼が生まれる。他の多くの遊び心のある活動と同じように，このエクササイズの目的はメンタライジングの促進であり，自分の心の中で起きていることを他の人はどう思っているかに興味を持ち，誤った認識を正したり，誤解について話し合ったりすることを促すことである。他者が世界をどのように体験しているかを理解する機会が持てれば，他者についてだけでなく，他者によって認識される自分自身についても，これを認識する能力が向上する。これこそがシステム内の信頼のレベルを向上させ，システム内の他のメンバーから学んだり，他のメンバーについて学んだりしても安全であり，そうしたいという意欲を高めるのである。

ロールプレイ

　本章でこれまで紹介したエクササイズは，家族メンバーに一時的にであれ別の立場，あるいは別の役割を担ってみるよう促すものである。実際のロールプレイもまた，メンタライゼーションに着想を得た介入の一形態として採用することができる。サイコドラマの技法[131, 185]に基づき，何よりもロールプレイでは視点の交代を促すことができる。例えば，ミニロールプレイを行うことで，セラピストは役割を入れ換えて，クライエントもしくは家族メンバーの一人に「なる」ことができる。役割を入れ換えるロールプレイを始めるときは，次のように言うとよいだろう。「私があなたで，あなたが私だと想像してみてください。……私は，私

の気持ちをあなたに伝えますし，セラピストであるあなたは，私が言うことに反応しなければなりません」。この技法は，一時的な自己メンタライジングの喪失を利用したものである。つまり，このミニロールプレイのあいだ，クライエントや家族メンバーは，相手の人の見解が自分の自己認識にどのような影響を与えるかを気にしなくなるため，別の視点を制約なく採用できる状態になっている。クライエントは，瞬間的に他者になり，文字通り自分のことを忘れている。この方法で家族との取り組みを行うと，家族メンバーのそれぞれが，普段ならできない，またはそうしたいとは思わないメタ視点を持つことができる。その後，感情や思考について家族メンバー間で話し合えば，「リフレクティングチーム」[3]をつくることができる。観察したことを説明し，さまざまな視点を統合する方向に進み，場合によっては，それまで各メンバーが抱えていたばらばらの固定観念に取って代わる共通の見方を生み出すことができるかもしれない。

　よりフォーマルなロールプレイを行うこともできる。現在または過去に問題となった相互作用を家族メンバーに実演してもらい，将来的にはどのように状況が変わっていきそうかを考えてもらう。例えば，子どもは不在で両親がセッションに呼ばれている状況なら，典型的な対立のシナリオを考え，それを「実演化」してもらうことができる[129]。興奮気味になってきたら，セラピストが声をかけて中断させ，相手の思考や感情について考えてみるように伝える。このエクササイズはたいてい困難なものとなるため，セラピストから，今の論争をもう一度，役割を入れ換えて「リプレイ」することを提案するとよい。座席を入れ替え，母親が父親に，父親が母親になったことにする。そしてそれぞれが，先ほど相手が言った台詞をそのまま正確に繰り返す。空いた椅子に，不在の子どもたちの写真を置いてもよいだろう。次に，それぞれの親に，典型的な行き詰まりではなく建設的な結果になるように，相手の役割のまま同じ問題について別の台詞を考えてもらう。例えば，3カ月後に自分たち

の関係が改善していると仮定して，そのときには問題となりそうな事柄についての話し合いがどのように展開するかを考えてもらうとよいだろう。また，子どもがそこにいるとしたら，親の議論をどのように思うだろうかと尋ねることもできる。最後に，それぞれの親に，相手がつくった新しい台詞を採用し，それを自分の言葉にして，以前問題となった事柄をもう一度実演してもらう。このような小規模のロールプレイを行うと，たいていは複数のバージョンができあがる。そこからお互いへの関心が増し，予想される将来のシナリオがなぜ違ってくるのか，その理由を探ることへとつながっていくだろう。

　　次のセッションに，セルジオは母親を連れてきました。母親は，セルジオが自宅では以前よりもずっと元気で，たくさん写真を撮っているようだと話しました。写真のほとんどはセルジオ自身のものだけれど，ときどき母親の写真も撮るとのことでした。セラピストは，そうした写真のいくつかを母親に見てもらってもかまわないかとセルジオに尋ねました。セルジオは了承し，携帯電話を母親に渡しました。何枚ものセルジオの自撮り写真を母親が見始めたところで，セラピストは，それぞれの写真が撮られたときのセルジオの考えや感情を当ててみてと母親に言いました。また，セルジオには，「きみは何のヒントも出してはいけないよ。正解したかどうかも言わないように」と伝えました。それを何回か繰り返した時点で，セルジオはコメントを求められました。「では，答え合わせをしてみよう。お母さんの推測は当たっていた？　それとも，はずれていた？」。セルジオは，「はずれ。母は僕のことをわかってない」と言いました。セラピストは，「そうか。きみは，お母さんはきみのことをわかっていないと考えるんだね。では，きみ自身はお母さんのことをどれくらいわかっていると思う？　お母さんの心をスキャンしてみない？」。セルジオは戸惑って

いるようでしたが，「心のスキャン」のエクササイズの説明を聞き，脳の図の空欄を埋めてみることにしました。母親が心に秘めているかもしれない考えや感情について問われたとき，セルジオは母親の顔をしばらくじっと見てから，「父のことだ。決して口にしない」と言いました。母親はうろたえた様子で，「彼とはそりが合いませんでした……もう何年も会っていません」とつぶやきました。そのときセルジオがとても簡潔な質問をしました。「見た目はどんなだったの？」。母親はセルジオの携帯電話を再び手に取り，セルジオの自撮り写真をめくりながら，その中のひとつを指さしました。「こんな感じ……この写真のあなたとそっくりよ」

　過去と現在をつなげ，修正された，もしくは新しい家族のナラティブの出現を促すことは，メンタライゼーション指向の家族療法に内在する究極の目的である。上記の事例では，セルジオの母親は父親のことを比較的ネガティブに捉えていて，そのことがセルジオの自己イメージに影響を与えたと推測される。もしかしたら母親は，息子の中に，身体的なものであれ性格的なものであれ，父親の特徴のようなものを見ていて，それを無意識のうちに，目立たない非言語的手がかり，例えば顔をしかめたり注意をそらしたりして伝えていたのかもしれないし，セルジオに対して苛立ったときには言葉に出すことさえあったのかもしれない（「あなたはお父さんにそっくり！」）。そうであれば，セルジオが自分の中には，少なくとも母親の視点から見て，何か好ましくないもの――異質とまでは言わなくとも，奇妙な部分――があると感じるようになったのだろうと推測したとしても，必ずしも強引とは言えないだろう。養育者による子どもの歪んだ表象を軸にして形成された自己表象を，私たちは「ヨソモノ自己（alien self）」と呼んできた[78, 120]（本書第6章も参照のこと）。この「ヨソモノ自己」の考え方により，なぜ思春期の若者や

成人の中に，不快だと感じる自分の側面を文字通りカミソリやナイフで
切り取ったり，あるいは自分を薬物やアルコールで麻痺させようとした
りする人がいるのかが理解できる。家族のナラティブ——セルジオの場
合は父親についてのネガティブな物語——を紐解くことで，語られる物
語を検討し直し，その物語が自己認識や自己価値をどのように形成して
いるのかを理解することができる。メンタライジングが回復すると，そ
うした履歴的な体験の再構築が可能になり，その有害な影響を，物理的
現実を通してではなく，むしろ体験の表象としての記憶，印象，推測，
憶測，意見，期待，推量，直感，仮説，見解，疑念などを通して緩和で
きるようになる。これは心理的現実という，情動でいっぱいの身体の体
験の直接性に振り回されるところから，メンタライジングに伴う，より
複雑で，しばしば自己矛盾を含んだ，多層的で，ときには困惑をもたら
すような帰結への移行である。これこそが，本章で見てきたゲームなど
を通じて達成しようとしていることである。

　セルジオがそうであったように，初めよりも終わりのほうで物事の意
味がわかるというのはよくあることである。ただし，常にそうであると
はかぎらないし，それが回復のしるしというわけでもない。もし何らか
の認識が生じて，子どもや親の行動がより理解できるようになったのな
ら，その発見は喜ぶべきことだが，それに固執してはならない。実際，
優れた取り組みを行っても，何の解決にも至らないことはいくらでもあ
る。それでも，視点を交代させる能力や，黙示的メンタライジングと明
示的メンタライジングのあいだを自在に動く能力を伸ばすことで，自己
と他者，内的（心理的）要因と外的（社会／環境的）要因の優先順位の
バランスが改善し，家族のプロセスはより自由になる。こうなると，将
来的なストレスにも，より効率よく対処できるようになるだろう。問題
の解決は改善の必要条件でも十分条件でもないが，メンタライジングの
改善は，問題解決に至るためにも，またそこから利益を得るためにも不
可欠なのである。

　その後の２回のセッションで，セルジオと母親は父親のことを話題にしました。母親は，セルジオが生まれてからの３年間については，父親がいかに愛情深かったかを話すことができました。しかし，父親の浮気が原因で父親を嫌いになり，やがて拒絶するようになったとのことでした。セラピストの提案で，母親は，父親が幼いセルジオの世話をしている写真を何枚か持ってきました。セルジオにとっては初めて見る写真でした。セルジオを抱っこしているときの父親の気持ちについて考えてみるように言われたセルジオは，「幸せそう。僕を愛してくれているみたい……それにほら，この写真，僕にそっくりだ……」と言いました。

　それから６カ月後のフォローアップで母親は，セルジオが父親と再会してアルゼンチンで３カ月間をともに過ごし，「父親のことを知った」ようだと話しました。形成外科手術については，母親が言うには，セルジオがその考えを完全に手放し，手術のために貯めたお金で最新式のカメラを購入したとのことでした。そして母親は次のように言い添えました。「セルジオは今は写真家になりたいと言っています。そして，なぜかはわかりませんが，私の写真を山ほど撮っているんです」

まとめの考察

　ここまで，家族システムの中でメンタライジングを向上させるために使える特異的な技法をいくつか見てきた。こうした「エクササイズ」は，必ずしも明示的な省察を必要としないが，メンタライズする家族文化が生まれやすい内的状態への，黙示的，直観的な理解をもたらす。MISTには暗黙裡の学習の原則が組み込まれており，セラピストの主な仕事は，実体験に対する省察の共有を促すことでメンタライジングの文

化を確立することである，との考えを明確に打ち出している。しかしその結果，経験のレベルがさまざまに異なるセラピストたちが容易に再現可能な，正式なプログラムのような枠組みが求められている。そしてその手順は——従来のマニュアル化された治療とは異なり——セラピストの教示に従ったクライエントが自分から表層的に証言する，見せかけの明示的なメンタライジングではなく，本物のメンタライジングを生み出すものでなくてはならない。MIST は，さまざまな社会的行動の中に暗黙裡に心理状態を自然発生的かつ効果的に組み入れるための，強固な戦略を生み出す必要があるのである。

　この考え方に沿って本章では，メンタライジングを明示的にではなく家族に教えるにはどうしたらよいかという問題に取り組んできた。紹介してきた技法の目標として共通しているのは，クリニックに紹介されてくる複雑な問題を抱えた家族の多くにとって最も困難なものとなりうること——プリテンド・モードの思考や過剰メンタライジングの産物ではなく，本物の，意識的で，明示的で，省察的な思考を求めること——にはっきりとは触れずに，メンタライジングを奨励することである。

　「黙示的で／速い」努力がいらない思考と，「明示的で／遅い」論理的に考える必要がある思考との区別は，Kahneman [104] によってまとめられた二重システムモデルの考え方に由来する。Kahneman が指摘したのは，おそらくすべての臨床家が知っていること，すなわち，人間はさまざまな状況に対して自動的に，熟慮なく反応するということである。この考え自体は目新しいものではない。二重システム思考の他のモデルとしては，Ross と Nisbett [149] や，衝動のコントロールに関する Fudenberg と Levine [84] のものもある。省察は遅々として進まないため，日頃よく直面する状況では，自動的な反応のほうが適応的なことが多い。しかし，家族メンバーが状況を誤解したり，不適切な自動反応を展開したりして，問題が生じることもある。それは，研究によって示されているように，意識的な省察によってバランスを失った自動反応が大

きな脆弱性を生み出しかねないためである[95)]。

　MISTでは，理想的なメンタライジングの姿勢は，「自動的／黙示的」メンタライジングと「意図的／明示的」メンタライジングのバランスが取れているもので，黙示的メンタライジングでは困難が生じかねない場合にのみ明示的メンタライジングを利用することが想定されている。本章で見てきたメンタライジングの技法に計り知れない価値があるとすれば，これがその理由のひとつである。これらの技法は，省察を可能にするほどに十分に興味をそそる方法で，素早い，黙示的な反応の機会を提供する。例えば，自分が映っているビデオを見れば，必ずと言っていいほど速い思考と遅い思考が同時に起こり，当初は自動的だった行動についての考察が深まる。

　本章で紹介したメンタライジング技法は，**共同省察**（joint reflection）の機会をつくりだし，利益をもたらすという点でも計り知れない価値がある。家族で「エクササイズ」をすれば，各メンバーの視点の類似点と相違点を探ることができ，したがって，何が共有されていて，何が今後共有されうるかが明らかになる。また，他者と共に省察することは，それだけでも価値がある。それは，反応するのではなく考えることによって，課題に柔軟に対応する家族の総合力が高まるからである。エクササイズという文脈においては，家族の相互作用にメンタライジング・モードがもたらされるだけでなく，家族内の関係性の質も変化しうるのである。

　最後に，本書でこれまで明言されるのではなく暗示されてきたであろう重要な点をひとつ強調しておこう。MISTのアプローチは，治療プロセスにおいて，メンタライジングが中心的な役割を果たすと考えているわけではない。実は，MISTの最大の目的は，社会的なコミュニケーションにおいて，家族の信頼する力を向上させることにある。第3章で見たように，これは共同志向性という体験が持つ機能とも言える。現実に対する自分の見方が他の人と同じだと感じるような体験をすると，何

か関連する事柄を学び発見する可能性が開けてきて，社会的学習全体に対しての信頼が深まる。私たち一人ひとりの周囲に常に存在している知識に対する，この態度の変化というものが，あらゆるセラピーの第一の成果であり，セラピーがレジリエンスを高めうることの中心的な理由なのかもしれない。「背景にある信頼のレベル」が家族システム内でよい方向に変化することで，家族は将来的な困難に対しても，家族システムの内外に起因する，より開かれた態度で対処できるようになるのである。

第 **6** 章
・・・・・・・・・・・・

効果的なメンタライジングの促進

　これまでの章では，メンタライジングを再始動させる方法を見てきた。メンタライジングの4つの次元（第2章参照）のバランスを回復させるために「逆の動き」を用いるというのも，そうした方略のひとつであった[26]。例えば，クライエントの感情調節が問題の種であり，その発言はプリテンド・モードに支配されていて，それが過剰メンタライジングと認知寄りのアンバランスを反映しているとしよう。この場合，セラピストは，クライエントが個人であれカップルであれ家族であれ，隠れた情動に気づいて名づけるように働きかけるとよいだろう。また，クライエントが感情に圧倒されている場合は，視点の交代を促し，**メンタライジング・ループ**の助けを借りてクライエントが一歩下がり，効果的なメンタライジングを妨げるほどに覚醒を高めることになった相互作用の流れと主観的体験を検討し直すように導くとよい。メンタライジング・ループは，ジョーンズさんの事例（第2章参照）で触れた**省察的探索**（reflective exploration）の文脈でも役に立つ場合がある。

　本章では，私たちが長年かけて開発し，メンタライジングを行う際の困難に対処するうえで役に立つ，さまざまな技法について見ていくことにする。

効果的な／非効果的なメンタライジングを「診断」する

セラピストは，行き詰まりを見せている心のあり様を打開するために，アセスメントを行い，取り組みが必要なメンタライジングの特異的な側面を同定する。これは正式なアセスメントではないが，メンタライジングのどの側面（第2章参照）が強固な存在感を示しているか，そしてどの側面が不安定であったり，ひょっとすると未発達で，欠如していたりしそうか，といったことに注目する。ただし，何かについての証拠がないことは，それが本当にないことを証明するものではないという，ブラック・スワン理論*が私たち皆につきまとう[168]。例えば，家族の物語が分裂しているとか断片化しているという証拠があるなら，セラピストは個人のナラティブの連続性に注目することができるだろう。しかし，個人的なナラティブの連続性を示す証拠がほとんどない場合は，セラピストはそれを強化する方法を検討して，そのための技法を採用するとよいだろう。家族メンバーがその人以外の視点を持っているという証拠がほとんど見られない場合も，複数の視点を生み出すための介入を検討するとよい。こうしたMISTの技法は，他の家族メンバーがいる状態でもいない状態でも，個人に対して使うことができ，また，カップルや家族との取り組みにも採用することができる。

クライエントのある特定の話し方によって，メンタライジングの未発達な部分や，一見存在しなさそうな部分に注意が向かうことがある。自己メンタライジングとの関連で言えば，例えば，ある人が，「12歳以前に起こったことは何も覚えていません。子ども時代が何か関係あるのでしょうか？ そんなのはもう誰も信じていない古ぼけたフロイト派のう

---

* 訳注：ありえないと思われていたことが生じたときには人々に大きな衝撃を与えるという理論。かつて白以外の白鳥はいないと思われていたが，黒鳥が発見され，鳥類学者の常識が覆されたことによる。

んちくです……過去は過去，過ぎたことです……。そんな昔のことは覚えていません。関係ありませんよ」と発言したら，「自伝的（またはナラティブの）連続性」の側面が未発達もしくは欠如していることが示唆される。他にも例えば，ある母親は次のように言うかもしれない。「なぜ周りの人たちからいつも責められるのかわかりません……子どもたちのことでこんなにも大変なのは私のせいじゃありません。担当のソーシャルワーカーが別の人だったら，こんな苦労もなかったはずです……私に必要なのはアドバイスではなくて，社会福祉サービスがもっと大きな住居の家賃を払ってくれて，子どもたちがお互いに刺激しあうことなく，別々の部屋で眠れるようにしてくれることです。そうすればすべてがうまく収まるのに」。この説明は，「自分の行動やふるまいに責任を持つ」というメンタライジングの一側面での困難を示しているのかもしれない。

　他者に対するメンタライジングでは，例えば家族の誰かが，「きみがそのようにふるまうのはこれが原因だ……きみが何を考え，感じているかは，私には手に取るようにわかる。きみは間違いなく，これをわざとやったんだ」と言ったとしたら，その人は不知の姿勢をとることが難しい人だと考えられる。また別の誰かが，「どうしていつも，気に障ることにも別な見方があるなんて言い張るの？　私が間違ってるってこと？　いいえ，間違っているのはあなたよ。あなたの好きなように理解すればいいけど，ただ単にあなたが間違っているの」と言ったとしよう。この発言からは，視点の交代という側面での困難があることがわかる。

　ある父親が，家族セッションで次のように言ったとしよう。「私の話はまだ終わっていない。話を聞いてもらわないといけないのに，全然聞いてくれないじゃないか。意見を言わせてくれないし……私が話しているときには邪魔をしないでくれ。話す順番など知ったことではない。まずは私が問題だと感じることから話す。最後まで聞いてもらわないうちは，話をやめないぞ」。ここでは「交互のやりとり」の側面に問題があ

りそうだ。別の例として，怒った妻が，「彼はこれからも絶対に変わらないでしょうね。一寸たりとも……。私は何年も努力してきましたが，手応えがありません。彼の母親でさえ同じことを言っています」と言ったとしたら，「変化する可能性」を信じる側面が制限されているか，欠如しているのかもしれない。

メンタライジングの特定の側面が欠如している，もしくは未発達であると「診断」した後には，効果的なメンタライジングを呼び覚ますためのさまざまな介入を検討することができる。

効果的なメンタライジングを活性化する

表6-1は，メンタライジングを活性化するための，遊び心に満ちた介入の概要を示したものである。効果的なメンタライジングの項目には第2章と第3章ですでに見たものもあるが，ここではそれらを「側面」（左側の列）として列記し，各側面を活性化したいときにセラピストが使える介入を提示する（右側の列）。表は，自己に対するメンタライジング，他者に対するメンタライジング，関係性メンタライジングの3つの部分に分かれている。「関係性メンタライジング（relational mentalizing）」とは，メンタライズしているその社会的システム独自の性質を説明する，共有された，もしくは共同のプロセスである。各側面には，遊び感覚で行えるエクササイズや介入の例が示されているが，こうしたエクササイズやゲームを行うときには，セラピストのメンタライジングの姿勢が不可欠である。

MISTの介入

表6-1で示したさまざまな介入の中心にあるのは，**メンタライジングの姿勢**[12, 本書第3章参照]である。その姿勢とはすなわち，探究的であるこ

と，不知の立場の維持，個人の体験の承認，効果的なメンタライジングへの注目と強調，非効果的なメンタライジングの中断，などである。効果的なメンタライジングを強化したり活性化したりするためのさまざまなエクササイズやゲームが考案されており，以下のリストはそのすべてを網羅したものではない。こうしたエクササイズは主に，カップルや家族，あるいは複数家族間での取り組み（第9章参照）に適用できるが，なかには MIST の取り組みに応用できるものもある。家族メンバーには，まずは共に何らかの課題に取り組んでもらい，例えば，幼い子どもとは小さな木のブロックで，年長の子どもとはレゴブロックでというふうに，一緒に何かを作り上げてもらうとよいだろう。このようにすることで，家族のプロセスを目の前で観察し，どのような介入が可能かを検討することができる。

　以下に紹介するエクササイズやゲームの多くは，その場かぎりのものではなく，理想を言えば，セッション後や，セッションとセッションのあいだの期間にも試してもらえることを願って設計されたものである。その多くは，一家族によるセッションだけでなく，複数家族によるグループワークでも実施できる。遊び心に満ちたゲームをすると，黙示的なメンタライジングが促され，グループや家族メンバーが理屈っぽくなりすぎる知性化傾向とのあいだでバランスを取ることができる。何よりも重要なこととして，遊び心に満ちたゲームをすることにより，セッションとセッションのあいだの期間のメンタライジングが活性化され，勢いづく。以下のエクササイズやゲームの多くは，この分野の臨床家やセラピストによって紹介されてきた活動やエクササイズを引用，改訂したものである。

嘘を見抜く
- **シナリオ**：付箋に，自分についての真実を3つと嘘を1つ記入し，着ている服の前面に貼り付ける。他の人は，その中から嘘を当てなけれ

154

表6-1 効果的なメンタライジングの側面と介入の候補

側面	介入
◆ **自己に対するメンタライジング**	
心理状態への注目	感情のボディ・マップ（第5章参照）
不知の立場	立場を入れ換えたロールプレイ 不知の姿勢を採用する
自己探究的な熟考と省察	人生の円 問題へ手紙を書く
視点の交代	聴診器とスコープ 他人は私をどう見ているか
内的葛藤への気づき	対立地図 自分の似顔絵と論争する
情動をマネージする	感情のスナップ写真 心と頭に耳を澄ます 気分のバロメーター 知られざる火山活動
言動に責任を持つ	責任と無責任の箱
感情と思考を区別できる能力	感情のボディ・マップ
自分の欠点を認めるユーモア	映画の登場人物になりきる
自伝的／ナラティブの連続性	人生という河 記憶の道筋 アイデンティティ・パズル
◆ **他者に対するメンタライジング**	
心理状態が行動を動機づける という眺め方	心のスキャン
不知の立場	感情のスナップ写真 絵葉書の説明
謙虚さ	心のスキャン
視点の交代	スコープを作る 粘土で作る家族の像 他の人の立場に立つ
共感	学校で表彰される 転校生

表6-1　（つづき）

側面	介入
好奇心	凍りついた彫刻 待ち合わせですれ違い
省察的な熟考	吹き出し 忘れられた誕生日
発達的な視点	写真がうつす物語
寛大さ	待ち合わせですれ違い 問題へ手紙を書く

◆関係性メンタライジング

側面	介入
共同志向性	家族のリュックサック 絵葉書の説明
共同観点の受容	対立地図 記憶を呼び覚ますもの 人間関係の地図
不知の姿勢	他人は私をどう見ているか 心と頭に耳を澄ます
パラノイド的ではない，または 過度ではない反応性	いじめっ子／いじめられっ子／傍観者 エスカレーション時計 誤解に注目する
交互にやりとりする能力	家族の絵 ボードゲームで遊ぶ
影響に対する気づき	人間関係の地図 学校で表彰される 赤ちゃんと鏡
遊び心	仮面お茶会
変化の可能性を信じる	家族のリュックサック 魔法の王国
信頼する力	目隠し 嘘を見抜く

156

ばならない。

- **指示：**「嘘をつくのが苦手な人がいるかもしれませんが，これはゲームです。楽しみましょう。相手の人と，何が真実で，何が嘘かを当てっこします。では，付箋紙を4枚取って，自分について，本当のことを3つと嘘を1つ書いてください。それを胸や頭に貼って，部屋の中を歩き回ります。シャーロック・ホームズになった気分で，グループのメンバー一人ひとりと対面し，相手の人の嘘を見抜きます。4回目まで行かずに，初回で正しく見抜けるかどうかやってみましょう。ご自分についての嘘は簡単に見抜かれないものにしてください」

- **注目点：**皆がどれほど上手に当てられるだろうか？　真実と嘘とでは，どちらのほうが見抜くのが難しいだろう？　嘘が「必要」なときがあるとしたら，それはどのようなときだろう？　「よい」嘘と「悪い」嘘があるだろうか？

転校生

- **シナリオ：**学校のクラスに転校生がやってくる。とても恥ずかしがり屋のその子を助けたいと思う子どもがいる一方で，その子のたどたどしい話し方に苛立つ子どももいる。

- **指示：**「ビルにとって，今日は新しい学校，新しいクラスでの最初の日です。知り合いは誰もいません。ビルは外国語も話すので，ビルの英語を理解するのは簡単ではありません。ビルを笑う人もいれば，無視する人もいますし，同情する人もいます」

- **注目点：**ビルはどのような希望や不安を抱いているだろう？　クラスの生徒たちは転校生について，またその見かけや話し方が変わっていることについて，どのように考え，感じているだろう？　思いやりのある生徒の内面では，どのようなことが起きているだろう？

待ち合わせですれ違い

- シナリオ：最新の映画を観るために，友人二人が午後6時に映画館の前で待ち合わせることにした。約束の時間になっても相手が来ない。
- 指示：「友達同士であるジュディとメアリーが映画を観に行くことにしました。映画館の前で午後6時の待ち合わせです。ジュディは6時10分前に到着し，わくわくしながら待っています。ところが6時になってもメアリーが来ません。……6時16分になりました。ジュディはまだ待っています。一方，メアリーは地下鉄の中です。地下鉄が30分間，止まったままなのです。6時半に，ようやくメアリーは映画館にたどり着きました。幸い，ジュディはまだそこにいました」
- 注目点：さまざまな時間における，ジュディとメアリーの心境を想像してみよう。自分について，また相手について，二人はどのように感じているだろうか？　ようやく会えたとき，二人はどのように考え，感じただろうか？

他人は私をどう見ているか

- シナリオ：このエクササイズはふたつの部分から成る。グループの他のメンバーがあなたのことをどう見ているかを想像すること，そして実際にメンバーにそれを書いてもらうこと。複数家族やグループでの取り組みに最適である。
- 指示：「家族やグループの他のメンバーがあなたのことを描写するときに使いそうな形容詞を8つ，ポジティブなものでもネガティブなものでもかまいませんので，紙に書き出します。書き終えたら紙を折りたたんで，一旦しまいます。次に，自分以外のメンバー全員に対して，それぞれの人を表す形容詞をひとつ付箋に記入し，その人に貼り付けます（匿名性を守るために背中に貼るとよいでしょう）。全員に一枚ずつ貼ってもらいますので，形容詞の付箋がたくさん付いた状態になります。その後，最初に自分で書いた紙を取り出して，他の人が

書いて貼ったものと比べます」

• 注目点：自分で記入した形容詞が，家族やグループのメンバーが記入
　したものと似ている，または異なっているのはなぜか，あれこれ考え
　てみる。

映画の登場人物になりきる

• シナリオ：映画やシリーズもののテレビ番組から，自分に似ていると
　思う登場人物をそれぞれが選ぶ。家族／グループのメンバーは，ある
　人がなぜその登場人物を選んだのかをお互いに当てっこする。そし
　て，どの特徴が実際に似ているか，または似ていないかを話し合う。
　このエクササイズのバリエーションとして，商業用映画の，対人関係
　の問題を描いた部分を 10 分間ほど観てもよい。グループのメンバー
　に，さまざまな登場人物になりきるように伝え，登場人物たちがどの
　ように考え，感じているかを想像してもらう。

• 指示：「映画やシリーズもののテレビ番組が好きな人は多いものです。
　その中から，共感できる特定の登場人物を選んでください。全員にわ
　かるように，よく知られた登場人物だといいですね。自分で選んだ人
　物の言葉や動作を真似ることから始めましょう。その後で，家族やグ
　ループのメンバーと一緒に，なぜその登場人物を選んだのか，また実
　際に似ている点があるかどうかを話し合います」

• 注目点：家族やグループの他のメンバーがそれぞれ選んで真似した登
　場人物をお互いに当て合って，なぜその登場人物をその人が選んだの
　かを推測する。また，登場人物たちに対するそれぞれの見方を比較す
　るとよい。グループや家族の他のメンバーはそれぞれの登場人物を同
　じように見ているだろうか？

忘れられた誕生日

• シナリオ：ビルがジェーンの誕生日を忘れていて，ジェーンは心底

がっかりしている。

- 指示：「今日はジェーンの誕生日で，ジェーンはボーイフレンドのビルと一緒にお祝いをするつもりです。ビルを自宅に招待していて，料理を作り，食事に合うビールも買ってきました。ビルがやってくるのを心待ちにしています。ビルが到着しました。ところが，ビルはプレゼントを持っておらず，『すごいディナーを作ったね。しかも木曜日なのに！』と言います。ジェーンは黙って料理を食べ，ビールもほとんど自分だけで飲んでしまいました」

- 注目点：何が起きたのだろう？　ジェーンはなぜそのようにふるまうのだろう？　ジェーンの心の中では何が起きているのだろう？　ジェーンの誕生日だと気がついたとき，ビルは何を考え，どのような気持ちになるだろう？　あなたはこんな状況に陥ったことがあるだろうか？

学校で表彰される

- シナリオ：子どもが学校で表彰されるが，そのことにどうやら親は気づいておらず，コメントもしていない。子どもはとてもがっかりしている。

- 指示：「ジャックは学校の朝礼で，校長先生から作文の分野での特別賞を授与されました。そのことを母親に伝えたくてたまりません。家に帰ると母親は電話中で，ジャックに取り合いません。ジャックは学校で特別賞をもらったと母親にささやきかけますが，母親は離れたところで静かにしていなさいと手を振ります。ジャックはそれでも興奮していて，母親の周りを飛び跳ねます。母親は『行儀悪くしないで……どこかよそへ行って遊んできなさい』と言います。ジャックは家の外へ出ます。10分後に母親がジャックを家に呼び入れ，学校での一日について尋ねますが，ジャックは『ふつう』と答えます」

- 注目点：ジャックが最初にニュースを伝えたときに母親が無反応だったのはなぜだろう？　そのときジャックはどのように感じただろう？

ジャックは母親の反応をどのように理解しただろう？　後になって，母親が学校での一日について尋ねたとき，ジャックはどのようなことを感じただろう？　ジャックが表彰されたと知ったとき，母親の中ではどのようなことが起きていただろう？　母親はどのように埋め合わせができるだろうか，また，そのときジャックはどのように反応するだろうか？

いじめっ子／いじめられっ子／傍観者

- シナリオ：典型的ないじめの場面を，いじめっ子1人，いじめられっ子1人，傍観者2人の計4人でロールプレイする。家族やグループの他のメンバーは，演じている一人ひとりの心の中を推測する。

- 指示：「学校での休み時間の典型的な場面を想像してみましょう。一人の子どもがからかわれています。いじめっ子は勢いづき，他の子どもたちは引き込まれ，何が起こるか見守っています」

- 注目点：いじめっ子にはどのようなことが起きているだろう？　いじめられっ子はどのようなことを考え，感じているだろう？　傍観者たちは何を考え，感じているだろう？　傍観者たちには何ができるだろう？　あるいは，行動したほうがよいと思っていても，そうしないのはなぜだろう？

凍りついた彫刻

- シナリオ：それぞれの家族が，自分たちが抱えている特定の問題について考え，他の家族のメンバーたちを使って，凍りついた彫刻としてその問題を表現する。見ている他の人たちは，どのような問題が表現されているかを当て，次に，彫刻を作り直すことを通して前に進む方法を見つける。

- 指示：「親，パートナー，子ども，あるいは身近な誰かとのあいだで起きている対人関係上の問題について考えてみてください。その問題

を凍りついた彫刻にするとしたら，どのようなものになるでしょうか？
考えがまとまったら，他の家族やグループメンバーの中から何人かを
選び，凍りついた彫刻になってもらいます。それぞれの彫刻のスナップ写真を撮って，後から全員で見返せるようにします」。このエクササイズは複数家族のグループで行うことになる。

- 注目点：さまざまな問題や感情，力動は，どのように表現し，認識することができるだろうか？　正確に読み取ることはできるだろうか？　他人が何を，どう感じているかは，どのようにしたらわかるのだろう？　彫刻の「一部分」が変えられるとしたら，どこを変えるとよいだろう？　それによって，彫刻の他の部分はどうなるだろう？

感情のボディ・マップ

- シナリオ：参加者それぞれが特定の感情を身体のどこで感じるかを探り，ボディ・マップ上に描き込む。
- 指示：「私たちにはたくさんの気持ちや感情があります。他の人たちや自分自身に対してさえ隠しているものがあるかもしれませんが。何を感じているかはわかっていても，どこで感じているかをわかっていないことも多いものです。ではここで，一人ひとりの身体の輪郭線を取りましょう。大きな紙を用意しましたので，その上に仰向けになって，交代で他の人に身体の輪郭線を取ってもらいます。自分の輪郭線を手に入れたら，次に，色や強さや大きさをさまざまに変えて，感情を紙に描き込みます。頭でも，お腹でも，脚でも，あなたの感情はどこに位置どってもかまいません」
- 注目点：それぞれの個人や家族ごとに，特定の感情がどこに現れているかについて，何か気がつくことはあるだろうか？　怒りや攻撃性はどこで感じているだろうか？　嫌な感情がある場合は，どのように対処できるだろうか？　嫌な感情を減らし，よい感情を増やすにはどうしたらよいだろうか？　こうした感情を過去に抱いたときの，どのよ

うなエピソードが心に浮かぶだろうか？

感情のスナップ写真

- **シナリオ**：セッション中に，セラピストは家族メンバーの許可を得た
  うえで，一人ひとりの写真を撮る。後で写真を見返し，スナップ写真
  が撮られたとき，各人の心の中で何が起きていたかを皆で推測する。
- **指示**：「今日のミーティングでは，私の分も含めて，ここにいる全員
  のスナップ写真を撮りたいと思います。もちろん，それには皆さんの
  許可が必要です。撮ったスナップ写真は後で見返し，写っている人の
  心の中で何が起きていたかを当てたいと思います」
- **注目点**：それぞれのスナップ写真にはどのような情動が表れている
  だろうか？　何がそのような情動の引き金になったのだろう？　他者
  の心を読むことには限界があるだろうか？　間違って読み取るとした
  ら，それはどのようなときで，なぜだろうか？

赤ちゃんと鏡

- **シナリオ**：親は 5 分間ほど，赤ちゃんに話しかけたり，遊んだり，刺
  激したりするように伝えられる。赤ちゃんと親の顔が同時に映る位置
  に鏡が置かれ，やりとりする表情をビデオに撮る。親は後からビデオ
  を観て，赤ちゃんの心の状態を，赤ちゃんが親をどのように知覚して
  いそうかも含めて推測する。
- **指示**：「赤ちゃんが何を考え，感じているかを知ることは，なかなか
  難しいものです。それは赤ちゃんにとっても同じで，お母さんやお父
  さんが何を考え，感じているのか，赤ちゃんにはわかりにくいかもし
  れません。では，今から 5 分間，自由な方法で赤ちゃんと遊んで交流
  してください。その様子を録画します。親御さんと赤ちゃんとのあい
  だで起きていることをより細かく理解できるように，赤ちゃんの後ろ
  に鏡を置いて，皆さんと赤ちゃんの両方の姿が同時に映るようにしま

す。後ほど一緒にビデオを観ることにしましょう」

- **注目点**：一時停止しながらビデオ撮影を行うことで，省察する余地を
  たびたびつくりだすことができる。撮影を停止したらすぐに，「たっ
  た今，赤ちゃんはどのようなことを感じたり，考えたりしていると思
  いますか？ 赤ちゃんが落ち着かない理由として，どのようなことが
  考えられるでしょうか？」などと質問するとよいだろう。そこから，
  次はもっと踏み込んだ質問をすることができる。例えば，「赤ちゃん
  は不安を感じていると思いますか？ それとも，あなたが不安なので
  しょうか？ 赤ちゃんはあなたに対して怒っていると思いますか？
  それとも赤ちゃんは，あなたが赤ちゃんに対してイライラしているの
  を感じ取っているのでしょうか？」などと尋ねられるだろう。さらに，
  録画を利用して，子どもの目を通して自分自身を見つめてみるよう親
  を促すこともできる。「赤ちゃんには，どのようなママが見えている
  でしょうか？ 幸せなママ？ 怒ったママ？ それとも悲しいママ？
  そのように見えているとしたら，それは赤ちゃんにどのような影響を
  与えるでしょうか？ 赤ちゃんはたった今，何を考え，何を感じてい
  るでしょうか？」「赤ちゃんは，パパやママが何を考え，何を感じて
  いると思っていそうでしょうか？ パパやママは，赤ちゃんにどのよ
  うに反応していますか？」「赤ちゃんには，どのようなお母さんが見
  えていますか？ 赤ちゃんは，お母さんにどのように反応しています
  か？ 赤ちゃんは，もし話せるとしたら，何と言うでしょう？ 赤ちゃ
  んが大人のように考えられるとしたら，何と言うでしょうか？」

対立地図

- **シナリオ**：家族やグループのメンバーに，対立が起きる場所の地図
  ──自宅や近所や学校の地図──を描いてもらう。また，対立が起き
  る場所に赤で印をつけてもらう。
- **指示**：「一人ひとり，ご自宅の平面図を書いてみてください。典型的

なもめごと／喧嘩／言い争いが起こる場所に赤い印をつけましょう。また，住んでいる地域の地図も描いてみましょう。自宅がある場所，隣近所，お店，学校などを記入します。この地図にも，最も大きな行動上の問題が起こる場所に印をつけましょう」

- **注目点**：特定の言い争いが特定の場所で起こりがちであることを，どのように説明できるだろうか？　言い争いを始めたくなるたびに立ち止まり，先を続ける前に別な部屋に移動して，「犯行現場」を変えてみたらどうなるだろう？　場所を変えることが実際に役立つだろうか？　あるいは，対立を減らすために他にできることはあるだろうか？

エスカレーション時計

- **シナリオ**：コントロールを失うところまで事態がエスカレートした個人的な体験をひとつ思い出してもらう。エスカレーション時計を図に描き，次第にエスカレートしていったやりとりのプロセスを記録する。手遅れになる前に時計を止められたかどうかを検討する。
- **指示**：「ときどき私たちは，何もかもが制御不能になって，もうどうにもならないと思うような情動状態に陥ることがあります。そんなとき，私たちはどんどん怒りっぽくなったりします。それは相手の人も同じです。悪循環に陥り，そこから抜け出せなくなるのです。最近，あなたにもそのようなことが起きていたら，それを思い出してください。このエクササイズでは，各自が大きな時計の文字盤を描きます。1 から 12 までの数字を記入し，それぞれの数字から時計の中央まで線を引き，文字盤を 12 分割します。さて，12 時はもはや手遅れという意味で，あなたが爆発するか，全員で喧嘩になるような状態です。その 12 時の区画に最近起きたことを記入しましょう。それから時計を，いわば 1 時間ずつ巻き戻していきます。では，手遅れになる直前に起きていたことを思い出してください（想像の時計は「11 時」を指していたとしても，実際には爆発の「数秒前」だったということもあるか

もしれません）。また，その前の 10 時にはどのようなことが起きてい
たでしょう。こんなふうに続けていくと，あなたの言動や他の人が言っ
たことなど，物事がエスカレートしていった様子の逆をたどることが
できます。それらをすべて時計に記入しましょう。すべての区画を逆
にたどったら，次に，エスカレートするのを回避するために，各『時
刻』でどのようなふるまいが可能だったかを考えます。あとで，自分
の時計を他の人の時計と比べてみるとよいでしょう」

- 注目点：エスカレートした最近の出来事は予測できるものだっただろ
  うか？　それぞれの人は何を考え，何を感じていたのだろう？　エスカ
  レートするのを予測できたとしたら，どの時点なら止められただろう
  か？　将来的には，どうすれば他の人の心を読んで，爆発を阻止する
  ことができるだろう？　そのときの言動としてふさわしくないものは
  何だろうか？

他の人の立場に立つ

- シナリオ：家族やグループのメンバーは，他の人の立場に立って，そ
  の人の視点で世界を眺めてみるように伝えられる。
- 指示：「全員で輪になって座りましょう。足の下に紙を置いて，自分
  の両足の靴の輪郭を取ってください。次に立ち上がって，左側へ移動
  し，隣の人の靴の輪郭の中に立ちましょう。自分がその人になったと
  想像して，今までの話し合いの先を続けましょう」
- 注目点：別の視点から眺めると，問題はどのように見えるだろうか？
  他の人たちの立場をよりよく理解できるだろうか？

魔法の王国

- シナリオ：想像上の王国をつくり，そこで各自が自分の役割を見つけ
  る。
- 指示：「皆さんが，はるか遠くの，ある王国に住んでいると仮定しま

しょう。皆さんで相談して，どのような人たちがその王国に住んでいるかを決めてください。例えば，王，女王，王子，王女，女中，召使い，道化師，騎士，農民，職人，商人，看守などがいるかもしれません。誰がどの役になるかを決めたら，役づくりのために衣装を考えましょう。帽子，王冠，宝石，道具など，好きなように作ってみてください。そして，すべてがうまくいっている王国をつくりましょう」

- 注目点：全員が各自の役割に満足しているだろうか？　変えたいと思っている人はいるだろうか？　だとしたら，それをどのように，誰と交渉すればよいのだろう？　魔法の王国を日常生活の現実と比べてみたら，何が言えるだろうか？　そこから何を学べるだろう？

目隠し

- シナリオ：目隠しをした親が子どもによって障害物コースを案内される。次に，目隠しをした子どもが親によって障害物コースを案内される。
- 指示：「信頼に関連するゲームをしたいと思います。私たちはいつ，どこで，誰を信頼することができるのでしょう？　ここに目隠しを用意しました。まず，親御さんに目隠しをつけていただき，本当に何も見えない状態になってもらいます。親が目隠しをしているあいだ，子どもたちは障害物コースをつくり，そして部屋の中と外とで親御さんを安全に案内します。このとき，子どもたちが使ってもよいのは言葉だけです。その後，役割を入れ換えます。今度は子どもたちが目隠しをし，親が障害物コースをつくって導きます。その後さらに，子どもたちは自分の家族ではない他の誰かによって導かれます」
- 注目点：「盲目的な」信頼とは，どのようなものだろう？　誰かを，いつなら，信頼できるのだろう？　家族やグループのメンバーが他の人を信頼できなかったのはいつだろう？

家族のリュックサック

- **シナリオ**：家族で相談して，必ず持っていきたい5つの物を決める。
- **指示**：「突然ですが，次の飛行機でこの国を離れなければならなくなったと想像してみてください。家族の大切なものを持っていくのに使えるのはひとつのリュックサックだけで，家族全体では5つしか物を持っていくことができません。皆さんで話し合って，その5つを決めることができるでしょうか。合意できたら，5枚の紙にひとつずつ——1枚につきひとつの物を——書き出してください。それから，その5枚の紙をリュックサックに入れましょう」
- **注目点**：選んだ5つの物は，なぜそれほど大切なのだろう？　全員にとって大切なのだろうか？　どのようにして合意に至ったのだろう？　最終決定権を持っているのは誰だろう？　リュックサックに入れることができなかったのはどのようなものだろう？　喪失感にはどのように対処すればよいのだろう？

記憶を呼び覚ますもの

- **シナリオ**：家族またはグループのメンバーは，過去の家族生活を象徴する，強い情動を呼び起こすものをひとつ選び，次のセッションに持ってくるよう伝えられる。次のセッションでは，その物に付随する記憶について話すよう促される。
- **指示**：「年齢を重ねるにつれ，私たちの記憶は薄れていきます。それでも，特定の品物が記憶を呼び覚ますこともよくあります。その品物とは例えば，安心毛布，絵画，初めて履いた靴，祖父母からのプレゼントなどです。次回のセッションには，過去の思い出の品をひとつ，各自が持ってきてください。個人的な理由があって大切な，価値を感じているものです。その品々に秘められた物語をお聞きしたいと思います」
- **注目点**：どのような記憶が呼び起こされるだろうか？　どんなよい物

語が心に浮かんでくるだろう？　心が痛むようなことはないだろうか？
持ってこようかと思ったけれど，結局持ってこなかったものは何だろ
う？　なぜそれを持ってこなかったのだろう？

写真がうつす物語

- シナリオ：それぞれの家族で，家族の歴史がわかる写真を7枚選ぶ。
- 指示：「次回お会いするときまでに，家族の歴史がわかる写真を7枚
選んでおいてください。最も大切な写真を7枚だけです。つまりこれ
は，写真を取捨選択するということです。次回は写真とともに，ご家
族の物語を聞かせてください」
- 注目点：どのように写真を選んだだろうか？　振るい落とす必要が
あった写真はどれだろう？　どの記憶が呼び起こされ，どんな懐かし
い出来事が思い出されただろう？　持ってきたかったけれども見つか
らない，あるいはそもそも存在しない写真があるだろうか？

アイデンティティ・パズル

- シナリオ：家族またはグループの一人を「パズル」に見立て，他のメ
ンバーは，その人がどのような人物であるかのパズルを組み合わせて
いく。木製のパズルをメタファーとして使い，その人が持つ多くの特
徴がそれぞれしっくりとはまる——または，はまらない——様子を描
写する。
- 指示：「ときどき私たちは，他の人や自分が本当はどんな人間なのか
がわからなくて困ることがあります。誰かを知るというのは，パズル
を組み合わせる感じに似ているかもしれません。たくさんのピースが
あるものですが，それぞれがぴたりとはまるでしょうか？　欠けてい
るピースがあるでしょうか？　ここに（20ピースほどの）木製のパズ
ルがあります。ひっくり返して，何も描かれていない面を上にしま
しょう。では，このパズルが家族またはグループの中の，皆さんが知

りたいと思っている人だとします。その人に質問をしてはいけません。本人は黙ったままで，ただ聞いていてください。他の皆さんは，その人を表す何かを付箋に書き，パズルのピースにくっつけましょう。どんどん記入して，すべてのピースに付箋が貼られた状態にします。次に，それらのピースがどのようにつながってパズルが完成するかを見ていきます。その後，部屋にいる全員で話し合いましょう」

- 注目点：ある人を表現する言葉を見つけるのはどれくらい簡単，もしくは難しいだろうか？　内容が一見矛盾するようなパーツ同士もぴったりとはまるだろうか？　パズルになった本人は，これをどう捉えるだろうか？　どうしたら本当のその人を探り出せるのだろう？　それができるのは，どのような立場にいる人だろう？　空白やギャップがある場合は，どうしたら埋められるだろうか？

人生という河

- シナリオ：家族一人ひとりが自分の人生の河を描く。家族の人生という河の起源を振り返るとともに，それが将来的にどこへ流れていくかを展望する。
- 指示：「私たちの人生は，河のようなものと考えることができます。最初の湧き水が合流していくあたりは祖父母かもしれません。小川ができて，やがて大きな河川になります。河に似て，人生でも，新たな湾曲部分や，岩や激流などの予想せぬ障害物を乗り越える必要があります。穏やかに流れているときがあるかと思うと，突然，押し流されることもあります。この河を，自分たち家族の人生だと想像してみてください。鳥の目線で眺めたり，河岸に座って目の前の流れを見ている様子を想像したりしてもかまいません。何が見えるでしょうか？河のさまざまな部分を想像しましょう。湧き水から始まり，親同士が出会ったときや，子どもたちが誕生したときなどがあり，最後は海に流れ込みます。新しい流れが合流したとき，例えば家族に新しいメン

バーが加わったときなどがあれば，それにも気を留めましょう。そして，家族という河がどこを流れ，どのように漂っていくかに注意を向けましょう」

- 注目点：人生という河の流れは，外部からの影響を受けてどのように変化しただろうか？　どうすれば本来の河底に沿って流れることができるだろうか？　危険な流れや岩は，どのように乗り越えるのだろうか，または乗り越えてきたのだろうか？　どれをどのように克服したのだろう？　どのような困難が待ち受けていて，どのように対処できるだろう？

粘土で作る家族の像

- シナリオ：各自が粘土を受け取り，家族の像を作るよう伝えられる。年齢に応じて，家族一人ひとりが自分の家族の像を作ってもかまわないし，一家族でひとつの家族像を作ってもかまわない。どの人／家族も，後で自分たちの作品を他の家族メンバーに披露する。

- 指示：「手元にある粘土を使って，あなたの目に映る，あなたの家族の像を作りましょう。家族全員の粘土像を作り，木の板の上に配置します。お好きなように，また自分にとっての重要度に応じて，各メンバーの像を大きくしたり小さくしたりしてもかまいません。それぞれのメンバーの像をどのように関連させて配置するかについては，よく考えましょう。各自が抱えている問題や病気に関係していてもかまいませんし，ただ単にあなたの体験通りの配置でもかまいません。そして，作品全体に名前やタイトルをつけます。この課題は30分で行いますが，後ほど，モダンアートギャラリーにいるものと想像しながら，各自が自分の作品を他の人たちに紹介します」。像を作り終えたら，それぞれの家族や参加者は作った粘土像とそのタイトルを披露し，どのようにして，なぜ，このように作り上げたかを説明する。グループや家族の他のメンバーにもコメントや質問をしてもらう。

- **注目点**：家族像の中で，自分が最も気になっているのはどの人だろう？　この家族には何らかの変化が必要だとしたら，どこから始めればよいのだろう？　問題や病気はどこに位置づけられるだろう？　問題や病気が消えるとしたら，家族はどのような姿になるだろう？　どこを変化させる必要があるだろう——変化を起こすことに最も関心があるのは誰で，最も気乗りしないのは誰だろう？　たくさんある対人関係の中で，最初に変えるとよさそうなのはどれだろう？　ある人を別の人の近くへ動かすと，他の人たちには何が起きるだろう？
- **バリエーション**：家族一人ひとりに粘土を渡し，それぞれにとっての家族像を作ってもらう場合は，後で，同じ家族の粘土像でも人によって大きく異なるのはなぜか，またそれぞれの「芸術家」が何を考えているのかについて，好奇心をもって探究し，思いをめぐらすことができる。

家族の絵

- **シナリオ**：現在の自分たち家族の姿を，ペン1本だけを使って，それぞれの家族に描いてもらう。その後，6カ月後にこうなっていてほしいと願う家族の姿も描いてもらう。
- **指示**：「ここにペンが1本あります。ペンを家族で共有しながら，現在はこうだと思う自分たち家族の姿を一緒に描いてください。描き終わったら，次に，なぜその絵になったのかを話し合います」。後で：「では，6カ月後にはこんな家族になっていたいと思う姿を同じように描いてみてください」
- **注目点**：家族でどれくらい協力し合えただろうか？　主導権を握ったのは誰で，誰がそうではなかっただろう？　最も「発言」していたのは誰だろう？

知られざる火山活動

- **シナリオ**：火山の内部や地下で何が起きているかを家族やグループの
メンバーで一緒に調べ，間近に迫る噴火を予知できるようにする。
- **指示**：「噴火前の，活動休止中の火山の絵をたくさんの色を使って描
いてください。また，地質層も描き，地底で起きていることも表現し
てください。次に，噴火させます。描き終わったら，全員で火山につ
いて話し合い，噴火をいち早く察知する方法を考えます。小さな轟き
音や振動があったり，蒸気が立ち昇ったり，最初にどこかの岩が吹き
飛んだりするのかもしれません。自分が火山にいるとして，できるだ
け安全を確保しようとするなら，何をすればよいでしょう？　どのタ
イミングで，どこに走れば，溶岩の流れを避けられるでしょう？　想
像できたら，次は，家族内で起きた前回の爆発について話し合ってく
ださい。どのような警告のサインがありましたか？」
- **注目点**：火山の比喩を，家庭内での暴力的な出来事に置き換えて考え
てみる。

人間関係の地図

- **シナリオ**：各自が家族内のさまざまな関係を，記号を使って地図に描
く。
- **指示**：「ここにいる一人ひとりに，家族内の人間関係の地図を描いて
もらいたいと思います。家族メンバーの女性と男性をそれぞれ○と□
で表し，その関係性を線で結びます。非常に強くて親密な関係は二重
線や三重線で表し，いくらか遠い関係であれば点線にしましょう。問
題のある関係や敵対関係は，あいだに稲妻を描いたり，ジグザグの線
で結んだりするとよいでしょう。一緒に住んでいる人であれ，離れて
いる人であれ，大切な人はすべて記入しましょう。祖父母，おじやお
ばなども含めて考えます。関係性がわからないところは，どのような
感じかを推測してみましょう。人々のあいだに同盟関係や連合がある

ようなら，それを表す記号も考えます。異なる世代間や家族の分派間
に境界線を入れてもいいかもしれません。そのような境界には，厳密
なものもあれば，柔軟なものや，緩すぎるものもあるでしょう。自分
自身を書き入れることも忘れないでください」。後で：「この地図上の
人間関係のうち，ひとつだけを変えられるとしたら，最初にどれを変
えますか？　どのように変えたいでしょうか？　もしそれが変わった
なら，どれか他の関係も自動的に変わるでしょうか？　だとしたら，
それはどのような方向に変わるでしょうか？」

- 注目点：どの関係が最もよくて，どの関係が最もつらいものだろうか？
  地図を1年前に描いていたら，それはどのようなものになっていただ
  ろうか？　境界はどのようなものだろう？　同じ家族なのに，それぞ
  れが非常に異なる地図を描くのはなぜだろう？　そこから何が言える
  だろうか？　他の人たちはどのような変化を望んでいるだろう？　あ
  る関係がそれほど親密ではなかったら，他の関係にも違いが出てくる
  だろうか？

人生の円

- シナリオ：一人ひとりが人生の重要な側面を図式的に描く。
- 指示：「この円が，あなたの現在の人生を表していると思ってくださ
  い（紙のほとんどを占める大きな円を描く）。この紙に，より小さな
  円で，あなたにとって重要な人々を描き込んでください。家族メン
  バー，友人，ライバル，隣人など，誰でもかまいません。大きな円の
  内側でも外側でもかまいませんし，円同士が触れ合っていても，重
  なっていても，遠く離れていてもかまいません。円で表されている人
  があなたにとってどれほど重要かによって，円を大きくすることも小
  さくすることもできます。この紙に描き込むべきだと思う人は，生き
  ていても亡くなっていても，家族でも家族でなくても，誰でも描き込
  みましょう。ご自分のことも忘れずに描いてください。また，仕事や

趣味，信仰，ペットの犬など，あなたの人生におけるその他の重要な領域についても描き込みます。次に，希望や恐れも描き込みます。それぞれの円には，後から見てわかるように，イニシャルを入れておきましょう。もうひとつ大切なこととして，病気やあなたの症状も，それが属すると思う円の中に記入しましょう。このエクササイズのやり方については心配しないでください。間違った円や正しい円といったものはありません。自分にとって最善と思われる方法で取り組むことができればそれで十分です」

- **注目点**：描いた絵を見て，何か驚くようなことはあるだろうか？　出来上がった絵は気に入っているだろうか？　絵に満足しているだろうか？　この絵に限らず，もしかしたら実生活においても，何か変えたいことがあるだろうか？　どのように変わってほしいだろうか？　どうすればそうなるのだろう？　その希望を捨てたらどうなるだろうか？

気分のバロメーター

- **シナリオ**：各自が自分の気分と全般的な感情状態について，現状と，望ましい状態との両方で評価する。

- **指示**：「各家族に一枚ずつ，大きな紙を用意しました。紙には縦軸と横軸が入っています。この紙を使って，皆さんの気分と全般的な感情とを，たった今と将来を見通して評価します。縦軸には−10から+10までの目盛りがあり，真ん中が0になっているのがわかると思います。これは，自分がどんな気持ちかを評価するためのものです。−10は非常に嫌な気分，+10はすばらしい気分だということです。おそらく，この両極のあいだのどこかに自分の気分を位置づけることになるでしょう。次に，（縦軸の0を通る）横軸を見ると，左側は過去を，右側は未来を表しています。横軸の0は現在，つまり今を指しています。では各自で，現在の気持ちに該当するところに印をつけましょう。どの印が誰のものかわかるように，家族内でそれぞれ別の色を使いましょ

う。現在の感情を記入したら，次に左側に，これまでに最もひどく落
ち込んだときのことを，その日付とともに記入しましょう。それが終
わったら，縦軸の右側に，私たちとの取り組みが終わったとき，また
は他のいつの日でもかまいませんが，そのときにどんな気分になって
いたいかを記入しましょう。全員がこの作業を終えたら，皆さんの意
見や体験をお聞きしたいと思います。それと，もうひとつ考えてみて
ください。今日の気分をよくするための小さな一歩は何でしょうか？
それを実現するために，誰が何をする必要があるでしょうか？」

- 注目点：家族内で，誰かの気分や感情に気づいている，または気づい
ていたのは誰だろう？　気分の変化に気がつかないのは誰だろう？　そ
れはなぜだろうか？　過去には何をすることで気分をよくできただろ
う？　過去の解決策を生かして，どのように対処していけばよいだろ
うか？

仮面お茶会

- シナリオ：高学年もしくは思春期以降の子どもたちから始めるかたち
で，各自が紙製の仮面を選び，60年後の自分になりきって，それぞ
れの人生経験を語り合う。セラピストは仮面をつけずに，まずは思春
期の子どもたちに対して，自然な会話になるまでインタビューを行
う。親は子どもたちの輪の外側に座ってこのやりとりを聞き，後から
チームで振り返る際に参加を求められる。

- 指示：セラピストは若者たちにそれぞれ仮面をつけてテーブルに座っ
てもらい，即興のお茶会を始める。このお茶会が始まると同時に親た
ちは部屋へ招き入れられ，説明なしに，外側に座ってただ静かに観察
しているようにと言われる。セラピストは，老齢の紳士淑女たちを前
に挨拶をする。「こうして60年のときが経ち，皆さんがここに戻って
きてくださったことを大変嬉しく思います。前回ここで皆さんとお会
いしたのは2021年でしたが，皆さんのお名前をすっかり忘れてしま

いました。現在のお名前を教えていただけますか？ いつだったか，あなたの最初の夫さんとお会いしたような気もしますが……今，何人のお子さんとお孫さんがいらっしゃいますか？ また，そちらのあなたは何回の結婚と何回の離婚を経験されましたか？ 今でも摂食障害（ADHD，うつ病など）を患っているでしょうか？ 大学へは進んだのですか？ それとも，すぐにハリウッドに進出したのですか？」。このような誘いかけをすると，思春期の子どもたちはたいてい，あらゆるドラマティックな履歴を考え出してくれる。そこから，セラピストは若者同士の交流を促す。後の段階で，セラピストはさらに次のように質問するとよい。「皆さんの中で，今でもイギリスに住んでいる人はいますか？ ご両親はご健在ですか？ ご両親とはどのような関係ですか（でしたか）？ 振り返ってみて，かつてここへ通っていた日々の後で，どのようなことが，または誰が，あなたを最も助けてくれたでしょうか？」。後で：「私たちが2050年にいるものとしましょう。全員が中年に差しかかっています。その場合の会話も同じようなものになるか見てみましょう」

- **注目点**：人生を振り返ったとき，どのような節目があっただろうか？ 今耳にしたことを，親はどのように理解するだろうか？ 子どものロールプレイに対する親たちのコメントによって，子どもはどのようなことを考えるだろうか？

問題へ手紙を書く

- **シナリオ**：各自が「問題」（困難，病気，障害など）に宛てて，ポジティブな手紙とネガティブな手紙を一通ずつ書く。全員の手紙をいったんまとめてシャッフルしてから，家族やグループのメンバーは自分のものではない手紙を，ポジティブなものとネガティブなものを一通ずつ受け取る。次に，メンバーがネガティブなほうから順に手紙を読み上げる。

- 指示：「皆さんに2通ずつ，手紙を書いていただきます。最初の手紙は，例えば，『拒食症（ADHD）へ，あなたのことが大嫌いです。なぜなら……』という書き出しで，なぜその病気や問題が嫌いなのか，その理由を10項目挙げます。親御さんはご自分の視点でこれを書いてください。子どもたちは，ネガティブな側面についてはまた別の紙に書いてもかまいません。2通目の手紙は，例えば，『拒食症（ADHD）へ，あなたにとても感謝しています。なぜなら……』のように書き始めます。そして，皮肉ではなく，問題が人生にもたらしたポジティブな変化を10項目書き出します」。後で：「さて，手紙をすべてシャッフルしました。これを皆さんにお配りしますので，声に出して読んでください。ネガティブなほうから始めましょう」
- 注目点：問題からはどのような悩みやプレッシャーが生まれるだろうか？　問題からはどのようなポジティブな変化が思いがけず生じただろうか？

絵葉書の説明

- シナリオ：参加者それぞれが絵葉書（休日のリゾート地，散歩するカップル，円や線から成る抽象画など）を選び，それについて説明し，二人一組になったパートナーと一緒に見る。
- 指示：「二人一組になって，背中合わせに座ってください。AさんとBさんの組だとすると，まずAさんが絵葉書に何が描かれているかを説明します。Bさんはその説明から聞き取った絵の概要を紙に描きます。Aさんが説明を終えたら，Bさんに絵葉書を見せます。お互いの認識を見比べてから，次は役割を交代して，同じことを繰り返します」
- 注目点：説明することや耳を傾けることは，それぞれどれほど簡単，もしくは困難だろうか？　誤解にはどう対処すればよいだろうか？

責任と無責任の箱

- シナリオ：各自が別々の紙に，これまで自分がいかに責任を果たして きたか，あるいは無責任だったか，その例を書く。書いた紙を箱に入 れ，後ほど，書いた人の名前を伏せて読み上げる。

- 指示：「ほとんどの人が，特定の状況や人に対して責任を感じていま す。でもときどき，無責任にふるまうこともあります。この部屋にい る皆さんにも，責任をもって行動するときと，無責任に行動するとき の例をそれぞれ3つずつ考えて，紙に書いていただきたいと思いま す。書き終えたら，それぞれ対応するふたつの箱に入れてください。 全員が箱に入れたら，シャッフルしたうえでいくつかを両方の箱から 取り出し，読み上げます。匿名ですので，書いた本人以外には，誰が そのメモを書いたかはわかりません。それから，皆で意見交換をしま しょう」

- 注目点：責任をもって行動する必要があるのはどんなときだろう？ また，もしあるとするなら，無責任にふるまってもよいのはどんなと きで，どれくらいの期間だろう？　責任ある行動をした例を1つか2 つ思い返してみて，何を学んだと言えるだろうか？　また，責任ある 行動をとらなかったとき，それはその後の行動に何らかの影響を及ぼ しただろうか？

まとめの考察

　本章では，MISTセラピストがメンタライジングを呼び覚ますために 行うことができるたくさんの介入を紹介してきた。これらの活動の背景 にあるのは，家族やカップル，グループにおいてメンタライジングが未 発達もしくは欠如しているように見える場合に，MISTセラピストが採 用するとよい，数多くの一般的なルールである。特定の技法を用いるに あたっては，メンタライゼーションに基づいた，いくつかの核となる原

則を採用することが不可欠である。そうでなければ，これらの技法も，本書が目指しているアプローチとは相容れないものになりかねない。考えなく，型通りに特定の手法を採用することは，メンタライジングに反する。メンタライジングには何よりも，開かれた心での，柔軟な，どこかナイーブとも言える，不知の姿勢が必要である。そのため，本章で紹介してきたそれぞれのアプローチも，開発当時の精神——開かれた心と，現れてくるものを驚きをもって受け止めたいという皆の気持ちを後押しする姿勢——で使っていただければ幸いである。

　これまで私たちは，メンタライジングを活性化する際の基盤となる，一般的な原則を概説することに加え，家族やカップル，個人における効果的なメンタライジングの概要についても述べてきた。私たちが目指すのは，セラピストが，どこで介入すべきかを同定しやすくなることである。メンタライジングの問題を見つけるには，個人や家族の行動を直接観察すればよい。セラピストは，よいメンタライジングが未発達もしくは欠如しているように見えるのはどんなときであるかを評価する。歪んだメンタライジングや非効果的なメンタライジングは，心的等価，プリテンド・モード，目的論的思考として，容易に見分けがつく。非メンタライジングや非効果的なメンタライジングが家族の対話の中でどのように現れるのかについても，その例を挙げてきた。

　「他者」「自己」「関係」という観点からメンタライジングを考えると，世界を，容易に対処可能で具体的な注目点に分割しやすくなることも本書では示してきた。治療的に取り組むべき順序のおおまかな目安として，これらの領域を順に扱っていくとよいだろう。ただし，自己のメンタライジングの問題を見つけることから始めるのが最も簡単な場合もある。これは，問題が思いやりと共感をもって扱われ，その人の自分自身についての捉え方や，思考や感情には，豊かさ，複雑さ，そして多層的で多面的な視点が不足していると示すことができれば，それほど難しいことではない。ほとんどの人にとっては，自分自身の思考や感情につい

て考えることは楽しいもので，それが尊重と識別力をもって扱われるな
らなおさらである。もちろん，この文脈における「尊重」とは，不知の
姿勢のことである。また「識別力」とは，理解や共感を得るために文脈
を整理し，精緻化する必要があるということだ。情動面での態度は，思
いやりのあるものでなくてはならない。そして，この文脈においては，
思いやりを示すのはMISTセラピストだけではなく，クライエント自
身の中でもそれが育まれる必要がある。MISTにおいて自己メンタライ
ジングを精緻化する目的は，自己修正のためではなく，主に自己受容の
ためであり，それゆえにクライエントの自己体験の背景にある論理を全
体的かつ明確に見るセラピストの能力をも伸ばすのである。

　ふたつを区別するのは難しいことだが，自己メンタライジングが改善
すると，理想的には，他者メンタライジングがその後に続く。理由は簡
単である。他者を「もっと上手に」メンタライズしなければならないと
感じている個人は，自分は不十分で，責任を負うべきであり，非は自分
にあるとさえ思うことがある。他者を理解できないことで恥ずかしさや
罪悪感が強くなると，その人のメンタライジングは伸びるよりも，むし
ろ危うくなる。一方で，自己メンタライジングが改善し，自分の心の中
に，当初感じていたよりも多面的で，ニュアンスを伴った，理解可能で，
共感に値するものを見出すという体験をすると，ゆとりが生まれ，他者
の内的世界の複雑さを探索してみようという意欲さえ湧いてくる。しか
し，他者の思考や感情に対する，自分の期待，間違った信念，傲慢さ，
恐れ，軽視などについて考えるのは，ほとんどの人にとって長く困難な
道のりである。それなりの理由があって，私たちは他者がどの地点にい
るのかを推測する。通常は，他者とはどのように考え，感じるものであ
るかがわかっていれば，悪影響が及ぶ可能性は確実に減るだろう。しか
し，相手がどのように考え，感じているかを実際に知ることは，快いも
のではない。「あなたは私のことを本当はどう思っているのですか？」と
尋ねることができるのは，かなり勇敢な人と言える。もちろん，正直な

答えを状況が許さないのであれば，聞くのは簡単である。このようなわけで，思考は思考でしかなく，感情は感情でしかないとその家族が知っていることを前提に，他者がどのように考え，感じているかを理解するための包括的な探究を私たちは提案するのである。そのような理解なしに，家族が心的等価モードで他者の心理状態を体験するようになると，大きな不快感が生じかねない。また，プリテンド・モードで他者の心理状態を体験することは，はじめはそれほど不快ではなくても，長期的には，純粋に相互に満足のいく対人関係へと発展する可能性を妨げる。

　最後に，関係性メンタライジングに至るわけだが，これはもちろん，シンプルかつ自然な状態——人間にとって最も自然な対人関係の状態だろう。進化の過程においては何よりもまず，関係の中でのメンタライジング（これはグループ——本書の文脈で言えば，家族グループ——としてメンタライズすることを意味する）があったはずで，他者をメンタライズすることがその次で，自己をメンタライズすることはおそらく最後であっただろう。自分の思考や感情を超えた，思考や感情の集合体の一部であるというこの「私たち性」の感覚は，おそらく社会的協働にとっては不可欠な要素なのである。

　家族が繁栄するのは心の状態を共有する体験があってのことだが，その体験はときには思い込みであったり，顧みられることのないものであったりする。関係性メンタライジングとは，自己と他者，内部と外部を超えたものであり，私たちを偶然的な個人の集まりではなく，共通の目的意識と，そうとは意識していないときでも同時に持っている思考や感情によって結びついたグループとして一緒にいることについての何かしらを描写したものである。もちろん，これこそがシステム論的な家族療法の核心である。システム内で自己または他者に対するメンタライジングが過剰になるのは，システムが共有されたやり方で行動できていないからである。

　結局のところ，家族全体，あるいは少なくともその中のサブシステム

で共有されるメンタライジングと，個人が自分自身または実際には他者を優先することとのあいだでいかにバランスを取るかが，家族のメンタライジングの問題の一側面として MIST の中に現れてくるだろう。その意味では，まず自己に対するメンタライジングを強化し，次に家族の他のメンバーに対するメンタライジングを強化するプロセスによって，ほとんどの場合，関係性メンタライジングを介入の焦点にしなくとも，それを生み出すことができると私たちは考えている。とはいえ，家族の問題を解決するためにセラピストが生産的に用いることができる，関係性メンタライジングを強化する方法も紹介してきた。私たちの経験では，そのレベルに至らなくとも，前進は可能である。それでいて，家族システムの中から，またそれを通じて生まれてくる関係性メンタライジングこそが，おそらくはシステム論的な取り組みの醍醐味なのである。

第 **7** 章
・・・・・・・・・・・・・

診断を超えたメンタライジング

　本書の構成や各章の内容について最初に検討していたとき，私たちは最もよく遭遇するメンタルヘルスの不調やその他の問題を取り上げて，それに対する MIST の介入を個別に紹介しようと考えていた。例えば，不安やうつ病などの情動障害，行動障害，摂食障害，神経発達およびコミュニケーションの障害など，それぞれに対する特定の介入が考えられたし，あるいは，家庭内暴力，パーソナリティ症，その他の主な問題領域に対する介入も考えられた。ところが，検討するうちに，ある特定の障害に対する特異的な介入のように見えるものであっても，その多くが他の障害にも適用可能であることがわかってきた。さらに，特に子どもの場合はそのほとんどが多様な問題を抱えているため，狭すぎるアプローチではうまくいかないこともわかっていた。最終的に私たちは，MIST は診断に縛られないときに最も効果を発揮するという結論に至った。とはいえ，これまで慣れ親しんできた分類的なアプローチをとらないとしたら，子どもたちの問題をどのように捉えればよいのだろう？本章では，子どもに見られる精神疾患についての私たちの見解を示し，それに基づく介入として MIST を考えていくことにする。

　8歳のクレイグは，「注意欠如多動症（ADHD）の疑いがある」とのことで学校から紹介されてきました。授業についていけず，学習に大きな困難を抱えているとのことです。紹介状には，「クレイグはいつも動き回っていて……じっとしていることができず，気が散りやすく，集中力がない。他の生徒に対して非常に攻撃的になることがあり，衝動をコントロールできず，すぐにイライラする」とありました。母親の希望で，はじめは母親だけがクリニックにやってきました。母親が言うには，クレイグは兄や姉とは違って，いつも「活発すぎて，要求が多い」とのことです。母親がクレイグが抱える困難についてインターネットで調べてみたところ，「ADHDの診断基準をすべて満たす」との結論に至りました。さらに，クレイグの症状は「反抗挑発症」の診断にも該当するかもしれないと気づきました。「言葉遣いがあまりにも乱暴で，ののしり言葉や放送禁止用語さえしょっちゅう使います……『くそったれ』とか『くたばれ』とか，もっとひどいことも……それに，とても奇妙な音を立てたり，唸り声をあげたりも……調べてみたのですが，もしかしたらこれはトゥレット症候群なのでしょうか？」。最後に母親は，クレイグのことをずっと知っている自分の親友はクレイグが「自閉症」であると確信していて，それと同じことを，一年前にクレイグが身体の不調で受診したときに小児科医からも言われたと話しました。

　母親はクレイグをひとりで育ててきました。父親は移民としてイギリスに来た人でしたが，深刻なうつ病を患い，クレイグが2歳のときに薬物の過剰摂取で悲劇的な死を遂げました。検死官による回答は「判定不能」だったものの，母親は薬の過剰摂取は意図的で，父親は自ら命を絶ったのだと確信していました。母親はその当時，自分とクレイグは非常に限られた社会福祉サービスしか受けられなかったと説明しました。その頃，母親は彼女自身が言うところの「産後うつ」に

も苦しんでいました。それでも，自分の病気はクレイグの父親と比べればまだましだと考えていました。

　家族は経済的にも困窮していました。母親は清掃員として働き，複数の仕事を掛け持ちしながら生計を立てていました。彼女自身の母親は今は別の国に住んでいますが，妹とは子どもの世話を分担することができました。その妹も 10 歳以下の子どもを 3 人持つ大家族の母親でした。

　クレイグは「リスクあり」として行政に登録されていましたが，保護対象になる予定はありませんでした。社会福祉サービスは，クレイグの母親を，基本的に世話好きで，献身的で，かなり困難な状況下でも比較的うまく対処しているとみなしていました。クレイグに対する虐待の記録はありませんでしたが，クレイグが相当長い時間，自宅でもおばの家でも，ひとりで，子ども向けのテレビ番組以外のこれといった刺激がない中で過ごしていることが報告されていました。実際に面接をしてみると，クレイグは不安を抱えた内向的な子どもでした。母親が自分のことを話しているあいだも，小さなおもちゃの車で遊んでいて，ほとんど話を聞いていないようでした。それでも，お腹でときどき変な感じがするとか，心臓が喉のところで脈を打っているみたいに感じると話しました。クレイグの睡眠と食事のパターンについて聞かれると，母親は，「食事には関心がなくて，ただテレビを見ています。私が許せば一晩中でも見ているでしょう。もともとあまり眠らない子でしたが，今は前よりもさらに眠りが浅くなっています」と答えました。積み重なっていく診断項目のリストに，臨床医は静かにうつ病と不安も加えました。

・・・・・・・・・・・・・・・・・・・・・・・・・・・・・・

　残念ながら，以前なら単に「気難しい」とか「風変わりな」行動とされていたものが，最近では診断名をつけられることも珍しくはない。ま

た，ひとつの診断名だけでなく，複数の診断名をつけられることもよくあることだ。いわゆる併存症も一般的で[108]，アメリカ[109]やイギリス[31]で行われた大規模調査でも，臨床集団と一般集団の両方で繰り返し報告されている[22, 56, 140など]。併存症は診断名を超えて，あらゆる精神疾患と関連している[42など]。子どもが複数の障害を持っていると診断されると，親は驚くよりもむしろ安堵することが多い。子どもとのあいだで体験してきた困難が，診断によって説明されるからである。おそらく，子どもの問題行動に対して抱いていた責任感も，いくらかは軽くなるのかもしれない。

　ほとんどの子どもにはさまざまな問題が混在しているため，狭すぎるアプローチでは役に立たない。先にも述べたように，私たちは，MISTが最も効果を発揮するのは診断に縛られないときであるとの結論に達した。では，これまで慣れ親しんできた分類的なアプローチをとらないとしたら，子どもの問題はどのように考えるべきなのだろう？　本章では，子どもの精神疾患についての私たちの見解を整理し，なぜMISTの介入が複数の問題を抱える子どもの支援に特に適しているのかを説明する。私たちは，DSM-5[2]による500ほどの異なる診断群ではなく，少なくとも，クレイグのような複雑な事例と向き合うときには，精神病理をたったひとつの全般的なカテゴリーで捉える必要があると考えている。また，臨床家としては，メンタルヘルスの問題を抱える子どもが見せるいくつかの側面，つまり，心理療法の中で系統的に，統制のとれたやり方で容易に扱うことができる側面だけに焦点を合わせるべきだとも確信している。私たちは，これまでの説明によって，MISTが構造的で的確なアプローチであると読者が認識していることを願うものである。

　なお，精神疾患に対するひとつの汎用的な理論を提唱したのは私たちが初めてではない。当時最も影響力のあった神経科学者の一人，Jeffrey Gray[90]は，3つの神経伝達物質の相互関係を考慮した先見性のある理論として，まさにそのようなモデルを提唱している[62]。以来，多くの研究

者が同様の考え方を示してきた。疾患を多くのサブカテゴリーで捉える
ことをやめて，代わりに「精神疾患（mental disorder）」というものが
現れていると概念化し直せば，いわゆる併存症の問題はなくなる。それ
は単に精神疾患の現れ方がそれぞれの子どもによって異なり，症状の中
には頻繁に併発するものがある，というだけのことになる[88]。子どもが
どのように特異的な症状を発症するかは，科学者にとっては興味深いこ
とかもしれないが，臨床家にとってはそれほど関係のないこととなる。
臨床家が科学的な見解を必要とし，またそれに値するのは，どのような
場合であれ最も採用しやすい包括的なアプローチを正当化するためであ
ると私たちは考える。その立場からすると，たとえ厳密な診断基準に従
えばそう見えるとしても，クレイグには5つや6つもの障害があるわけ
ではないと言えるのである。

精神疾患の研究

　研究者たちは，精神疾患が子どもたちにどのように現れるかを調べる
なかで，実に興味深いことを発見した。**二因子分析**とは，子ども，若
者，成人において，症状と診断がどのように一緒に現れるかを見るため
の新しい方法であるが，この用語が示しているのは，異なる診断名を
探す前に，まずはそれらの診断に共通していそうなことを見るべきだ
という，単純な統計学的考え方である。クレイグに付いたたくさんの
診断名（うつ病，ADHD，自閉症，反抗挑発症，トゥレット症候群な
ど）に共通する症状が見つかれば，クレイグがその他にも抱えていそう
な問題がより明確に見えてくるはずである。例えば，いらだちや衝動的
な行動は複数の診断と関連しているかもしれない。それらは個別に数え
るべきなのだろうか？　一度だけ数えればよさそうに思われる。これが
二因子分析である。子どもや若者たちの大規模な集団を発達段階を通じ
て調査し，さまざまな診断に共通する症状が明確になれば，説明すべき

ことはそれほど多くは残らないかもしれない[112]。こうした子どもや若者たちは多かれ少なかれ，連続体上のどこかに位置するメンタルヘルスの問題を抱えている。研究者たちは，精神疾患への罹患のしやすさを示すこの全般的な傾向をp因子と呼ぶことに決めた。pは病理を意味するpathologyの頭文字である。このように，クリニックや地域社会で子どもたちが見せるメンタルヘルスの問題を最もうまく描写するには，根底にある全般的傾向と，それに加えて，例えば行動上の問題，恐怖（フォビア），苦痛（抑うつや全般性不安），思考障害といった特定の問題を想定すればよいだろう。このようなアプローチが，メンタルヘルスの問題を抱えている子どもたちを描写するうえでは——少なくとも心理測定的な観点からは——最も効率的である。p因子の概念は，精神疾患の大部分において，特定の原因やバイオマーカーを同定することと，それに関連し標的とする治療を見つけることがなぜこれほど困難であるのかを説明するのに役立つ。自殺企図の可能性も含め，転帰を予測するのは診断ではなく，全般的な病理のレベルである。その人の抱える問題が，素行や不安の問題であれ，物質乱用であれ，多様であればあるほど，自殺をする恐れも大きくなる。公正を期すために付け加えるなら，こうしたことのすべてを始めた二人の研究者，Avshalom CaspiとTerry Moffittは，このような数値を報告する研究（現在までに100件近くある）も，単なる「高度な統計的戯れごと」なのかもしれないと警告している[48]。

　しかし，話はここで終わりではない。行動遺伝学や分子生物学を理解している科学者たちは，単一の全般的精神疾患という考え方に合致するエビデンスを得ている。一卵生双生児（ゲノム全体を共有）と二卵性双生児（50％の遺伝子を共有）を比較した研究によると，p因子は実在するだけでなく，ある程度，遺伝性の脆弱性である可能性が高い。p因子の変数の約半分は遺伝する。つまり，精神疾患を発症するリスク（または特有の重症度）の約50％は遺伝子によって決まるのである[93]。これまでに行われた最も大規模な研究は，100万人以上を対象にした25の脳疾

患と17の精神疾患に関するものであるが，それによると，精神疾患の場合，診断ごとに特定の遺伝子や遺伝子の組み合わせに異常があるのではなく，すべてのケースで同じ遺伝子に異常が見られることが明らかとなった[39]。対照的に，さまざまな神経疾患に関しては，関連する遺伝子のセットがそれぞれ異なっていた。こうしたことから，どの遺伝子が精神疾患に関連するのであれ，診断に関係なく，それらの遺伝子はほとんど同じものだろう。

　この四半世紀のあいだに，私たちは脳についてたくさんのことを学んだ。今日，私たちが知り，理解していることの多くもまた，精神疾患を生じさせる根本的な脆弱性はひとつであるという考え方を裏づけている。実際，ほとんどの研究が，精神疾患には脳の1つか2つの部分——前頭前野と，おそらくは大脳辺縁領域も[123,184]——だけの機能障害が関与していることを示唆している。ただし，子どもの精神疾患発症のリスクを高める脳の領域は他にもたくさんあるかもしれないし，実際にそうである可能性は非常に高い。現に最近では，脳の特定の部分の構造よりも，異なる領域間のつながりが悪さをしているのではないかと考えられている[99]。つまり，全般的な精神病理のp因子は，人間の大脳皮質の不規則な連結性（不良配線）と関係しているかもしれないのである。

　脳の不良配線の結果とはどのようなものだろうか？　神経科学の分野には現在ふたつの考え方があり，どちらも私たちが提唱する，治療としてのMISTの理論に関連する。ひとつ目は，**情動調節不全**が起きるという考え方である。感情のマネージングがうまくできないと，目的ある活動の妨げになる[28]。情動調節ができる人は，情動を引き起こした状況のリスクを的確に考慮し，その対処に必要な事柄に注意を向けることができる。注意を集中させるだけでなく，集中しても役に立たなそうであれば注意をそらすこともでき，自らの行動の結果が展開していくなかで，リスクを再評価することもできる[91]。こうした方略はどれもうまく機能する。一方で，感情を抑えたり，動揺の原因を振り返り続けたりす

る方略もありうる。ただそちらは，全体としてはあまりうまく機能しない。感情調節に苦労する子どもにとって，情動は時として必要以上に長く続き，行動の妨げとなりやすい。結局，そのような子どもは状況に適さない情動を吐き出し，また，その情動は予想よりも急激に変動することがある[51]。クレイグには，学校になんとか適応し，家では母親とうまくやっていこうと苦労するなかで，こうした問題がすべて現れているのである。

　情動調節不全は，精神医学で知られている診断症状のほとんどすべての特徴のひとつであることが明らかになっている[29]。研究者たちは，情動調節がうまくできないと，背景で起きている情動体験が増幅される場合があり，子どもの社会的状況の体験の仕方に歪みが生じ，強い感情を予測して体験することになるので，それが激しい情動反応につながると考えている。確かに，そうして不適切な感情が生じれば，強く不快な情動を回避するための劇的な行動に至ることもあるだろう。こうしたことから，情動調節不全そのものは精神疾患ではないとしても，子どもが感情をコントロールできず，気分が増幅され，その強烈さから苦痛が生まれ，そのような情動が持続し，また変化しやすいといったことがすべて，苛立ち，嫌な気分，不安，攻撃性など，私たちが「症状」とみなす問題へとつながっていくのかもしれない[123]。

　もうひとつの考え方は，クレイグのように問題が複雑な現れ方をしやすいことへの包括的な説明を与えてくれる。**実行機能**は思考，つまり記憶，注意，行動をコントロールする能力であり，概して，特定の課題に関連する情報を適切な方向へと導く能力である。実行機能――健全な機能に不可欠とされる認知プロセス――の質は，ｐ因子に影響を与えると考えられている。実行機能には，自己調節，意思決定，行動の順序づけ，計画，優先順位づけ，新しい課題への対処なども含まれる[21]。ｐスコアが高い――心理的苦痛が持続的に高い――人は，難しい社会的相互作用に対して過敏になる。他者の行動の理由を正確に解釈することが苦

手で，動揺をもたらしそうな体験の記憶は無視してしまう。そうなる
と，情動の嵐には弱くなる。このように認知のコントロールが機能不全
に陥っていることが，多くの精神疾患に共通することかもしれないと示
唆されている[126]。実行機能障害は，最も深刻な部類の精神病から，う
つ病，不安，素行問題に至る，ほとんどの診断においても確認されてい
る。実行機能障害と情動調節不全は，脳のさまざまな領域間のつながり
が関与する精神疾患の全般的モデルにしっくりと当てはまるのである。

　あらゆる精神疾患について，唯一無二の生物学的モデルを確立するの
に十分なエビデンスがあると主張する人はいないだろう。しかし，明ら
かなこととして，臨床，心理測定，発達，遺伝，神経科学などの領域か
らのエビデンスが示唆しているのは，精神疾患とは何かを理解しようと
する際には，診断を超えた重複部分を考慮する必要があるということで
ある。

クレイグを理解する

　クレイグの母親は，クレイグに ADHD や他の疾患の「検査」を受け
させたいと主張しました。この要望に応じて，クレイグは熟練した専
門家たちによる「代表的な」心理検査をいくつも受けました。数週間
後，臨床医は母親と面会し，正式な検査がそれほど役に立たなかった
と説明しました。クレイグには ADHD の診断に一致する症状があるこ
とが確認されたものの，専門家は精神刺激薬の服用を勧めませんでし
た。自閉スペクトラム症（ASD）の検査でも，クレイグの行動は確か
に社会的に風変りに見えるものの，自閉症の診断には至りませんでし
た。トゥレット症候群の疑いについては，診断者はより断定的で，ク
レイグの衝動性はトゥレット症候群のものではないと伝えていました。
年齢から言えば，よりよい社会的コントロールが期待されるところで
悪口を言ってしまうこともあるが，彼にはチックは見られないから，

とのことでした。クレイグの不安はかなり強く，うつ病の初期兆候が見られ，主に攻撃的とも言える苛立ちの形で表現されているという点では，全員の意見が一致していました。

　クレイグの母親は，はじめはこの検査結果にかなりがっかりしていました。「では，クレイグはどんな病気なのですが？　どこにも問題がないとは言えないはずです。赤ちゃんのときからずっと難しい子どもだったのですから」。臨床医が母親にもっと詳しく説明してほしいと求めると，母親は，クレイグが生まれてまもなく父親が自分（母親）に暴力を振るうようになったと言いました。「何が起きているかを理解するには小さすぎたはずですが，クレイグは絶叫してばかりでした。叫んで，叫んで，それがさらに父親を怒らせたのです」

　その父親とはクレイグが1歳の頃に別れ，それから1年後にその父親は亡くなり，その後，母親自身のうつ病がひどくなりました。クレイグと上の子どもたちの面倒は，祖母（自分の母親）に数カ月間見てもらいました。「私の母は，その間ずっとクレイグが叫んでいたと言いました。母もどうしてよいかわからなかったのです。知っての通り，私の母もあまりよい母親とは言えません。私自身の体験から言えることですが……こうしたことはどれもクレイグのためになっていません……私には大きな罪悪感があったので，私自身の調子がよくなって，クレイグの面倒を見られるようになったら，今度は彼を甘やかしてしまいました。悪いことをしたときにも叱りませんでした」

　この時点でセラピストが母親に説明できるのは，クレイグの症状はおそらく，重要な下位の構成要素を含む，精神疾患に対する全般的な脆弱性を反映したものだということである。このような姿勢は，個々の診断に対して治療を試みるのではなく，クレイグのセラピーに包括的なアプローチを提供する際の根拠となる。もし，あらゆる種類の疾患体験に当

てはまるただひとつの要因があるなら，なぜ生物学的指標がメンタルヘルスの特定の診断に結びつかないのかを理解するのに役立つだろう。身体疾患の場合は，血液検査や生理学的な計測が診断の助けになる。だがこれは精神疾患には当てはまらない。過去15年間に200億ドルが投じられ，精神疾患の生物学的基盤を探る研究が行われたにもかかわらず，クレイグがどの疾患に苦しんでいるかを正確に教えてくれる決定的で明白な一連の生物学的検査はいまだに存在しないのである。クレイグを助けるためには，母親がセラピストに伝えた6つの診断名ではなく，情動を調節し，思考をコントロールする彼自身の能力に焦点を当てる必要があるだろう。クレイグに複数の症状が一緒になって現れるのは，精神疾患に対する脆弱性によく通じた何らかの道筋があるからだろうと推測するだけの，十分な根拠があると私たちは考えている。

　では，クレイグはどこに問題があるのだろうか？　すべての精神疾患を説明する論理がひとつだけしかないなら，その中心には情動があるはずである。ただし，このテーマに関する多くの文献と異なり，私たちは情動を単なる生物学的な方法では捉えない。脳は，人間と動物とでは，情動を同じようには表示しない[47]。そのためMISTセラピストは，動物のモデルを使って人間の情動を理解することには違和感を覚える。情動のプロセスが起きる脳基質は，人間ならおそらく皆同じで，動物の脳システムで情動が組織化される様子とも多くの共通点がある。しかし，人間の情動体験は，その人固有の人生の歴史的産物である。それは，期待，偏見，学習体験，さらには文化的，政治的，社会的，個人的な側面も含め，その人個人の過去からの影響を取り入れた（脳の反応の）パターンに左右される。これらの体験はすべて，あらゆる特異的な情動状態に関連する[23]。これが，情動の**構成主義的な概念化**である。神経科学も関連してはいるが，人間の情動はひとつの脳の中にだけ位置しているのではない。それはその人の人生の最初の日から，感情を体験しているその瞬間までの個人の歴史を反映したものなのである。

　クレイグは情動に圧倒されている。情動をコントロールできず，情動を行動化している。集中できず，動悸がして，強い不安があり，注意をコントロールできず，物事を正しく記憶できない。そして，おそらくその結果として，周りの人に対してときどき奇妙なふるまいをする。クレイグの脳のレベルでは，私たちもまだ完全には理解できていないものの，おそらくは神経ネットワークの連結に異常があるのだろう。その中でも，実行機能にかかわるネットワークと，前頭葉ネットワークのその他の部分が特に重要と思われる[23]。以下で詳しく見ていくが，このような連結の機能不全と，それが行動を秩序立てる際にもたらす困難とによって，クレイグは，自分自身や人生の状況，対人的世界を柔軟に理解することができなくなっている。そしてこうしたことのすべてが，最終的にはクレイグの情動的な反応の引き金となっている。クレイグにとっての困難は，ただ現在の状況だけにあるのではなく，そこから先に進めないことにある。もしかしたら，クレイグと，他の多くの子どもたちや若者との違いがあるとすれば，それは，情動体験と精神疾患の症状との特定の組み合わせというよりも，むしろ，そうした体験を超えて，よりよい発達の軌道をたどるために自己修正ができないという，より一般的な問題に関係しているのかもしれない。心理学者なら，この自己修正力をレジリエンスと呼ぶだろう。

社会的学習を理解する

　自分自身を柔軟に理解できないことがクレイグの問題だとしたら，彼はどのように変わればよいのだろう？　そもそも，心理療法を受けるクライエントはどのように変化するのだろうか？

　人は観察するだけではすべてを学ぶことはできない。人生はあまりにも複雑である。私たちは教わる必要があるのだ。人は学び教える機械へと進化したとも言える。世界は複雑であるが，それについての幼少期以

降の学習方法は比較的単純だ。発達心理学者は，乳幼児や小さい子ども
が特に学びやすいのは，何らかの情報を伝えようとしている「指導者」
（たいていは親）が，具体的な方法で子どもとかかわったときであるこ
とを実証している[55]。直接話しかけられたとき，視線が合ったとき，下
の名前で呼ばれたとき，微笑みかけられたとき，眉を上げた驚きの目で
見つめられたとき，優しく挨拶されたとき，——そうしたときの相手の
ちょっとしたしぐさは，子どもにとって，次に起こる事柄は自分にとっ
て重要だから覚えておかなければならないと知るための手がかりになる。
それは，個人的に関連のある情報であることを示す合図である。またこ
れは，指導したいと思っている若い人たちを引きつけるための普遍的な
方法でもある。**顕示的手がかり**（ostensive cues）とも呼ばれるこのよ
うな合図があると，子どもは，自分は重要な存在として認識されている，
尊重される社会的主体として認識されている，と感じることができる。
多くの実験的研究によれば，小さい子どもや乳幼児でさえ，自分が見ら
れている，認識されていることがわかる合図には敏感なのである[38]。

　発達論者たちは，このいわゆる顕示的手がかりには，誰もが感じる自
然な**認識的警戒**（epistemic vigilance）を打ち消す機能があると示唆し
ている。認識的警戒とは，有害であったり，欺瞞的あるいは不正確でも
ありうる情報に対する自己防衛的な疑いである[165]。そもそも，私たち
はすべての人の話を聞きたいわけではない。認識していることを示す小
さな合図が発せられるのは，この特定の状況下では，そうすることが自
分のためになるから指導者に注意を向けているのだと示唆するためであ
る。顕示的手がかりは，子どもの警戒を解き，聞いたことを受け入れや
すくするようだ。そのようにして認識されると，私たちは耳にするこ
とを信頼しやすくなるらしい。これが**認識的信頼**（epistemic trust，知
識への信頼）と呼ばれるものだ。子どもは聞いたことを覚えるだけでな
く，その知識を別の文脈でも応用し，再利用するということがその証で
ある。これがよくわかる簡単な実験がある。まず，1歳半の子どもと，

その子とは初対面の役者が対面し，役者は子どもに一生懸命話しかけよ
うとする。その後で，役者は，オレンジ色の物体よりも青色の物体のほ
うが好きであることを子どもに伝える。次に，別の人が部屋に入ってき
て，オレンジか青の物体のどちらかを手渡してくれるように子どもに頼
む。子どもは迷わず，自分を認識しようと努力してくれた先ほどの人が
好んだほう——青い物体——を手渡す[65]。だが，もし最初の役者が子ど
もに特別な注意を払うことなく自分の好みを伝えていれば，2番目の人
が部屋に入ってきても，子どもは無作為に青かオレンジの物体を手渡す
だろう。つまり子どもは，青が好ましい色であるということを取り込ん
ではいないのである。ただし，子どもがそれに気づいていなかったわけ
ではない。というのも，最初の役者がどちらかの物体を手渡してくれる
ように頼むと，子どもは，その役者が子どものことを知ろうと努力して
いなかったとしても，その役者が好きだと言ったほうを必ず手渡すから
である。1歳半の子どもにとっては，大人の好みが自分にとっても重要
で，覚えておいて新しい文脈でも使うべきだと学習するには，微笑みか
けられ挨拶されることが不可欠なようである。

　大人もほとんど変わらないと私たちは考える。幼い子どもと同じよう
に成人も，認識してもらったと感じると反応する。唯一の違いは，成人
の場合，驚きの目で見つめられたり微笑んでもらったりするだけでは十
分ではなさそうだということである。顕示的手がかりは，認識されてい
るという複雑な感情を生む。成人の場合，これはメンタライゼーション
と密接につながっていると私たちは考える。MISTでは，顕示的手がか
りがあると，教えられる側は教える人とのあいだで特別なつながり，つ
まり「私たち性」の感覚を体験しやすくなる。話し手が聞き手を**主体**と
して認識していることを伝える要素が組み込まれていれば，その行為は
学びを促す**顕示的手がかり**になると考えてよいだろう。認識されている
と感じることで，特別な注意の状態が生まれ，自然な警戒心が一時的に
解除されるようである。学ぶ側は，自分が受け取っている情報は自分に

とって意味があるものだと感じる。つまり，**認識的信頼**——社会的に伝達された知識への信頼——を感じるのだ。私たちは，あらゆる対人関係は程度の差こそあれ，認識的信頼を活性化させると考える。長期的な影響に対してどの程度開かれているかは，人間のデフォルト戦略である認識的警戒がどれだけ克服されているかの一端を示しているのである。

　では，メンタライジングはここにどのようにかかわってくるのだろう。メンタライジングには認識的信頼を生み出す力がある。私が誰かをメンタライズするとき，私はその人を主体として認識する。しかし，認識的信頼を確立するためには，正確にメンタライズしてもらったとその人が思えるほど十分にメンタライズする必要がある。では，いったい何がメンタライズされているのか？　私たちにはたいてい，どの瞬間にも優勢なナラティブがある。そのナラティブは，私たちが自分の現状を他の人に説明する，最も明白でわかりやすい方法である。これとは別に，潜在的なナラティブもある。これは，自分自身を説明するときに使う手短なものとはかけ離れた，よりニュアンスを伴った，複雑な自己理解である。私たちの誰もが持っている豊かなナラティブを認識することが，とりわけ強力な顕示的手がかりを生み出すのである。

クレイグの学習困難

　MIST のセラピストは，クレイグのように複数の問題を抱える子どもたちと取り組む際には，顕示的手がかりの考え方が非常に役立つことを実感している。広範囲な問題を示す子どもたちとのかかわりにおいて，私たちが言いたいのは，彼らの学習能力には何らかの問題があるということである。子どもたちは，何かが妨げとなって，新しい理解によって身につけるはずのものを得られなくなっている。それは，教師から提供される教育内容もそこには含まれているものの，これをはるかに超えたものである。私たちは自分自身について，他者から学ぶ。子どもは突然，「我思う，ゆえに我あり！」と叫ぶわけではない。周囲の人が自分

をどう扱うか，つまり「考える人」としての自分とどのように接するか
を見て，考える自分というものを発見するのである。しかし，他者から
学ぶためには認識的信頼が必要である。その信頼をなくすと，子どもは
社会的状況の中で指導者から学ぶことができなくなり，自分自身につい
ての知識は更新されなくなる。すると，世界に対する理解は不正確にな
る。なぜなら，事実上，他者との関係において自分自身について知って
おくべきことが型落ちのモデルのままとなり，それに基づいて作業する
ことになるからである。では，なぜ学習しないのだろう？　教えてくれ
る人が周りにいないのかもしれないが，その可能性は低い。考えられる
のは，信頼できない社会的状況の中では，学ぼうとは思わないというこ
とだ。

　情動調節も学習する必要がある。子どもが自分の情動の覚醒レベルを
理解しコントロールできるようになるには，養育者が決定的な役割を果
たすと私たちは考えている。よく気がつく養育者の子どもは，情動調
節能力をより早く獲得することを示す，十分なエビデンスもある[50]。一
方，小児期の逆境体験は，ストレス調節を司る前頭葉回路に干渉し，情
動調節能力の獲得を妨げるおそれがある。これこそ，人生早期のストレ
スが情動調節の乱れを通じてメンタルヘルスの問題への脆弱性を高める
という，ひとつの共通の道筋を示しているのかもしれない[110]。

心の免疫系

　生物学的な免疫系は，特定の細胞，組織，器官のネットワークであり，
ウイルスや細菌などの潜在的に有害な病原体から身体を防御する。正常
に機能しているときには脅威を特定し，それを身体の健康な組織と区別
する。人には3種類の免疫——自然免疫，獲得免疫，受動免疫——があ
る。**自然免疫**は，人が生まれながらに持っている自然な防御機能で，感
染症との闘いの最前線に位置する。2つ目の**獲得（適応）免疫**は，病気

になったり，ワクチン接種によって病気に対する免疫を得たりすることで，生涯を通じて発達する。獲得免疫系は，必要な抗体を特定して，「敵」を首尾よく攻撃できるだけの十分な数を生産するのに5〜10日かかる。その間は，自然免疫系が病原体を水際で抑え，増殖を防ぐ。生物学的な免疫系を活性化するには，食事，運動，睡眠，良好な衛生状態，そしてストレスの軽減が最も一般的な方法である。急性症状（ウイルスによって引き起こされる病気など）の治療も必要かもしれないが，より重要なのは，免疫系を強くして将来の感染を食い止めることである。**受動免疫**は，病気に対する抗体を自分の免疫系で産生するのではなく，外部から与えられたときに身につく。

「心の免疫系（mental immune system）」というメタファーは，心理的なレジリエンスの問題や，なぜそれが人によって異なるのかを明らかにするのに役立つ。生物学的な免疫系と同じように，人の**生来のレジリエンス**の程度はさまざまで，それは遺伝的要因や家族歴だけでなく，出生前，周産期，産後期などの要因にも左右される。一方，その人が育つ環境は，**適応的なレジリエンス**の発達に影響を及ぼす。例えばここには，包容することによって苦痛を和らげる養育者の能力も含まれる。もしも親が過保護で，子どもをあらゆる苦痛の原因から必死になって守ろうとすると，後にその子どもは，家族外での日常生活のプレッシャーにうまく対処することができなくなってしまうだろう。逆に，養育者間の家庭内暴力を目撃するなど，ごく幼い頃からストレスの多い環境にさらされると，子どもは過敏になり，危険が迫っているサインに警戒し，それと同時に多動になり，覚醒レベルの急激な高まりや，話を聞いてもらえない，理解してもらえないという圧倒的な感情を体験するようになるかもしれない。そうなると，生物学的な免疫系がうまく調節されていなければ，ちょっとした抗原であっても激しいアレルギー反応を引き起こすように，感情のコントロールをめぐって大きな問題が噴出しかねない。ストレスの多い環境に過度にさらされることで，「偽のレジリエンス」を獲

得することもある。その人は，どんな悲惨な状況にも対処できるように見えるが，その代償としてしばしば，情動のまひや，関連する解離のプロセスが生じる。

　家族の免疫系も，「自然な」レジリエンスと「適応的な」レジリエンスの程度によって説明できる。最も過酷な試練に直面しても恒常性を保つ家族がいる一方で，内外のわずかな脅威によって崩壊する家族もある。家族の免疫系が「ダウン」しているときには，家族メンバーは病気に「罹り」やすくなり，さまざまな問題に慢性的にはまり込んで動けなくなりやすい。これとは対照的に，MIST（「心の免疫療法（Mental Immune System Therapy）の略語としても使える！）の助けを借りて，効果的なメンタライジングという「健康食」を摂り，ストレス軽減と覚醒レベルのマネジメントのバランスを取ることができれば，それは家族内の情動の嵐に対する「ワクチン」となるだろう。

　次のセッションには，クレイグと母親が一緒に参加しました。母親がクレイグに，祖母と暮らしていたことを覚えているかと尋ねると，クレイグは大げさに両手で耳を覆い，続いて口も覆って，一言も話しませんでした。それほどひどかったのかと母親が尋ねても，クレイグはただうなずくだけで，それ以上の質問をしても，促しても，別の反応を引き出すことはできませんでした。

　深刻なネグレクトや虐待は，おそらく精神疾患の要因として診断横断的に最も広く同意されているものである。そのようなネグレクトや虐待は，子どもが社会的学習の本能の「スイッチを切る」原因ともなりかねない。これは十分に納得のいく反応である。怠慢で，敵対的で，虐待的な養育者を，頼れる情報源として信頼することはできない。この指摘と

一致して，深刻なネグレクトや虐待は，特に学習の文脈において適応上
の問題を発生させるという十分なエビデンスがある[148]。なぜそうなるの
だろう？　他者の心理状態にうまく適応する能力は，逆境を体験した後
では急激に低下することを示すエビデンスがますます増えつつある。つ
まり，逆境の結果として子どもが認知的コントロールの一部を失うこと
は，周囲の人の情動や認知とかかわる際に必要な能力が制限されること
と関連している。これはメンタライジングがうまくできないということ
である。トラウマが社会的認知能力の発達に及ぼす影響について述べた
文献の最近の系統的レビューによれば，250 を超える研究でこのような
関係が示唆されている[121]。

トラウマの霧（mist）を晴らす*

　トラウマという言葉は，今日ではセラピストにも一般の人々にも見境
なく多用されているため，その意味をほとんど失いかけている。私たち
の考えでは，トラウマとなるのは実際の出来事ではなく，その出来事に
続く体験である。体験は社会的な文脈の中でしか代謝されない。社会的
な文脈がないとき，逆境はトラウマとなり，自分は独りぼっちだという
感覚によってさらに深刻なものとなる。逆に，他者の心に触れることが
できれば，必要な社会的照会先が提供され，恐ろしい体験や圧倒されそ
うな体験をフレーム化することが可能となる[121]。
　クレイグにとっては，家庭内暴力を目撃したことや，その後遺症であ
る母親のうつ病などを体験したことは，実際にはひとつのトラウマ像の
一部であると言える。もし母親が，幼い頃のクレイグが感じていた動揺
を十分に理解し，彼の苦痛をはっきりとミラーリングして抱え込むこと
ができていれば，人生早期の逆境による長期的な後遺症を回避できたか

---

* 訳注：節タイトルの「トラウマの霧を晴らす（De-MIST-ifying Trauma）」は MIST
　と霧（mist）をかけ，トラウマの霧を払うという意味。

もしれない。また，もし父親の，おそらくは自殺の後，母親のうつ病が
ひどくなったときに，祖母がクレイグの見捨てられたという感覚を和ら
げられる立場にあったなら，クレイグのトラウマは最小限に抑えられた
かもしれない。つまりMISTでは，逆境に対するやり場のない情動的
な反応こそがトラウマになると考える。もし子どもに，他者の心を引き
寄せて苦しみを共有してもらう（共鳴し，省察し，表象してもらう）と
いう選択肢があれば，逆境的な出来事の衝撃は破滅的な体験を生み出さ
ないかもしれないのである。

　逆境には，世代を超えて受け継がれるという側面がある。50以上の研
究が，幼少期の虐待の世代間連鎖のエビデンスを提示している[143]。虐
待やネグレクト，その他の不適切な養育を体験している人は，自分自身
の子どもの情動を誤って認識し，承認できないという結果になりやすい。
こうして，次世代の正常な発達の可能性が損なわれてしまうのである。

　メンタライジングのスイッチを切ることは，本質的に信頼できない社
会的環境に対処するという意味では，短期的には有効かもしれない。し
かし，長期的には，社会的ネットワークから自分を切り離したり，疑い
の目でネットワークに対処したりしても，あまりうまくはいかない。ク
レイグには，おそらくこういったことが起きていると思われる。もとも
と，クレイグは学校から紹介されてきた。クレイグが最もはっきりと問
題を体験していたのは学校の教室である。デンマークで3,000人の子ど
もを対象に行われた研究によると，虐待を受けたことがある子どもは，
そのような経験がない子どもと比べて，学習上の問題を示す可能性が約
9倍高く，転校する可能性は約7倍高かった[67]。逆境体験が子どもに深
刻な影響を及ぼすというのは，それが学習と教育のプロセスへの信頼を
損なうからである。当然のことながら，助けを求めたり受け取ったりす
ることや，社会的ネットワークに加わること，変化を受け入れることと
いった，通常ならレジリエンスを支える，その他の社会的環境の特質も
見失ってしまうだろう。

レジリエンス

　逆境を体験したとしても，トラウマの心理的犠牲者にはならない子ど
もが多いことも知られている。虐待の証拠書類がある子どもや，幼少期
に虐待されたことがあると主観的な報告をした子どもを 1,000 人以上調
べた研究によれば，精神的病理性のリスクが客観的指標と結びついたの
は，主観的報告が同時にある場合だけであった[57]。一方，精神的病理性
のリスクは，客観的指標と一致しない場合であっても，主観的報告と連
動していた。体験の処理の仕方が，その影響を左右するということであ
る。

　人生の課題，その中でも特に大きな困難に対処する能力は，一般にレ
ジリエンスと呼ばれる。レジリエンスは，逆境に対する規範的で適応的
な反応である。p 因子が高い場合，それはレジリエンスが未発達または
欠如していることを示し，逆に p 因子が低い人は，良好なレジリエンス
を示す可能性が高い。ただし，p 因子が低いのは，単に病理のプロセス
がないからではなく，生物学的な基盤を持つ能動的な適応メカニズムの
働きを反映したものである[105]。レジリエンスは，「困難に直面したとき
に，外的な情報の適切な観察に基づき，脳機能を再組織化する能力」と
表現することもできる。家族や他のシステムに当てはめて考えてみる
と，レジリエンスは，「正常な動作の完全性を揺さぶるような困難に動
的に抵抗し，その機能を維持するシステムの能力」と定義することがで
きる。逆境にさらされたからといって，精神疾患になるわけでは必ずし
もないと強調しておくことが重要である。

　社会的プロセスに対して心を開き，他者からの情報を取り入れて処理
できるようになると，レジリエンスの構築が可能となる。レジリエンス
は半透膜のようなもので，ある種の関連情報は内部へと入り込むことを
可能にする。そのためには，社会的プロセスに対して，開かれた態度と

慎重さとのバランスを取る必要がある。レジリエンスを構築するには，(1) ポジティブに評価する姿勢を持ち，(2) ポジティブに再評価し——歴史は変えられなくとも再評価（メンタライズ）して別の見方をすることはできる，(3) 干渉を抑制することである[105]。例えば，「アイデンティティ・パズル」（第6章）のエクササイズと，ゲームとしてのその性質——紙を貼ったりピースを集めたりする——を用いることで，強い情動に圧倒されないように，気をそらしたり紛らわせたりすることができる。

　アウトカム研究がはっきりと示しているのは，約3分の2のクライエントが心理療法の恩恵を受けられるということだ。MIST が特に注目するのは，恩恵を受けられない残りの3分の1のクライエントであり，主にレジリエンスを強化し，p 因子を減らすことを試みる。MIST が重視するのは，パトジェネシス（pathogenesis, 病因論）ではなく，サリュートジェネシス*（salutogenesis, 健康生成論）なのである。

理解を統合する

　本章では，比較的深刻なメンタルヘルスの問題を抱える子どもたちについて見てきた。深刻（severe）というのは，大きな懸案がひとつだけあるのではなく，多くの問題を抱えていることを意味する。私たちの経験では，併存症を持つ子どもは例外ではなく，一般的である。以下に示すいくつかの要点が，複数の精神疾患を持つ個人が直面する困難を概念化するのに役立つだろう。

　1．最初に言及したのは，全般的な，おそらくは遺伝的な脆弱性についてである。この脆弱性は，あまりうまく組織化されていない神経接続

---

* 訳注：サリュートジェネシス（salutogenesis, 健康生成論）は Aaron Antonovsky により提唱された考え方であり，医師主導の病因論（pathogenesis, 病気を起点とする考え方）に対比し，健康を起点として考え，当事者を中心に健康を育てることを重視する。

にも現れる。クレイグの事例では，母方と父方の両方の家系に精神疾患が見られた。

2．私たちが調べた文献によれば，子どもを精神疾患から守るうえで，情動調節と実行機能が中心的な役割を果たす。同じ意味で，情動調節不全と実行機能不全が脆弱性の主な要因となりうる。

3．情動調節と実行機能はどちらも，子どもと養育者との関係の中で習得されていく。特に発達の初期段階でそのような関係が破綻すると，この領域における情動と認知の両方の能力が損なわれるおそれがある。

4．子どもが必要とする，進化とともに形づくられた学習環境は，教える側と，新しい情報を学ぶ側との信頼関係がその前提となっている。認識的信頼に基づくこの関係性は，複雑なコミュニケーション・システムを通じて確立されるが，二者間の効率的な情報伝達にとって十分な信頼を築くためには，指導者が子どもの主体性を知覚することが必須である。

5．効率的なこの知識伝達のプロセスを確実なものとするためには，その前提として，親と子，教師と生徒，師と弟子の双方に，相互にメンタライズできる能力が必要である。ここで重要なのは，子どもや学習者が，自己の感覚や，一貫したナラティブを思い描き，それが教師によって効率的に同定されることである。さらに，教える側は学習者を十分にメンタライズし，子どもが学習状況に入ってきたときに持っている個人的なナラティブ，つまりその子にとって優勢な個人的物語を理解できなければならない。最後に，教える側は，この理解を十分明確に伝え，学習者が「（主体として）認識してもらった」とはっきり感じられるようにすることが不可欠である。

6．情動調節不全があり，実行機能の問題に関連して注意をうまく管理できなければ，このコミュニケーション・プロセスは妨げられるおそれがある。つまり情動調節不全は，メンタライジングの可能性を損なう。注意の適切な方向づけとコントロールは，明らかに，子どもが省察し効果的に検知できる首尾一貫した自己イメージを生み出すためには不

可欠である。情動調節不全や実行機能不全によって，上で述べたコミュニケーション・プロセスが損なわれると，認識的警戒によってコミュニケーションは支配され，学習が多少なりとも妨げられるのである。

　7．本章では，メンタルヘルスの問題や，関連する教育的および社会的困難によく見られる原因として，幼少期の逆境体験にも注目した。そして，子どもが学習のネットワークから離れて引きこもるのは，限られた支援しか提供してくれない社会的環境に対する，理解可能で予測可能な適応の仕方であると強調した。しかし長期的に見て，このような適応は，子どもにとって最善の利益にはならない場合が多い。

　8．最後に，逆境の世代間連鎖をめぐる悲しい事実について述べた。明らかなことだが，親側に情動調節不全と効率的な実行機能の欠如が見られるなら，子どものための学習環境をつくりだす能力も損なわれている。重要なのは，全体を通して，私たちが主観的な体験に焦点を当てているということだ。子どもの社会的体験を永続的な社会的展望に変換する認知的・情動的フィルターの複雑な連鎖があり，それが今度は大人としての行動を生み出すのである。

　9．クレイグは実際に遺伝的な脆弱性を持って生まれてきたのかもしれない。クレイグに情動調節と実行機能の面で問題があることは，症状から見ても明らかであった。幼少期の混乱によって，彼はどちらの力もしっかりとは発達させることができなかったと思われる。クレイグは教育にも，その他の多くの社会的学習環境にも適切に関与することができなかった。学校では後れをとっていたし，十分に行動を調節できなかったため，他者を信頼し，他者がクレイグへの理解を伝えるためにはっきりと見つめ返してくれるようなプロセスに入ることもできなかった。しかし，彼が直面していた困難の連鎖と，その過程で獲得した他の多くの症状を見ても，クレイグが苦しんでいる根本的な問題を理解する助けにはならない。クレイグは，子どもたちが知識とスキル——情動と認知の両面での——を習得できるように社会が用意しているプロセスを有効に

活用することができなかった。それがクレイグが抱える問題であった。

　クレイグの話は悲しすぎるように思われるかもしれないが，彼の治療結果を見れば，p因子の物語に楽観的な光が射し込むはずである。クレイグのセラピストは，MISTのさまざまなツールを使うことによってクレイグとのつながりを取り戻し，認識され受け入れられていると彼が感じられるような信頼関係を築くことができた。クレイグにとってのこの重要な変化は，クレイグがそれまでに獲得しそびれたすべてを教える能力がセラピストにあった，ということに起因するのではない。そうではなかったのだ。

　　クレイグがギターへの愛を語ったのは，４回目のセッションのときでした。彼は，ギターの先生には，彼がとても上達したから，このまま続けていけばいつか有名なロックスターになれるかもしれないと思われているんだ，と誇らしげに話しました。母親は呆れたように肩をすぼめ，「まあ，どうなるかしらね……それよりも，学校の勉強についていくことのほうが重要よ」と言いました。セラピストは，「そうですね，学校も確かにとても大切です。でも，クレイグのギターも聴いてみたいな。次回来るときにギターを持ってきてくれる？　僕もギターを持ってるんだけど，あまり上手に弾けないんだ。少しコツを教えてもらいたいな。お母さん，かまいませんか？」。母親はうなずき，クレイグは微笑みました。

　　次のセッションに，クレイグはギターを持ってやってきました。クレイグがギターの腕前を披露するあいだ，母親は後ろのほうに座り，セラピストはじっと耳を傾けました。その後でセラピストは，いくつかのコードを教えてほしいと頼み，数分後には二人で一緒に短い曲を演奏しました。それからセラピストがクレイグのお気に入りの音楽を尋ねると，クレイグがいくつかの曲を挙げたので，母親のスマート

フォンでそれを聴きました。セラピストは，その曲の歌詞の意味を理解できるように助けてほしいとクレイグに頼み，その曲のどこが具体的に好きなのかを知りたいと言いました。クレイグは嬉しそうに何でも説明しました。やがて，何らとがめる口ぶりでなく，母親が言いました。「私には，そんな話をしたことはなかったわ。そんなふうに話すあなたって，いいわね」

このデュエットが，ある種の転機となった。一人がもう一人の反応に反応し，また最初の人の反応が生まれる。私たちの社会的な心はこのように構築されていく。またこのようにして，子どもたちは社会的な学習環境に関与していかなければならない。おそらくクレイグがそうであったように，たとえ認識的警戒に強くとらわれていたとしても，子どもにとっては，認識的信頼の体験を一度するだけでも十分な場合がある。そのような体験によって子どもは，認識的信頼に基づく関係性を通して学習が可能になるような，他の社会的関係を探そうとするかもしれない。クレイグの事例では，5回目のセッションに母親が一緒に参加したことと，最初，母親が観察者の姿勢でいたことが，どちらも決定的に重要であった。その姿勢であったからこそ母親は，クレイグの中に何かを見出し，それまで意識していなかった，他の大人と交流できるクレイグの能力に気づいたのである。こうして，セラピストの反応に対するクレイグの反応に，今度は母親が反応した。これにより，母子関係はより親密になり，また，おそらくは学校の教師も含め，他者との距離が近づいたことと連動して，クレイグの情動調節は改善していった。このようにしてクレイグは，メンタライジングによって自分自身や他者を理解する能力を向上させていったのである。

　MIST が目指すのは，子どもが置かれている社会的システムを変えることである。これは複数の問題を持つ子どもにとっては特に重要であり，

それぞれの問題が，子どもの成長と発達に必要な社会的文脈を損ないか
ねない。MIST は家族への介入でありながら，その影響力は家族だけに
とどまるものではないだろう。

MIST と発達科学

　この章では，発達心理学がいかに治療プロセスへの理解を深めるかに
注目してきた。Csibra と Gergely [55] はナチュラル・ペダゴジー*（natu-
ral pedagogy）の進化的意義を認めているが，これは，文化的な情報を
効率的に教え学ぶことを可能にする，私たちの生物学的構造のすばらし
い側面のひとつである。このメカニズムは，人生早期の関係の中で確立
され，個人の学習と，集合的な理解の蓄積を司っている。またこれは，
文化の発達を支える認識的信頼の原動力でもある。人間だけが，スキル
を獲得して次の世代に伝えられる種というわけではない。しかし，個人
が社会性をもって共同体に参加し，その共同体が独自の考えを持てるよ
うにするために，学習して伝えることのできる情報の複雑さという点で
は，他のどの種も人間には及ばない。

　人類は，意図的な指示を受け入れることによって知識を獲得するとい
う，特殊な様式を発展させてきた。この能力のおかげで，私たちは複雑
な道具の使い方を学べるようになったが，それと同じプロセスで，共同
体の経験に基づく信念や期待を伝えられるようにもなった。こうした複
雑な理解のためには，特別なコミュニケーション・プロセスが必要であっ
たが，おそらくそれは，敏感な反応による愛着のシステムから始まり，
認識的信頼の経験を生み出す相互承認の感覚を通じて，従うべき情報源
を識別することへと進化していったのであろう。このメカニズムによっ
て，私たちは自己，他者，世界についての知識を獲得することができる。

＊訳注：ナチュラル・ペダゴジー（自然な教育論）とは，大人（養育者）が教え，乳児
　が教わるというコミュニケーションには，顕示的手がかりを介した自然で無意識的な
　行動様式が使われるという学習理論。

またここには，経験から学ぶことに対する開放性が，伝える人／教師と，学習する子どもとの関係性によって，部分的にであれ大きく調整されるという選択的な利点もある。その一方で，ネガティブな体験は自然な警戒心を強めるばかりでなく，ときには過剰な警戒を作り出し，社会的学習の可能性を損ないかねない。これは，私たちが治療の場で出会う子どもたちや家族の，ほとんどではないにしろ，その多くで，社会的体験からの学習が明らかに困難な原因でもある。認識的信頼がなければ，社会的学習は生じない（もしくは非常に制限される）のである。

　このような発達科学が，なぜ MIST での取り組みと関係するのだろう？　心理療法において認識的信頼を育むことが重要なのは，クライエントにそのプロセスに生産的に関与させ，そこから利益を得てもらうためである。しかし，信頼を育むことの最大の利点はそれではない。クライエントがセラピー外での対人関係をより信頼できるようになることが，より一般的な社会的学習能力の向上につながるのである。私たちは，起きていると思うことについて，もう少し正確に考えてみるべきなのかもしれない。

まとめの考察

　心理療法で扱われる相互作用的なコミュニケーション・システムには少なくとも3つの経験則的に区別可能なものがあり，それらはセラピーの範囲を超えて，社会的な理解や関与を高める可能性を有している[70]。ひとつ目のシステムは，クライエントの状況，現在の生活，症状，問題，精神疾患をめぐる対話に関するものである。これはセラピストとのコミュニケーションの土台となるものであるが，このコミュニケーションは継続的であり，クライエントのその時々の懸念にセラピストが取り組んでいることを示すために，更新される必要がある。セラピスト側からのこのコミュニケーションは，セラピストにはかなりの知識と，クラ

イエントが高く評価できるような個人的特性があることをクライエント
に示すものである。

　ふたつ目のシステムは，クライエントの社会的コミュニケーションの
改善に関するものである。これは，最初はセラピー内においてであるが，
認識的信頼によって特徴づけられる学習の機会を生み出すようなコミュ
ニケーションにクライエントが参加できるようになるためには不可欠な
ものである。セラピーにおけるメンタライジングのプロセスは，セラピー
ルーム内でクライエントが社会的コミュニケーションに参加することに
よって，不信による孤立を克服し，より一般的な社会的コミュニケーショ
ンへの扉が開かれることを可能にする。セラピストによって正確にメン
タライズされることは，クライエントの認識的障壁を解く鍵になる。こ
れは部分的には認知的なプロセスであるが，主として情動的なプロセス
である。

　本書では，特に第5章と第6章において，メンタライジングを強化す
るための介入の例を数多く紹介した。それらの介入はどれも，協働（他
者の心と一緒に取り組むこと）を必要とする。他者の視点から見ること
が，黙示的にも明示的にも求められる。また，さりげないながらも幅広
く，セラピストは，その場にいるのであれ言及されているだけであれ，
すべての治療参加メンバーが全人格として扱われ，情動的にも認知的に
も，独自の願望や期待，反応を持つ主体として認識されていることを強
調する。概して，謙虚で好奇心旺盛な態度は――心理状態というのは不
透明なものだから――クライエントからも他の誰からも，何かしら学ぶ
べきことがあるという前提を裏づける。先に述べたように，MIST での
クライエントと他者との出会いについては，多くの点で効果的なメンタ
ライジングを強化できそうである。もしかしたら最も単純なレベルでは，
セラピストや他者が，情動的および認知的に，クライエントに随伴的に
臨機応変に反応するだけでも，クライエントの社会的コミュニケーショ
ンの能力を伸ばすことができるかもしれない。

　では，メンタライジングの改善がどのようにして認識的信頼を高め，さらには社会的学習を可能にするのだろう？　メンタライジングがどのように認識的信頼とかかわり，セラピーの中でメンタライジングを体系的に扱うことがなぜそれほど重要なのかについては，いくつかの要素から明らかになっている。(1) クライエントが，誰にとっても見分けがつき，共に参加している感覚を持てるような首尾一貫したナラティブをつくりだすためには，最低限のメンタライジング能力が必要である。(2) 先述のように，認識的信頼が生まれるプロセスは相互的であり，クライエントのナラティブが信頼に足るものとなるためには，クライエントもまたセラピストに対する認識的信頼を抱いていなければならない。クライエントのナラティブがセラピストに伝わるためには，クライエントもメンタライジングの基本的な能力をある程度獲得していなければないのである。(3) セラピストによるクライエントについての表象をクライエント自身が認識し，正確に解釈するためには，さらなるメンタライジングの向上が必要である。(4) 最後に，セラピストによってつくられたイメージと，そのもととなった自己イメージが合致するためには，メンタライジングが必要となる。メンタライジングの向上という全般的な目標は，社会的な学習プロセス全体を強化するという目的にもかなうのである。

　3つ目のコミュニケーション・システムは，多くの治療にとって極めて重要なものと言える。クライエントが社会と向き合うことを可能にするのは何だろう？　私たちの治療モデルの基本原則は，人間の心は本質的に社会的で対人的だということである。そのため，セラピーであれメンタライジングであれ，クライエントを，大きく複雑で，絶えず動いている人間の社会的コミュニケーションの流れに再結合させることができなければ意味がない。効果的なセラピーでは，セラピストの支援があってもなくても，クライエントは「心を開く」。自ら築いた認識的障壁を解体し，社会との接触をはかり，社会的状況から学習する能力を伸ばす。

私たちの考えでは，この変化こそ，MIST がもたらす最も重要な変化である。これについては最終章でも取り上げることにしよう。これまでに本書で紹介してきたいくつかの事例からも（クレイグ，ローズ，その他），セラピーが，社会的環境に以前から存在していたポジティブな側面との新たなつきあい方を可能にしたことがわかる。

　ただしここには，ほとんどの心理療法にも共通する，MIST にとっての大きな限界がある。クライエントのより広い社会的環境がメンタライジングを支持しない場合の臨床的介入があるということだ。認識的信頼が役に立つのは，社会が開かれた心を悪用しないと信用でき，拠り所として信頼に値すると考えられるかぎりにおいてである。セラピーで得られたもの――何であれ，実際の，クライエントにとっての生活の質の有意義な向上――がどこまで定着するかは，クライエントの社会的環境がどこまでこれらの変化を許容し支持するかに左右される。この点で，心理療法の実践とその潜在的な効果とを，それが存在する社会情勢・風土から切り離すことができると考えるのは，ほとんど怠慢と言ってもよいほどに甘すぎるのである。

第 **8** 章

ソーシャルメディアとメンタライジング

多くの友人たちにとって，ウォルター家はふつうの家族に見えました。ごく一部の人だけが，11歳のビルが毎日12時間も寝室にあるパソコンに向かい，オンライン掲示板でチャットをし，ビデオゲームで遊び，さまざまな娯楽サイトを閲覧し，音楽やビデオをダウンロードして，「リアル」だか「バーチャル」の友達といつまでもチャットをし続けているらしいということを知っていました。ビルの両親は当初，ビルがオンライン活動に夢中になるのは一時的なものだろうと考えていました。しかし次第に，パソコンへのアクセスを制限し，パソコンを取り上げ，そしてまた返すというサイクルを繰り返すようになりました。こうして日々の対立に皆が疲れ果て，両親は息子のオンライン活動の習慣をコントロールすることを諦めてしまいました。

自宅でパソコンにつながっていないとき，ビルはスマートフォンを使ってインターネットにつながり続けていましたが，インターネット接続ができないときには非常に苛立つことがありました。毎晩，夜中過ぎまで起きていて，時間を忘れて複数の作業に夢中になっていたと言うのです。朝起きて学校に行くのがだんだんとつらくなりました。登校は不規則になり，食事や家事なども含め，家族のイベントにも参

加しなくなりました。サッカークラブの放課後の練習にも参加するのをやめてしまいました。一人を除き，友達には愛想をつかされました。それでもビルは気にしませんでした。オンライン上には十分すぎるほどの友達がいたからです。両親は，ビルの「オンライン生活」が下の二人のきょうだいにどのような影響を与えるのか，また，手に負えなくなる前に，きょうだいたちのソーシャルメディアの使用を制限できるのか，とても心配するようになりました。両親はかかりつけ医に専門家への紹介を依頼し，「どうか，私たちがもう一度家族になれるように助けてください」と伝えました。

現代社会の特徴と言えば，コミュニケーション・ネットワークが拡大し続けているということだ。こうしたネットワークのおかげで，パソコンやインターネットを介した素早い情報へのアクセスが可能になり，バーチャルな空間で個人同士が出会えるようになっている。Eメール，ウェブサイト，ソーシャルメディア，インスタントメッセージなどを用いて，ますます多くの時間がオンライン上で費やされている。若者たちは今，コミュニケーションが主にオンラインやソーシャルメディア上で行われるデジタル環境に住んでいる。例えばイギリスでは，16〜24歳の子どもの95%，12〜15歳の子どもの83%がスマートフォンを所持し，14歳以上の女子の5分の2と男子の5分の1が，毎日3時間以上，ソーシャルメディアを利用している[107]。人々は平均して12分おきに携帯をチェックし，成人の5人に1人が週に40時間以上をオンライン上で過ごしている。常時接続状態の増加はここ10年のあいだに生じたものであり，社会がこれまでに経験したなかでも最も急速な変化のひとつとなっている[124]。

ソーシャルメディアは人々のつきあい方を変え，プライベートな事柄に限らず，ますます私たちの生活を支配するようになっている。ツイッ

ター（現 X）やフェイスブックのような一部のメディアは人々の意識に影響を及ぼすことができ，例えば 2010 年に始まった「アラブの春」の民衆蜂起のように，地域的，世界的な運動を引き起こすことも可能である。デジタル世界はよい意味での可能性に満ちている。例えば，メンタルヘルスサービスは，テスト済みのリソースや介入策へのアクセスを改善し，診断や経過観察，治療クリニカルパスを部分的に自動化することで，大きく変化させることができるかもしれない[100]。また，孤立し，メンタルヘルスの問題を抱えている多くの若者たちにとっては，ソーシャルメディアが健康関連の情報や知識，社会的支援の重要な出所となるかもしれない[151]。デジタル技術によって若者たちが仲間，メンター，セラピストとつながり，斬新で，柔軟で，個人に合った，偏見の少ない治療を受けられるようになることで，メンタルヘルスの治療に存在していた溝が埋められるかもしれないのである。バーチャルな関係は，孤独で孤立していると感じるときには，誰かとのつながり感じさせてくれるだろう。従来の，リアルタイムの対面での社会的交流から離れて，想像上の世界で，自分についてのイメージや物語をつくることもできる。そこでは，自分の気持ちや考え，そしてかなり個人的な体験をも，バーチャルな他人や友人と共有することができるのである。

　よい意味での可能性がある一方で，デジタル革命は若者のメンタルヘルスにさまざまな，今までにないリスクをもたらす可能性がある[138]。それらのリスクは，もともとの脆弱性を有する個人において，より顕著に現れるかもしれない。例えば，ソーシャルメディアの利用は，とりわけ少女たちや社会的に疎外された集団における，うつ病[107]，自殺[135]，自傷行為と関連している。その潜在的なメカニズムとして考えられるのは，社会的孤立，睡眠障害，ネット上でのいじめ，理想化されたライフスタイルやボディイメージに適合しなければならないというプレッシャーなどである。とはいえ，そのようなメカニズムについては，若者におけるデジタル技術の使用と情動障害との因果関係も含め，不明な点が多い。

しかし，問題を単純化しすぎることは，産業革命以来の子どもの社会性における，おそらくは最も重要な変化について理解することを妨げてきた。例えば，約12万人の青少年を対象とした，デジタル機器の使用時間と心の幸福度の両方のデータを集めた大規模な研究[146]によれば，まったく使わない場合と比べて，一日に数時間だけデジタル機器を使うほうが，わずかにより高い幸福度と関連していることが明らかとなった。デジタル世界で過ごす時間がさらに長くなってはじめて，幸福度が減ったのである。ただし，その差もわずかなもので，ここから示唆されるのは，「適度な」量のスクリーンタイム――「何事もほどほどに」――が，今日のネット社会においては現実的に最も有益かもしれないということである[124]。

先のウォルター家の例からもわかるように，ソーシャルメディアは家族関係にも大きな影響を及ぼす。子どもやティーンエイジャーの多くが，今では親とのコミュニケーションよりも，バーチャル空間での他者とのコミュニケーションにより多くの時間を費やしている。実際，家族で集まっても，全員が前かがみになって自分のスマートフォンを覗き込んでおり，直接話し合うということがない。家族の接し方としては，主にそれぞれの画面を見たり，写真やその他の画像を見比べたりするばかりで，お互いのことは見ていないかもしれない。恋愛中のカップルでさえ，手をつなぎつつ，それぞれがもう片方の手にスマートフォンを持ってメッセージをチェックしていたりする。それでも，ソーシャルメディアの技術は，家族や対人関係の絆を強める可能性も秘めている。約10年前に行われた研究では，453人の思春期の若者とその親を対象に，家族のメディア使用と，家族間のつながりとの関係が調べられた[142]。その結果，メディア利用として家族で最もよく見られたのは，携帯電話の使用と，テレビや映画の鑑賞であった。また，分析からは，家族同士での携帯電話の利用，テレビや映画を一緒に観ること，ビデオゲームを一緒にすることなどが多いほど，家族の結びつきが強いことが明らかとなった。逆

に，SNSを通じてのかかわりは，少なくとも若者側の視点からは，家族間のつながりが弱いことと関連づけられた。

社会化プロセスの変化

　人間には，社会的ネットワークを形成し，その一員になりたいという基本的な衝動がある。産業化が進み，人々が都市部に移り住み，伝統的な小さなコミュニティが徐々に衰退していってもなお，特定のコミュニティの一員でありたいという人々のニーズは変わらなかった。近年，この人間の本質的なニーズを満たすものとして代わりに登場したのが，ソーシャルネットワークサイトである。これが提供するのは，思考，意見，感情，ニーズなどが共有される共同空間である。

　ソーシャルメディアやネットワークサイトはバーチャルなコミュニティであり，ユーザーはそこで個人的な公開プロフィールを作成し，共通の関心に基づいて他者と出会い，バーチャルおよび現実世界の友人と交流することができる。対面での出会いとは異なり，ソーシャルメディアは，時間にも場所にも縛られない。いつ，どこで情報が投稿され，読まれるかは問題ではない。ソーシャルメディアは高速で，一見「プライベート」であるが，一般の人々の人生も，セレブと呼ばれる人たちの人生も，当人からは直接見られることなく垣間見せてくれる。

　ソーシャルネットワークは，今や個人の社会性に大きな影響を及ぼすようになった。個人は特定のコミュニティで自分を表現し，新しい，あるいはそれまでとは異なるイメージをつくりだすことができる。ソーシャルメディアのユーザーはさまざまなメディア上でコンテンツを作成し，そこに投稿したり，ラベル付けをしたり，投票したり，評価したりすることもできる。参加とフィードバックを通じて，共通の関心を持つコミュニティをつくることが可能になるのである。さまざまなソーシャルメディアのタイプを表8-1に挙げた。

表 8 - 1 ソーシャルメディアの種類

ブログ：オンライン日記

マイクロブログ：非常に短いコミュニケーション・メッセージ
　（例：ツイッター［現 X］）

ウィキ：情報内容の追加や編集が可能なサイト

ポッドキャスト：ダウンロードできる映像や音声情報

フォーラム：特定のテーマについて話し合うメディア

コンテンツコミュニティ：コンテンツを管理し共有できるサイ
　ト（例：ユーチューブ）

ソーシャルネットワーキングサイト／サービス（SNS）：ユー
　ザーがつながり合い，情報交換ができるネットワーク（例：
　フェイスブック，インスタグラム，リンクトイン）

---

　100 年ほど前に西洋社会で導入された中等教育が，思春期の子どもた
ちの社会化プロセスを家族から仲間同士へと移行させたことを考える
と，家族を超えたバーチャルな世界への扉が開かれたことは，親の影響
力をさらに後退させる危険性をはらんでいる。親が子どものデジタルラ
イフに関与し，参加することに消極的であれば，ソーシャルメディアが
社会化プロセスにおける唯一無二の，抑えのきかない重大な影響力を持
ちかねない。同じように，ソーシャルメディアについての学習や，ソー
シャルメディアを用いた学習が主流の学校教育に組み込まれていなけれ
ば，このソーシャルメディアが生徒への（歯止めの効かない）「教育」
を引き継いでしまうかもしれない。

注意欠如の家族生活

　家族メンバーがオンラインになると，家族内の社会的コミュニケーショ
ンが一時的にできなくなる。彼らはある項目から次の項目へとスキップ
し，飛び回り，複数の課題を同時にこなすマルチタスク状態になる。こ
の状態になると，注意をうまくコントロールすることができなくなる。気
を散らすものを排除できず，課題の切り替えもうまくできない。それで
もなかには，バーチャルな世界と家庭とにうまく出入りできる家族メン

バーがいるかもしれない。家族との会話にデジタル言語が使われ，情報は短い単位でやりとりされ，すぐにバーチャル世界に戻っていく。家族の交流やコミュニケーションは，オンとオフの切り替わりやエピソードが高速で連続することがその特徴となる。プレッシャーも生じるようになり，例えばチャットアプリでは，メッセージを読んだ際に「既読」のサインが現れ，反応までの時間が相手にわかるため，早く返信しなければならないと感じるようになる。これもまた，実際にその場にいる人々と向き合う時間を減らす要因になる。注意力が持続する時間がこうして短くなると，子どもは親からの長ったらしい質問や説明を聞いていられなくなる。ツイッターの時代には，長いメッセージやブログは書かれなくなり，読まれることもなくなる。こうしたことのすべてが要因となって，子どもやティーンエイジャー，そして成人においても，文字通りオンとオフの切り替えが激しくなっている。加えて，特定の問題を家族で話し合うときにも，グーグルで調べて素早く情報を得たほうが，冗長な親の説明を聞くよりも早いということになる。関連する情報を本や辞書，あるいは百科事典で調べることは稀になり，こうして，省察的なプロセスもまた——完全に失われてはいないとしても——短くなっているのである。

ソーシャルメディアの魅力

　「中毒的」とまでは言わないにしても，ソーシャルメディアがなぜそれほど人を惹きつけるのか，その理由はいくつも考えられる。何らかの形でコミュニティとつながっていたいという人間の欲求が，ひとつの大きな原動力である。ソーシャルメディアのユーザーがしばしば話すのは，家族や友人，同僚などとの既存の関係が，ソーシャルメディアによってリフレッシュされ，維持されるということである。ソーシャルメディアは，遠く離れた家族を結びつけることもできる。誰かの心の中に存在していたいという欲求もまた，関連する原動力であり，「ピン」という通知音が鳴るたびに，その幻想が再生されるのかもしれない。コミュニティ

に「所属」していたいというニーズと関連して，何か──何らかの活動であれ，イベント，対人関係，めったにない機会であれ──を見逃してしまうことへの恐怖もある。バーチャルコミュニティの一員であることもまた，自分がひとりの人間として認識され，受け入れられているという幻想を生むのかもしれない。「フォロワー」や「いいね！」がたくさん集まることで，自己価値が高まり，主体性の感覚を得られるからである。また，子どもや若者の多くは，簡単な顔文字を使うほうが感情を表現しやすいと感じている。さらに，特に年長の子どもやティーンエイジャーには，グループの一員になるためにソーシャルメディアを使うようにとの仲間からのプレッシャーがある。それと同時に，コミュニケーションにすぐに反応しなければならないというプレッシャーがあり，既読のチェックがそのプレッシャーを一層強めている。

　スマートフォンは目が覚めてから眠るまで，いつでもそこにある。ポケットやハンドバッグに入れて持ち運ぶことができる忠実な相棒で，もしかしたら親友よりも頼りになるかもしれない。多くの人にとって，スマートフォンは心身の一部となり，それなしでは不完全さを感じる義肢のような存在になっている。スマートフォンは，詳細な履歴書にも書ききれないほどの個人情報が詰まった複雑なパスポートでもある。画像におさめることで，時間と体験を瞬時に記録することもできる。絶えず鳴り続ける通知音は，私たちの住む世界の向こう側に，それと並行して，予測不可能で刺激的な世界があることを教えてくれる。そして，新しい情報や体験にアクセスしようとする好奇心を絶えず生み出してくれるのである。

　退屈は，子どもにとっても大人にとっても珍しくはない心の状態であるが，それを解消したいという強い欲求を生む。スマートフォンを手に取り，そのボタンや機能を使って身体的，精神的な刺激を得ることで，その欲求は満たされる。退屈は自己調節の欠如と言えるかもしれず，飲酒，喫煙，違法薬物の摂取，ギャンブル，暴飲暴食，そしてインター

ネット嗜癖も含む，その他の依存的な行動につながりかねない。スマートフォンは退屈と戦うための薬物になりうるのである。

　使いすぎや依存の問題以外にも，ソーシャルメディアにはユーザーにとっての危険性がある。例えば，営利団体，犯罪者，性的虐待者といった見えない「パートナー」との関係ができて，子どもや若者が性的，情動的，経済的に洗脳され，操られるおそれがある。これらのインフルエンサーは，子どもの脆弱性を冷酷に利用し，犠牲者が参ってしまうまで執拗に「追跡」するかもしれない。また，若者が長期的な悪影響について考えることなく，性的な画像やメッセージを送信して，自分自身をさらけだすという危険性もある。

　ソーシャルメディアが抱えるもうひとつの大きなリスクには，データ保護とそれに伴うプライバシーの問題がある。一人の「友人」に送ったつもりのものが，簡単に多くのバーチャルな聴衆に広がってしまいかねない。また，ソーシャルメディアのユーザーは，ネガティブなコメントや「よくないね」の評価で自尊心が傷つくかもしれない。インターネット上での攻撃，いじめ，ストーキングも，ユーザー仲間をけなしたり迫害したりするためにソーシャルメディアを使用（乱用）する極端な例である。

認識的信頼とソーシャルメディア

　現在，若者が使っているデジタルツールやソーシャルメディアのプラットフォームは，倫理的，あるいは若者のことを考えた枠組みを伴って形づくられたものではない。それでも，デジタルメディアには価値がある。その価値は，有効性，参加，効率性の 3 つの観点でまとめることができる。デジタルメディアは私たちの有効性を高め，これまでにないレベルの社会参加を可能にし，また，おそらく逆説的ではあるものの，メンタルサービスを含む，ほとんどのサービスを効率よく提供する。一

方で，デジタルメディアには，同じく３つの——透明性，主体性，責任
をめぐる——大きな懸念があり，それが私たちの信頼を損ねている。デ
ジタルメディアに透明性がないことは明らかで，私たちは自分のデータ
がどうなるのかについてはほとんど何も知らない。欧州連合が国際的に
承認した「一般データ保護規則（General Data Protection Regulation：
GDPR)」が何か実質的な違いをもたらすだろうか？　おそらく。だが
今のところ，クッキーの使用とデータの大量保存を承認することに関す
る，ひっきりなしの合意があるのみである。いくらか疑わしい話ではあ
るが，デジタルプライバシーの運動家が，誰もが読まずに署名する長々
とした（読む暇がある人などいるはずがない）契約書に，その契約者の
子ども全員を一生涯隷属させるという内容を紛れ込ませたこともあるら
しい。ソーシャルメディアに関する責任の問題も，同じくらい厄介であ
る。2016 年のアメリカの大統領選挙や，イギリスの EU 離脱について
問う国民投票，あるいは私たちの思考や選択に干渉しようとする，より
複雑な働きかけの結果に対しては，誰が責任を負うのだろう？　システ
ムはあまりにも複雑すぎて，責任の所在を明らかすることはできない。
こうして，おそらく最も重要な主体性の問題へと行きつくのである。

　前章では，幼少期以降に認識的信頼が生まれてくる過程が，非常に対
人的であるということを説明した。養育者が十分に信頼できる対応をし
てくれなかったり，善良でなかったり，子どもの自己にとって意味のあ
ることや関連することを認識できなかったりすると，認識的信頼の発達
が損なわれ，文化が伝わるための確固とした基盤が揺らぎかねないこと
を強調した。かつて西洋社会では，おそらく 40 〜 50 年ほど前までは，
適切で信頼のおける情報の主な出所と言えば，親，あるいは教師，ユー
スワーカー（若者の支援者），地域の長老などであった。認識的信頼が
確立されていれば，子どもたちは彼らに頼り，彼らから学んだ。しかし，
双方向のデジタルメディアの普及により，この状況は一変した。今や赤
ちゃんは，指差しを学ぶと同時に（タブレットを）スワイプすることを

学んでいる。世代を超えての知識の伝達で，共同注意がいかに重要であるかはすでに述べた通りである。もちろん，似たような倫理上のパニックが，印刷機の発明とともに生じたことは想像に難くない。15世紀，ヨハン・グーテンベルクが，本の中の物語に誰もがアクセスできるようにしたことで，何百万もの語り部や吟遊詩人たちが失業に追いやられたのである。

　では，子どもや若者たちが自分の親ではなく，グーグルやデジタルな友達に相談しがちなことを心配すべきなのだろうか？　これに対する簡単な答えはない。例えば多くの場合，若者はオンライン情報の信憑性を見極める力に長けている。また，家族が提供できない，もしくは提供しようと思わない価値ある情報や支援を自ら探し出す若者もいる。私たちが強調したいのは，印刷物とデジタルメディアには非常に大きな違いがあり，それは，デジタルメディアには印刷物では考えられない特性として，双方向性があるということだ。この双方向性によって，デジタルメディアは革命的なカメレオンになり，人間の文化的な巣の中のカッコウとなるのである［訳注：カッコウは自らの卵の世話を他種の鳥にさせる托卵で知られる］。デジタルメディアは，まるで本当に気遣っているかのように反応できる。よくできた小説も共感を呼び起こすことはできるが，それはゆっくりで，多くのページを必要とする。デジタルメディアはそれと異なり，いくつものビデオクリップがその人の好みに合わせて瞬時に並べ変えられる。他の多くのデジタル機能も，偶発性に対する私たちの進化した感受性を捉えるという点では，はるかに洗練されている。なぜなら，それらは私たちに同調し，自己主体性を確認したいという私たちのニーズを察知するからだ。一方，デジタル主体は人とは異なり，主体性を人に認識してもらう必要がない。人間の指導者とは違って，私たちの好みや欠点を学習する能力には限界がなく，私たちの信頼を獲得して独占する力が限界に達するまで，無限に自己修正を繰り返すことができる。その結果，商業目的の企業であれ，悪意ある冷笑的な個人であれ，心理状態へ

のインフルエンサーになろうとしている者たちによって間違った認識的
信頼が生じることもある。関係している相手の顔は見えず，わざと隠れ
ていたりするため，進化によって私たちに備わった単純なツールを使っ
て彼らの信頼度を計ることは難しくなる。顔の表情や身体のしぐさから
何かを読み取って評価することができないからである。

　認識的信頼が築かれるのは，自分と関連があり，一般化できるもので
あれば何でも，社会的コミュニケーションから学ぼうとするときである。
認識的信頼が生じる可能性があるのは，他の人が自分の個人的ナラティ
ブを認識してくれているとわかるときである。ただし，生物学的には，
相手に対するそのような見方がまったくの幻想であったとしても，それ
を見分ける準備はできていない。この現象は，そうとは知らずに，もし
くは知ったうえで，誘惑的な顕示的手がかりを用いて自らの（メッセー
ジを含む）商品を提供しようとするソーシャルメディアのインフルエン
サーたちに利用されているのかもしれない。その手がかりとはいたって
単純で，下の名前で呼ばれる，好みの言葉遣いが選ばれる，位置情報が
検知され反応される，前回のリクエストが表示される，「他の何百万もの
顧客情報に基づけば，あなたが興味を持ちそうな……」商品を提示され
る，といったことである。こうした手がかりによって，メディアユーザー
は自分の関心やニーズが認識されていると感じる。すると生物学的な流
れで，顧客と売り手とのあいだで，ある種の特権的なコミュニケーショ
ンが生じるのだろう。だが，そんなことなら，営業職の人たちが何千年
も前からやってきたではないか，とあなたは言うだろう。その通り！　ま
るで魔法のように私たちのスイッチを押すことができるカリスマ的な話
し手の説得によって，（持っていない）無駄なものにお金を使ったことが
ない人などいないだろう。ポピュリストの政治家も，はるか昔から，集
会や放送番組で顕示的手がかりを用いて大衆に影響を及ぼしてきた。そ
の手口は単純なものだ。ポピュリストの影響を受けやすい人は，自分自
身を見る目が貧弱で不正確なようである。彼らの個人的なナラティブは，

不十分なメンタライジングによるアイデンティティの脆さに対処するために，防衛的に構築されていることが多い。「私は不公平に扱われてきた。力のある利己的な人たちが自分勝手な利益のために私を食い物にして，うまくやっている」。このナラティブはもちろん極めて強固で，あらゆる不運な事例とともに，主体性の欠如を説明するものである。ポピュリストたちはこの防衛的に形づくられた自己イメージを承認して利用し，それに認識的に合致すると感じさせるような彼ら自身のナラティブを提示する。こうして，巧みにつくりだされた一体感が，社会的な影響力を持ちうるのである。

　デジタル空間におけるゲームチェンジャー（革新的技術）は，社会的影響を取捨選択する，人間にとって鍵となるシステムを機械が模倣するようになったことである。表向きには，その機械は作り手よりも高い知能を有している。最近，グーグルの人工知能（AI）「アルファ碁（AlphaGo）」が，世界ナンバーワン囲碁棋士のカ・ジェイを破った。その前にもすでに，韓国の伝説的囲碁棋士のイ・セドルに4対1で勝利していた。アルファ碁がカ・ジェイを打ち負かしたことは，勝負がまだ始まったばかりであることを示している。未知の，目に見えないインフルエンサーに対して人間は無防備なのだろうか？　インフルエンサー（おそらくBOT［事前に設定した内容を実行するプログラム］と思われる）の意図が，対人理解の錯覚をつくりだし，何らかの情報を個人的にかかわりがあるものと思わせることだということが明らかな場合，それを認識的信頼として議論することができるのだろうか？　ソーシャルメディアとその「隠れた説得者」[141]に対しては，常々細心の認識的警戒が必要とされてきたが，ソーシャルメディアは顕示的手がかりを巧妙に用いることで，多くの子どもや成人をも，バーチャルな網に取り込むことに成功しているのである。

　フェイクニュース――かつてはジャンクニュース，扇情的ジャーナリズム，プロパガンダ（ラテン語で「広めるべきもの」を意味する）など

とも呼ばれた——は，従来のメディアやソーシャルメディアによって意図的に発信されるもので，主に政治的または商業的な理由で，誤解を生み，誤った情報を広めることを目的としている。偏った情報，考え方，噂話などが意図的に配信されるが，それは人々のものの見方や意見，嗜好を変え，自身（配信者）の大義を推し進め，反対勢力にダメージを与えるためである。事態を複雑にしているのは，最近ではフェイクニュースという言葉が，一見すると不愉快な真実を否定したり疑ったりするためにも使われるようになったことである。こうして混乱に拍車がかかり，ソーシャルメディアのユーザーは，もはやどの情報を信頼してよいのかわからなくなっている。

　BOT もまた，認識的信頼を築くことと関連して，さらなる問題をもたらす。アルゴリズムに基づくコンピュータープログラムは，ソーシャルネットワークのユーザー間でのサービスのやりとりやつながりを確立するために設計されている。BOT は，ソーシャルメディアのユーザーがBOT との関係を築きやすくなるよう，あたかも人間であるかのようにふるまうことができる。ターゲットとなるユーザーとのあいだに疑似的な接点を生み出すような極めて一般的な個人的ナラティブを提供することで，信憑性をもたせるのである。これは，相手から認識してもらいたいという欲求が強い人には強烈に作用するだろうが，その相手というのはBOT かもしれないのだ。高度なアルゴリズムであれば，ユーザーの見方と対立する BOT をつくり上げ，あえてその BOT 自身の信用を失墜させることもある。そのような BOT のねらいは，ユーザーが不信感を抱いた見解を，もともと反感を抱いていたグループの他のメンバーに広めさせることである。偏見によってつながる内輪のネットワークは，認識的信頼の悪用によって維持されているのである。

　ここから何が示唆されるのだろう？　インターネットを閉鎖しようと言っているのではない。それも魅力的な選択肢のひとつかもしれないが。私たちはむしろ，デジタルの火にはデジタルの火で対抗することをお勧

めする。もともと私たちには，過度な影響から自分を守るために自然から与えられた，認識的警戒というものがある。そのような警戒が必要だと知ってもらうためには，あらゆる努力が必要である。AI のプログラマーたちも，信頼というものを模倣するデジタル機器が発明されると同時に，それを検知するプログラムをつくる必要がある。IBM のディープ・ブルーがチェスでカスパロフを打ち負かしたように，私たちもまた，人間の弱みにつけこみかねないデジタル主体を検知するために，比類なき知性を発揮できるはずである。子どもたちに安全な社会化環境を提供することは，人類にとっての優先事項であり，私たちが住む地球の生態系を保護することと同等の重要性がある。人間の心は AI に勝てないが，AI なら勝てる。若者たちには，デジタルライフに関する「効果的な」認識的警戒を身につけるための支援が必要なのである。

子どもたちのデジタルメンタルヘルスの課題

　SNS の人気が高まるにつれ，家族内にはさまざまな問題が生じている。これを受けてシステム論の実践者たちは，サイバーセックス（オンライン上での性的な会話ややりとり），ネット強迫，オンラインゲーム嗜癖などに対する具体的な介入[61, 133] を検討するようになった。ソーシャルメディアへの依存度は，頻繁な利用から，使いすぎ，依存，嗜癖まで，段階的に区別することができる。アメリカ精神医学会[2] は，インターネットゲーム症（IGD）という新しい診断カテゴリーを提唱したが，今のところ，国際疾病分類（ICD-11）や DSM の分類体系には組み込まれていない［訳注：ICD-11（2018）においては「ゲーム行動症 gaming disorder（6C51）」がコーディングされている］。とはいえ，臨床の現場では，ビデオゲームを取り上げられたときに離脱症状のようなものを示す若者は決して珍しくはない。彼らはビデオゲームをきっかけに，そしてビデオゲーム以外の，趣味や娯楽への関心を失う。どれだけゲームをしているかについて，家族

やセラピストや他の人たちに嘘をつく。ネガティブな気分から逃れたり安心したりするためにビデオゲームを使う。大切な友情だけでなく，教育，職業上の機会も逃す。

　文献の系統的なレビューによると，大多数の研究が，スクリーンを見る形式のメディア利用と健全な睡眠とのあいだに好ましくない関連性を見出している。これは主に就寝時間の遅れと，全体の睡眠時間の減少による[117]。背景にあるメカニズムとして考えられるのは，(1) スクリーンを見ている時間が睡眠や他の活動の時間に取って代わっている，(2) メディアコンテンツによる心理的刺激，(3) デバイスから出ている光が，概日リズム，睡眠生理，覚醒度に影響を及ぼしている，などである。とりわけ，現実世界ですでに苦しんでいる思春期の若者たちのあいだで，テクノロジーの使用と幸福度とのあいだに負の相関があることがわかっている。

　そのような相関関係とは対照的に，インターネット，特にメンタルヘルス分野のアプリケーションがもたらす健康上の利益についても，力強い議論がなされている[100]。それほど言及されない利点のひとつに，心理的治療を提供するためのデジタルトレーニングがある。このようなトレーニングは効果があり，評判もよく，拡張性が高い[69]。また，デジタルプラットフォームを使えば，遠隔地からリアルタイムで治療効果を追跡できる。デジタルトレーニングの革新性は，これを組み合わせてさらに規模を大きくすれば，メンタルヘルス分野における効果的な介入へのアクセスを一変させるかもしれない。こうしたことを記すのは，本章が決してデジタル排斥を訴えるためのものではないことを示すためである。常にそうであるように，テクノロジーの課題は，テクノロジーそれ自体にあるのではなく，そのツールを操る人のほうにあるのだ。

治療姿勢

MIST のセラピストは，ソーシャルメディアを不適切に用いている子

どもや思春期の若者，成人に対しては，彼らと家族との個人的な信頼関係の構築を優先させる必要がある。ほとんどの依存症と同じように，セラピーの課題は，ソーシャルメディアの誤用によって満たされている何らかのニーズに向き合うとともに，より機能的な代替手段を提供することにある。これが難しくなるのは，その人がソーシャルメディアの情報やその内容に過度の信頼を寄せている場合である。そのようなクライエントはコミュニケーションに疑いを持っていて，予測可能な治療的コミュニケーションから身を守ろうとするだろう。クライエントの感覚では，デジタル環境は自分のニーズに合っていて，セラピストが「誤った認識的信頼」とみなすものは，実に適切な認識的関係に思われる。そのため，セラピストからの顕示的手がかりは，必ずや本物の，偽物として誤解されないようなものでなくてはならない。そうでなければ，「デジタルなものを犠牲にしてでも，私のほうを信頼してください」というセラピストの主張は無視してもよいものとして伝わってしまうだろう。

　自分の個人的なナラティブ——自分がイメージする自己感覚——が，信頼できる他者による理解と合致し，満足のいくものとして経験されることでクライエントは恩恵を得ている，という前提を受け入れるなら（「彼女は，私が考え，感じていることを理解している……私は認めてもらっているようだ……私たちは気が合う」），信頼できる何かからその人を引き離すことは，その人のアイデンティティや安心感，自己意識を脅かしかねない。例えば，摂食障害を持つティーンエイジャーたちは，摂食障害は悪くないという考えを展開するチャットルームやウェブサイトを訪れ——「プロアナ（拒食症は悪くない）」「プロミア（過食症は悪くない）」など——自分の個人的なナラティブが，同じように苦しんでいる大勢の仲間たちから認めてもらえることを知る。おまけに，「シンスピレーション（Thinspiration）」（痩せるための努力を鼓舞するサイト）や「痩せの戒律（Thin Commandments）」などのサイトは，「完璧をめざして絶食しよう」と若い女性をあおっている。こうした状況を見れ

ば，セラピストなら，クライエントが信頼してきた，あるいは今も信頼
している情報源を批判したくなるかもしれない。

　クライエントがこのようなソーシャルメディア内の情報源を信頼して
いる場合，セラピストはジレンマに陥る。クライエントの見方を承認す
る必要性を感じる一方で，セラピスト自身の信念に従うなら，そうした
ウェブサイトは誤解を招くものであり，クライエントがそれを信頼する
のは適切とは言えないと正直に伝える必要があるとも感じるだろう。と
ころが，その時点で，子どもや若者たちはセラピストから認めてもらっ
ていると思えなくなり，治療同盟を築くことは難しくなる。こうした状
況では，セラピストはむしろ焦点を変えて，子どもの行きすぎた信頼を
減らして，認識的警戒を高めることを試みるとよいだろう。

自宅でできるソーシャルメディア・デトックス

　最初の面談に来たのは両親だけでした。一緒に来るようビルを説得
できなかったとのことです。ビルが言うには，「僕がソーシャルメディ
アを使ったからといって，僕の側には何の問題もない。それで困って
いるのは父さんと母さんのほうだ」。母親は，今では幼いきょうだい
たちも「この電子麻薬」に接する時間が増えてきていると言います。
親自身のソーシャルメディアの使用状況について聞かれると，父親は，
「私もいくらか常習犯です」と告白し，その日にたまった，ときには
200〜300通にもなる仕事とプライベートのメールすべてに返信す
るまではベッドに入れないと言いました。母親も，フェイスブックに
かなりの時間を費やしていることを認め，それが外の世界との主な接
点になっているようです。どうしたらビルのソーシャルメディアの使
用を制限できるかについて，ビルとどのように話し合ったのかと聞か
れた両親は，口をそろえて言いました。ビルと何度も議論して，「や
めないといけない。やめないならパソコンとスマートフォンを取り上

げる，と伝えました」。他の方法も試し，守らなかったら罰を与える
と脅したりもしましたが，どれも対立をひどくするだけでした。

　メンタライジングの観点からは，ソーシャルメディアに対する子ども
と親の認識的警戒を高めることが大きな目標となる。家庭内でソーシャ
ルメディアの役割と位置づけをどのように取り決めるかということは，
子どもが家族システム外の潜在的な悪影響にさらされる度合いを左右す
ることになる[183]。ほとんどの親は，子どものソーシャルメディアの使
用が増えることに危機感を覚え，一度は何かしらのルールや指針を設定
しようと考えるだろう。親が子どもの心の状態を理解しているなら，そ
うしたルールも設定しやすくなる。また，子どもと一緒に，大きな言い
争いをしている最中やその直後ではなく，落ち着いているときに設定し
たルールなら，守られる見込みは高くなる。一方，ルールや規則が，仲
間はずれにされるなどの不安を生む場合は，うまくいく見込みはかなり
低くなる。妥協点を見つけることが肝心である。親側にどうしても譲れ
ない点があるなら，その根拠を子どもに説明することが役に立つ。明確
で適切な罰を設ける場合も，子どもと一緒に考えることが最善である。
決めたルールは，曖昧にならないようにプリントアウトして目立つとこ
ろに貼っておけば，このプロセスに役立つだろう。

　子どもや若者のソーシャルメディア・デトックスは，ひとりではうま
くいかない。通常は，家族で行う必要がある。目標は，家庭からソー
シャルメディアを完全になくすことではなく，許容範囲内で家族生活に
統合することである。そのため，家族一人ひとりの現在のソーシャルメ
ディアの使用量をマッピングすることが，デトックスに向けての第一歩
となる。家族メンバーのソーシャルメディアの使用は，どんなもので，
いつ，どれくらいの時間，どこで，誰といるときに行われているだろう
か？　このようなアプローチは，「依存症」とされている子どもや若者か

ら，同じ屋根の下に住む家族全員へと焦点を移す。別居している両親の
それぞれの家で子どもがかなりの時間を過ごしているなら，マッピング
をふたつ行う必要がある。

　次に親は，自分たちのソーシャルメディアの使い方をどうするか，い
つ，どこで，誰といるとき，またはいないときに使うべきかを話し合
う。この問題を話し合うときに親が心得ておくべきことは，親自身が，
責任ある，けれども家族にとって取り組みやすい使い方を考えなければ
ならないということである。いずれにせよ，親自身が模範を示さなけれ
ば，子どもは親のソーシャルメディアの使用も過剰だと思うだろう。ひ
とたび親が自分たちの使い方（何を，いつ，どれだけの時間，どこで，
誰といるときに使うか）を決めたなら，子どもたちを呼んで親の姿勢を
示し，子どもたち自身にもソーシャルメディアの使い方を考え直してみ
るように伝えるとよい。親によっては，タイムテーブルを作って貼り出
す人もいる。そのようなものがあれば，ソーシャルメディアの年齢相応
の使い方はどのようなものかを考える際のヒントが得られるだろう（表
8-2にタイムテーブルの例を示した）。

　数日後にもう一度子どもたちと話し合い，それぞれの意見を聞くとよ
いだろう。これは，セラピストがいてもいなくても行うことができる，
交渉プロセスの始まりである。ここでの焦点は，家族内で皆が維持しや
すいメディア環境をどのように整えていくかということである。一人ひ
とりが自分の意見やアイディアを出すことで，家族全員を巻き込んだ契
約書ができあがるかもしれない。ここでのセラピストの役割は，前に進
むための具体的な道筋を示すことではなく，あくまでも参考として，他
の家族が似たような状況にどのように対処してきたか，その例を基にし
たアイディアを提供することである。

- 「自宅内の目立つ場所に，デジタル機器を入れるための『みんなの
  デジタルボックス』を設置している家族があります。その箱の中に

表8-2　8歳の子どものために合意された時間割の例

- 月曜日〜金曜日：親のスマートフォンまたはタブレットを30分間使ってもよい（アラームを設定すること）。テレビは見ない。夕方7時以降の子ども部屋でのメディア使用は禁止。
- 土曜日と日曜日：親のスマートフォンまたはタブレットを60分間使ってもよい（アラームを設定すること）。映画は一日に1本まで。夕方7時以降は子ども部屋でのメディア使用は禁止。
- 学校：携帯電話は，個人名で契約したものではなくプリペイド式で，インターネットに接続できないものを使う。
- 約束を守らなかったときの罰：2日間のメディア使用禁止。
- 親のパソコン，タブレット，スマートフォンにはパスワードを設定し，子どもには知らせない。

は，みんなで決めた時間割に沿って，すべての機器（タブレット，スマートフォン，ゲーム用のデバイスなど）を入れることになっています。例えば，子どもは学校から帰ったら『みんなのデジタルボックス』にスマートフォンを入れ，宿題やその他の決められた作業が終わったら，また出して使えるようになります。皆さんのご家庭でも，このようなやり方がうまくいきそうでしょうか？」

- 「寝室では……あるいは夜9時以降は……スマートフォンを禁止している家族があります」
- 「宿題をしたり復習したりするときに，パソコンは使ってもよいけれどスマートフォンは禁止しているとか，着信音は鳴らないようにしているとか，時間帯によっては機内モードにする，といったことをルールにしている家族があります」
- 「食事のときはスマートフォンを禁止している家族があります」
- 「インターネットを使わない時間を設けている家族があります」
- 「子どものスマートフォンを親がこっそりチェックすることは禁止しているけれども，安全機能については親子で定期的に確認するようにしている家族があります」
- 「週に一度，ミーティングを行い，ソーシャルメディアとその安全

性について話し合う家族があります。その一週間に家族が受け取った奇妙な，または疑わしいメッセージのスクリーンショットを一緒に見たりするのです」

- 「アプリの通知を禁止している家族があります。鳴らない設定にするだけです。他にも，着信音が鳴ったら100まで数えてから見るとか，特定の時間帯には機内モードにする，といった工夫をしている家族もあります」

- 「週に一度，家族そろって映画を観るとか，ボードゲームをすることに決めた家族があります。あるいは，オンラインではない趣味や興味があることに，より多くの時間を増やすことにした家族があります」

- 「オフラインの時間帯を設けたり，ソーシャルメディアから完全に離れた週末を設けたりする家族があります」

このような代替案を幅広く紹介するのは，メンタライジングを活性化するためであり，そうなれば，親や家族メンバーは上述した提案のいずれかを採用する場合の長所と短所を検討し，どのような反応がありそうかを想像することもできる。行動へとつながる話し合いを始めることもできるだろう。ビルの両親もこのようにして，ビルの心の状態をメンタライズするよう促された。バーチャル空間で彼が満たそうとしているニーズは何なのか，そしてそれが現段階での家族生活に起きていることとどのように関係しているのかを考えることになったのである。

学校にスマートフォン？

ソーシャルメディアの使い方について教えるのは学校の仕事と考える親は少なくない。また，ソーシャルメディアの使用と悪用についての教育は親に任せるべきだと考える教師も珍しくはない。スマートフォンの使用を禁止している学校は多く，登校時に学校に預け，下校時に返す決

まりにして，スマートフォンの禁止区域をつくっていたりする。教師の多くは，デジタル情報やソーシャルメディアのメッセージ言語が生徒の読み書き能力を低下させると考えているし，あらゆるエデュテインメント（遊びながらの学び）にも批判的である。印刷されたものを読んでいる生徒のほうが，スクリーン上で読んでいる生徒よりも，物語の細部を思い出したり，筋書きを再現したりする能力が高いというのである。また，グーグルを使う場合，後から調べればよいと思うと情報を思い出す力が弱くなると主張しているが，これにはポジティブな効果もある。スマートフォンが記憶の情報処理素子を代行することで，人の記憶資源を解放するからである。とはいえ，スマートフォンが物理的にそこにあるだけで，それを無視しようとする努力に心の注意が奪われるため，認知的課題のパフォーマンスは低下する。

　学校側の積極的な関与を求める主張としては，責任あるソーシャルメディアの使い方を小学生に教えて，ネットいじめや依存症に対処できるようにすべきだというものがある。また，スマートフォンは，例えばグーグルで情報を探すなど，的を絞った形で授業に取り入れるなら有益だという主張もある。そうすれば，検索後に，教師と生徒が情報の信憑性や信用度について話し合うこともできるだろう。スマートフォンはフリップチャートやホワイトボードで提示した情報を画像として残したいときにも役に立つ。とはいえ，スマートフォンを授業中に使うのであれば，机の上の見える位置に置くか，機内モードにしておくほうがよい。また，休み時間中のスマートフォンの使用は，デジタル以外の社会的交流を妨げかねない。

リモートセラピー

　ウェブを使った心理療法は，スカイプ，ズーム，マイクロソフトチームズ，その他のプラットフォームを通じて以前から行われている。こう

した手法は，ビデオ会議（VTC），オンラインカウンセリングまたはE
カウンセリング，インターネットセラピーまたはウェブセラピー，ある
いは単に「リモートセラピー／遠隔治療」として知られている。これは
もともと，地理的制約，時間の都合，身体障がい，広場恐怖や他の不安
症状など，さまざまな理由でセラピストのオフィスに行くことができな
い人たちのために導入されたものである。リモートセラピーには，いく
つかの明らかに大きな利点がある。まず，融通が利くため，クリニック
の稼働時間や固定枠外の時間帯にもカップルや家族との面談が可能であ
る。また，地理的条件や通院時間の問題がなくなるため，アクセスしや
すい。加えて，オンラインセラピーのほうが価格が安い傾向にある。他
にも，柔軟に対応でき（クライエントの都合に合わせられる），匿名性
を守ることもできる（若者たちは対面よりもコンピュータ画面に向かう
ほうが話しやすいことを示すエビデンスがある）。また，リモートセラ
ピーは対面での支援を補完するものとして，クリニックでの介入を家庭
環境に応用する際にも役立ち，個人の好みに合わせることもできる。こ
れは特に，交通手段への恐れがある人や，対面ではうまく自分をコント
ロールできないと感じている人（摂食障害があり，姿を見られたくない
人など）に当てはまる。在宅療法は，般化という点でも有利である。臨
床家ならよく目にする通り，診察室では何らかのスキルを理解し実行す
る能力があると主張するクライエントが，自宅ではそのスキルをほとん
ど実行できないということがある。したがって，学習とは文脈に依存す
るプロセスであるため，自宅という，家族療法が関心を寄せる環境で何
かを学び，実践することで，より簡単にスキルを身につけることができ
る。システム論の立場からすると，リモートセラピーの最大の利点は，
専門的な知識に基づいた十分な配慮のあるビデオ会議を行うことで，地
理的に離れている家族をつなぐことができ，より豊かな家族の対話が可
能になることであろう[58]。

　ビデオ会議の活用を支持するエビデンスは蓄積されつつある。無作為化

比較試験からは，患者の満足度[20など]，治療同盟[161など]，治療成果[20, 132, 167] などの点で，ビデオ会議には対面式セラピーと同等の効果があることが示されている。家族療法におけるリモートセラピーの有効性を取り上げた研究は少ないものの，小規模なコホート研究に基づく文献が示しているのは，ビデオ会議が家族とセラピストの双方から好意的に受け止められていて，家族にとって有益であると考えてもよさそうだということである[52, 58]。治療同盟に関する見解はまちまちであるが，ビデオ会議と対面のセッションでは，意外にもその作業同盟にほとんど差がないことを示す研究が数多くある[132]。

　リモートセラピーには負の側面もある。何より，名前が示す通り，リモートである。つまり，治療のための特別な空間の中で，直接の個人的な対面ができない。逆説的なようだが，特に若者の中には，ビデオ会議が自分のニーズに合っていないと感じる人もいる。概して，より重度のメンタルヘルスの問題を抱えている人や，現在危機的状況にある人には，ビデオ会議はあまり適さないと考えられている。さらに，忘れてはならないのは，私たちにとって最も気がかりとも言える，経済的に困窮している家族の場合，インターネットへのアクセスが非常に限られていて，Wi-Fi につながりにくい，スマートフォンの性能が低いといったことで，他の格差と同様に，デジタル面でも自分たちは不利な状況にあると感じているかもしれないということである。ビデオ会議では，視覚と聴覚以外，限られたデジタル情報しか伝わらず，他の感覚は活用されない。対人的な出会いの特徴である，さまざまなニュアンス——顕示的手がかり——を捉えることも難しくなる。また，臨床家にとってはボディランゲージをあまり使えないため，誰に向かって話しかけているかを示したり，役に立たないやりとりを腕の動きで非言語的に制したりすることも難しくなる。セラピストは，対面時と同程度の非言語的なふるまいを維持することも可能だが，同じ身振りでも，カメラを通してしか見られなければ，与えるインパクトは大幅に減少してしまう。同じ部屋にい

れば簡単にできるアイコンタクトも，見ている人の顔の物理的な位置と，カメラに映る視線の方向がずれていれば，スクリーンの外を見ているように映り，うまくいかない。そのためセラピストは，家族メンバーの名前をより頻繁に使う必要に迫られる。同じフィルターは両方向に作用するため，一人ひとりが画面上でしか見えないと，関係性の力動は成立しにくくなる。特に，情動の初期のシグナル（唇の震え，涙をこらえるための過度なまばたきなど）は，解像度が比較的低い画面では感知しにくい。いずれにしても，対面で作業するセラピストに豊富なデータをもたらしてくれる相互作用の観察に代わるものはないのである。それでも，（本書で伝えようとしてきた）認識的コミュニケーションのしくみを理解することは，リモートセラピーの戦略を考えるうえで大いに役立つだろう。はたして，MIST の技法はビデオ会議のミスト（靄）をいくらか晴らすことができるのだろうか？

リモート環境

リモートセラピーには限界があるものの，MIST の実践家にとってはわくわくするような，新しい可能性も開かれつつある。以前は検討も採用もされなかった，創造性に満ちた介入方法が発見されているのだ。そのような介入を成功させるためには，適切な作業環境を整える必要がある。まず，当たり前のことと思われるかもしれないが，クライエントは映像・音声技術やデジタルプラットフォームの使用に慣れている必要がある。次に，作業環境については慎重に考えなければならない。ここには少なくともふたつ——セラピスト側と家族側——の状況がある。別居している家族や，再構築された家族などとの取り組みでは，作業環境が3つ以上になることも十分に考えられる。さらには，参加者たちのあいだのバーチャルな「空間」や，皆が集まる「場」が存在することもある。クライエントにとってもセラピストにとっても，安全でプライバシーや秘密が守られる治療空間があり，適切な物理的・時間的境界が設定され

ていることが不可欠である。子どもや若者は明確な境界を設定し，それを守ることがより難しく，セッション中に他のコミュニケーション手段，なかでも特に，他の形態のソーシャルメディアを使おうとするかもしれない。また，子どもや若者とオンラインで取り組む際には，彼らの年齢に応じて，親がどこまでかかわるかを明確にし，境界を設定しておく必要がある。

　セラピーをリモートで行う際には，クライエントには自分のプライバシーを守ってもらう必要がある。採用されている（エンドツーエンドの暗号化などの）テクノロジーによる情報保護の他に，セラピストは，スクリーンには映らないところに別の誰かがいて，一見秘密裡の対話の情報が漏れていないかを確認しなければならない。場所も重要である。適切な部屋を見つけ，一時的な治療スペースとして指定する。毎回同じ部屋でもかまわないが，ときには別の部屋や空間を使って，普段とは異なる思考や感情が刺激されるかどうかを検討してみるとよいだろう。リモートによる MIST（R-MIST）を行う場合，セラピストは，物理的空間に加えて，照明，音響，そして家族一人ひとりとの視覚的な接触に精通していなくてはならない。ノートパソコンに内蔵されたカメラの多くは，大人二人と若者二人を同じ画像に映し出すことはできないので，外付けカメラがあると役に立つだろう。

　R-MIST のセッションの準備をするときには，個人，カップル，家族が，オンラインセッション後に何をするのかを考慮する必要がある。そして，各人が日常的な活動に戻る前には，何かしらの「心の空間」をつくるように促す。対面セッションでは，セラピストは家族の人たちに，帰りの車の中でセッションについて話をしないようにと助言する。これが「クールダウン」を可能にする。例えば，車中で癒し系の音楽などを流すとよいかもしれない。一方，R-MIST のセッションの場合は，その後も臨床家の目の届かないところで口論が続くかもしれない。そこで，R-MIST を行うことに関しての合意形成の過程では，家族は，どうすれ

ばリモートでも，セッション後に似たようなクールダウンの時間を設けられるかについて皆で意見を出し合うとよいだろう。

　ビデオ会議の主な弱点は，個々のコミュニケーションの安全性が不確かなことである。ビデオ会議によって社会的手がかりが見落とされたり間違ったフィルターがかかったりするが，それを補うには，MIST セラピストの探究的な姿勢を誇張するとよいだろう。もともと MIST には，視野を広げるための質問がセラピストの基本的語彙に含まれている。例えば，「どのような考えが浮かんでいますか？」「どうしてそうなってしまったのですか？」「お父さんにそう言われたときに，どのように感じましたか？」などである（第 2 章参照）。R-MIST では，対面でよりもいっそう，体系的な明確化と確認が求められる。

　カメラの限られた画角に収まろうとして家族メンバー同士が近くに座ることになると，それによって対立が激しくなり，効果的なメンタライジングが妨げられるかもしれない。R-MIST においても，セラピストはこのような状況をコントロールすることはできず，クライエントがいる部屋の中の情動をコントロールしようとしても，せいぜいが画面越しに身振りで示す程度のことしかできない。それでも，セラピーのはじめに，すべてのコミュニケーションをいったん止めなければならないときには「タイムアウト」の合図（両手で T の字をつくるのが一般的）を使うということで同意が得られていれば，いくらか役に立つだろう。R-MISTを行うセラピストは，安全対策と危機管理について話し合い，緊急事態が発生した際にとるべき行動を家族が理解できているようにすべきである。

　R-MIST で親密なパートナーからの暴力について扱う場合は，被害者側とのあいだで上記のような安全計画を立てておくことが不可欠である。対立がある中で，家族一人のために安全なリモートセラピーの環境を整えることは難しい。セラピストには，画面の外や別の部屋にいる他の家族メンバーが話を聞いていないことを確かめることはできない。こ

うした1対1のセッションではヘッドホンを使い，質問は「はい」「いいえ」で答えられるものに限定するとよいかもしれない。

　R-MIST の大きな課題は，セッション時に複数の家族メンバーを自宅環境でマネージすることである。当然のことながら，彼らはその環境のあらゆる側面に関してはセラピストよりも詳しいだけでなく，その境界をよりうまくコントロールすることができる。ただし，自宅という環境は明らかに便利である一方で，セッション中に，例えば子どもが割り込んできたり，他の家族メンバーが部屋を通り抜けたり，子どもが泣いて親の注意を引こうとしたりするなど，さまざまな邪魔が入る可能性がある。また，自宅環境では，対立している家族の誰かが，家庭に関するいろいろなことを口実に一時的に席を外してしまうことも簡単である。そのため R-MIST では，リモートセラピーのプロセスの一貫として，限界の設定に常に注意を払う必要があり，その点について最初にはっきりと合意しておかなければならない。セラピストには，柔軟性と明確な主張が同時に求められるだろう。

　MIST では，リモートでカップルや家族と取り組む際に，セラピスト二人が共同でセラピーを提供すると役立つことが多い。デジタルな手法で得られる情報は限られていることを考慮すると，R-MIST でセラピストが二人いれば——ひとりが「積極的」，もうひとりが「観察者」になって——「入力情報」を増やすことができる。また，このアプローチでは，カップルや家族の前でセラピスト同士が考察を深めるための会話をすることで，カップルや家族は一時的に聞く立場になることもできる。

リモートワークで広がるバーチャルな可能性

　リモートでの取り組みには困難が伴うものの，テクノロジーの利用は治療的介入に新しい可能性をもたらしてもいる。R-MIST では，ためらいがちで，オンラインのほうが自分を表現しやすいと感じる人たちを

支援しやすい。オンラインでは，隔たりと親密さとが興味深く混ざり合ったものをつくりだすことができる。例えば，クライエント側は視覚的なコミュニケーション・チャンネルであるカメラを適宜オフにすることによって，視覚的には不在であっても存在することができる。自分の姿を見られることや，他の人が見たり考えたりしていることを想像することは，自分自身をメンタライズする力を抑えてしまうかもしれない。R-MIST でカメラ機能をオフにして姿を見られないようにすれば，戸惑いや恥ずかしさなど，特定の感情をもっと自由に表現しやすくなるだろう。これは第6章で紹介した「仮面」に似たものと言える。カメラをオフにすることで，一時的に自己メンタライジングが再活性化するかもしれない。すなわち，スクリーン上の小さな画面に自分の姿がなく，それでいてセラピストからも見られていなければ，省察機能が解放されるかもしれないのだ。セラピストは「お互いにカメラをオフにして，ただ話したり耳を傾けたりしましょう」と言って，一時的にそうしようと提案することもできる。カメラ機能を再びオンにして，当初の取り組みの文脈を復活させれば，映像がなかったとき，皆の心の中でどのようなことが起きていたかを振り返ってみることができる。思考は自由になっただろうか？　それまでとは違った感情が湧いてきただろうか？

　また，セラピストは，パソコンや携帯電話のカメラ機能を一時的にオフにすることで，文字通り「空白の投影スクリーン」をつくりだすこともできる。これは，かつての伝統的な精神分析家たちが大切にしていた概念である[64]。精神分析家にとって投影は，クライエントの人生早期の重要な対人関係から派生した感情を精神分析家という人物に転移させる目的があった。しかし，その伝統とは異なり，MIST セラピストはクライエントの投影には焦点を当てない。投影は，クライエントの内面の奥深くにある思考，希望，恐怖などを代弁している——あるいは代弁していない——のかもしれない。それはさておき，MIST ではむしろ，セラピストの顔が見えないことで，いかにクライエントに自分自身に対する

メンタライジングを促せるかに注目する。セラピストがカメラ機能をオフにすれば，クライエントは自分の顔だけが画面に映し出され，いわば鏡のようになるため（ミラーリング），この効果はさらに高まるだろう。

　カップルや家族との R-MIST では，セラピールームに一緒に参加することが不可能ではないにしても困難なメンバー同士にも，同じバーチャル空間に参加してもらうことができる。例えば，遠方に住んでいて家族セッションに来ることができない拡大家族のメンバーも，デジタルな手段を通じて「インポート」されることで，バーチャルな参加が可能である。デジタル技術を用いることで，家族の社会的ネットワークの重要なメンバーに参加してもらうことができれば，全員の心が一時的に集まるミニコミュニティをつくることができ，社会的ネットワークを活用した介入[16)]（第 3 章参照）がより現実的なものとなるだろう。

高葛藤家族とのデジタルな取り組み

　デジタルメディアの活用の具体例として，離別後の高葛藤家族との取り組みがある[15)]。そのような家族は，多くは慢性的な家庭内暴力が背景となって，子どもがどちらかの親と疎遠になっていたり，「引き離された」状態になっていたりする。疎遠になった親との接触が長期間なかった場合には，この取り組みの第一段階は，短い音声映像メッセージを通して，子どもを間接的，段階的にその親になじませていくこととなる。このメッセージは，疎遠になっているほうの親が，セラピストに支援されながら，子どもと住んでいる親から子どもの現在の生活や関心事についての情報を得てつくる。例えば，ある父親が，何年も会っていない子どもに向かって短いビデオメッセージをつくるよう求められたとしよう。その作業で，父親は子どもをメンタライズし，子どもの目と心を通して自分自身を眺めることになる。また，メッセージを考えるときには，母親のこともメンタライズする必要がある。できあがったビデオは，最初は子どもがいないところで母親だけが見る。母親は，メッセー

ジが子どもにとって役に立つかどうかを判断するように言われる。変更すべき点がある場合，もう一方の親に伝言される。映像音声メッセージが子どもに見せてよいものと判断されたら，今度は母親が責任をもって，子どもがビデオクリップを視聴する準備を整える。セラピストは，母親に子どもの反応を予想してもらい，例えば子どもがパニックになったり，ビデオを見ることを拒否したりした場合に，それにどう対処すべきか，あるいはどう対処できるかを考えてもらう。

　このようなそれぞれの親との準備作業は，並行して，リモートで行うとよい。親同士の葛藤が大きいために，いかなる直接的取り組みも不可能とわかっている場合は，いずれ双方がバーチャルな空間で，安心して一緒にいられると感じられるようになるまでそうする。疎遠になっている親に子どもを段階的に接触させる場合は，通常，4〜6週間という比較的短い期間に，間隔をあけながら連続的にセッションを行い[14]，最終的にはインターネット上でのセラピーで，子どもが親とリモートで会えるようにする。最初の面会はバーチャル空間で，おそらくカメラをオフにしたままで行い，その後徐々に，疎遠になっていた親を段階的に「見える」ようにしていくとよいだろう。

　養育中の子どもがいる，対立の激しい元パートナー同士との取り組みで，しかも敵対的なメッセージの応酬が習慣として根づいてしまっている場合は，すべてのメールをセラピストにも送信（CC）してもらうとよいだろう。どちらのパートナーにも，メールを送信する前に，セラピストと，セラピストが何を考えそうかをメンタライズしてもらう。セラピストは折にふれ，メールでのコミュニケーションの特定の側面に関して，両方の元パートナーに直接コメントを送ってもよいだろう。

認識的信頼とオンライン家族療法

　新型コロナウイルス感染症という健康危機によって，「リアル」な治

療環境でクライエントや家族と会うことからオンラインセラピーへと切り換えたセラピストは多い。こうしたケースでは，リモートセラピーに移行する前から治療関係が確立していて，それが治療的な取り組みを維持する基盤になったのだろう。しかし，カップルや家族と初めて対面するのがリモートであれば，状況はかなり異なる。実際，対面であっても，初めて会う人とのあいだで信頼関係を構築するのは難しく，家族全体ともなればなおさらである。対面したことがない家族とのあいだで認識的信頼を確立しようとする際には，信頼というものの性質と，共有される知識を生み出すことへの理解が，セラピストの指針として重要になるだろう。本書を通じて示してきたように，顕示的手がかりは，広く解釈するなら，認識的信頼を復活もしくは維持する心理療法的プロセスにおいて重要な役割を果たすと考えられる。顕示的手がかりは，セラピストが家族メンバーに，その人に関連する情報を伝えていることを知らせるものである。

　顕示的手がかりは身体的なシグナルである。最も単純なものとしては，随伴的に反応していることを伝えるものがある。第7章で見たように，随伴性（contingency）は，論理的結びつきのあるコミュニケーションに条件的に応答することであり，その応答は時間的であったり，音調的であったり，内容に対してであったり，コミュニケーションの組み合わせという意味でそれらの特徴すべてを引き出した複雑なものであったりする。例えば，会話における交互のやりとりは，時間的な，随伴的な対応と言える（「あなたが終わったら，次は私の番」）。顕示的手がかりには非言語的表現もあり，例えば，身振り，表情，アイコンタクト，誇張した抑揚，声の調子を変えること，そして何といっても交互のやりとりへの気配りなどがあるが，これらはどれも個人的な関心を伝える明確な指標である。非言語的表現を司るプロセスはほとんど意識されていないため，意図的なコントロールは難しい。したがって，セラピストに，「本当に？」と叫ぶときは（驚きを示す）眉の動きにもっと注意を払い，そ

の動きと叫ぶときの抑揚とを合わせるようアドバイスしたとしても，ほとんど意味がないだろう。しかし前述のように，ビデオ会議は，非言語的表現やパラ言語的手がかりに対するフィルター，より正確には，減衰器となる。そこで，一般的な指針として，ビデオ会議ではそうしたシグナルをいくらか誇張して，随伴的な反応が家族メンバーにはっきりと伝わるようにするとよいだろう。具体的には，視線のように，フィルターがより強くかかるコミュニケーション・チャンネルには頼らずに，感情面での随伴的な反応を見せるため，声の調子を誇張する必要がある。情動表現については，その感情を表現している個人と一致させる必要があり，随伴的な反応を示す身振りを，その情動の呼称と家族メンバーの名前とに関連づけて注目する（当然のことながら，それが暫定的なものであることを適切に表現すること）。これは，ビデオ会議に適用された有標的ミラーリング（marked mirroring）と言える。

　より広く言えば，顕示的手がかりは，個人と家族の集合的，個人的ナラティブの正確な識別によって認識的信頼を下支えするためのものである。集合的ナラティブとは，家族メンバーに共有されている構築物を指す。個人的ナラティブは，アイデンティティの構成要素の一部であり，過去と現在の世界とのかかわりにおける，ある特定の瞬間の自己や他者を理解するための方法と考えられている。セラピストが，家族のナラティブや個人のナラティブを言語化することは，MIST の核となる部分である。ビデオ会議の文脈においては，MIST のメンタライジング・ループ（第 4 章参照）の不可欠な要素である「チェック」が大きな意味を持つ。ここでは慎重さが鍵となる。なぜなら，ビデオ会議では，通常よりも個人や家族のナラティブを誤って読み取るリスクがかなり高くなるからである。セラピストによる定式化の出所とその根拠を丁寧に説明することが通常よりも大切になる。つまり，定式化に至るまでのセラピストによる推測と，そのために用いた言語的・視覚的手がかりとのつながりを明示することが不可欠なのである。セラピストが，家族メンバーや家族の

集合的な自己体験を相互作用から生じるものとして認識し，明確にすることで志向性の共有が達成される。おそらくはビデオ会議へ移行する前にすでに確認されていたこととつながりをつけ，個人や家族のナラティブの連続性を維持することも，強力な顕示的手がかりになるかもしれない。こうしたつながりをつくることは，概して，リモートに移行する前からすでに高レベルの認識的信頼がその特徴となっていた治療的文脈において，より効果があると言えるだろう。逆に，認識的警戒が強い人や，自己同一性の経験（個人的ナラティブ）がそれほど深くない人に対しては，コミュニケーションの様式を超えた継続性を確立することは難しいだろう。

　特に，家族史的な連続性を確立しにくい家族と取り組む場合には，新しいコミュニケーション方法による障害や課題だけでなく，それがもたらす高揚感にも注目するとよいだろう。ビデオ会議という体験に探究的な姿勢で向き合えば，セッションを進めやすくなる。家族メンバーに，ビデオ会議の体験をお互いに探ってもらったり，このようなコミュニケーション方法の好きな点や嫌いな点を順番に示してもらってもよいだろう。個人の体験はシステム全体に影響を及ぼすことを考えると，これをグループとして処理し，それがどの程度まで共有されているか，あるいは特定の家族メンバー独自の体験であるかを確認することが重要である。ビデオ会議において共有された志向性という「私たちモード」を確立することが最も簡単なのは，まさにビデオ会議それ自体の話題においてであろう。

　プラットフォームによってシグナルが歪められることが多く，通常よりも曖昧さが増すメディアにおいては，認識的信頼を失うリスクは，認識的不信がもとから強く，ネガティブな事柄や関心がない事柄についての表現に警戒したり過敏になったりする人で，より大きくなる。また，普段からセラピストの反応の細かなニュアンスに非常に敏感な人，つまり対人面での感受性が特に強い人にとっては，ビデオ会議への移行は，

治療上の不作為（随伴的なシグナルの見落とし）もしくは任務上のエラー（顕示的手がかりの誤った解釈）として体験されるため，信頼を失わせるものかもしれない。

　では，どうすればよいのだろうか？　全体として言えるのは，開かれた態度と謙虚さを強調することである。セラピストは，信頼の喪失は，自分では必ずしも理解できていない何らかの事情によるものと想定しておくべきである。もしかしたら，セラピスト自身も知り尽くしているわけではないメディアでは，自分の理解をうまく伝えられていないのかもしれない。まずは謝罪の言葉から始めるのが効果的である。家族や個人の現在の「不信のナラティブ」を承認することがポイントであり，実際には不十分または不正確な理由であっても，その正当性を受け入れることが重要なステップとなる。どうやらビデオ会議は，個人や家族を，不十分もしくは非効果的なメンタライジングを特徴とするモードへと向かわせる傾向にあるようなのだ。

　これまでの章でも見てきたように，信頼が失われたときの原則としては，承認と明確化を行い，そのうえで代わりとなる視点を提示することである。クライエントが話す体験が，たとえ現実に即したものではなくても，それを共感的に承認することが重要である。ビデオ会議の体験についても，セラピストはそれを家族の視点から眺める必要がある。家族の視点を，セラピスト自身のものとは大きく異なる期待や解釈を伴うものの，妥当なものとして認識することで，認識的信頼が復活し，治療プロセスからの学習の可能性も最終的には高くなるだろう。その一方で，セラピストが家族のナラティブを過度に詳しく説明しようとしても，家族はセラピストによるナラティブの表象と自分たちとをはっきりとは同一視できないため，あまり役には立たないだろう。仮にそうしたとしても，家族が思う，セラピストの見方による表象の歪みと，家族の自己イメージの歪みが大きすぎて，**認識的合致**（epistemic match）に至る可能性は低い。このような家族に対しては，身体的なシグナルと単純な顕示

的手がかりを優先する技法が最も効果的なようである。セラピストは意識的かつ意図的に特徴的な顔の表情をつくり，随伴的な交互のやりとりを行い，有標的ミラーリングを続け，また，画面上の姿ではなくカメラを見つめることで，アイコンタクトを維持するとよいだろう。言葉での詳しい説明は，特にその内容が家族の視点と異なる場合は，最小限にとどめたほうが効果的である。リモートでの取り組みに移行した後は，クライエントや家族の体験を承認し，理解を示すための言い換えを行い，相手に発言内容を膨らませて詳しく説明してほしいと丁寧に依頼することが，信頼の再構築のために必要である。ただしその場合も，目的が同じであることを前提とすべきではないし，「私たち」のような一人称複数形での表現も，受け入れられずに拒否される可能性が高い。過剰な認識的警戒状態にあるときは，共同目的，共有された目的などはないものと考えよう。こうした状況では，物理的環境の変化に直接的に言及する顕示的手がかりが最も効果的かもしれない。なぜなら，治療環境の物理的な側面こそが，共有されていると感じられる可能性が最も高いからである。

セラピストという人間

　ビデオ会議の文脈における認識的信頼とその脆弱性という考え方からは，MIST をリモートで行うことについて協議する際のいくつかの指針が得られる。これまで紹介してきた技法は，本書全体を通じて強調されているものと同じである。信頼の構築は複雑なプロセスであり，セラピールームでの面談であっても，自宅で受けるリモートセラピーであっても，個人や家族の履歴によって，その難易度はさまざまに異なる。ただし，リモートワークに伴う一般的な側面として——例えば公衆衛生上の制約から，セラピストがクリニックではなく自宅で仕事をせざるをえない場合——セラピストはクライエントとのコミュニケーションにおいて境界を設ける能力が試されるかもしれない。そうした環境では，セラ

ピストという個人も，急に家族の面倒を見なければならなくなったとき
などに，書斎やキッチン，食卓に不適切な形で避難することになるた
め，決まった手順に従い，アドバイス（先述の考えなど）を心にとめて
おくということがすぐにできなってしまうかもしれない。本書を通じて
強調してきたように，ここでも，直面している課題を十分に受け止めた
うえでの，自己への思いやり（セルフ・コンパッション）が不可欠であ
る。セラピストは，主観的な満足を得るための唯一の手段が，外的な要
求を満たすことだけにならないようにする。また，「他者を助ける前に
まず自分用の（メンタライジングの）酸素マスクをつけよう」という姿
勢を奨励しない社会的環境も避けるべきである。こうした環境は，パン
デミックのときなどに起こりうる。心理療法家としてのヒロイズムを実
践したいという内なる欲求と圧力を感じて，経験の浅いセラピストがリ
モートワークを採用したものの，クライエント家族の状況が複雑すぎて
MIST をうまく実施できないということもある。自分自身に対して思い
やりに満ちたメンタライジングの姿勢を保ち，その姿勢を謙虚に用い
て，家族や個々のメンバーに思いやりと共感の手本を示すことができれ
ば，それは最終的に，認識的信頼と治療的な変化につながる力強い，確
実な道となる。一方，プレッシャーを感じてメンタライジングがうまく
できないセラピストは，クライエントのニーズをしっかりと理解するこ
とができない。ここから言えるのは，リモートワークに苦手意識がある
セラピストは，スキルを身につけようと努力しているのだとしても，こ
れには手を出さないほうがよいということである。

　要約すると，特定のグループを対象とした無作為化比較試験では同等
であることが示されたにもかかわらず，リモートワークは対面での取り
組みと同じではない。これまで見てきたように，リモートワークを行う
ことには，地理的にも，また治療費が抑えられるという点でも利点があ
る。制約があることを知りつつ，私たちはリモートワークを支持してき
た。すべてには遠く及ばないものの，セラピストが R-MIST を実施する

うえで直面しそうな課題のいくつかについても，それを克服するための方策を提案しようと試みた。私たちがR-MISTを支持するからといって，すべてのセラピーをリモート形式で行おうと言っているのではない。そうではなく，セラピストは対面形式の治療の一部としてリモートワークを実験的に取り入れることで，参加性を高め（より多くの家族メンバーと取り組むことができる），移動が大変なときにもミーティングの回数を増やせるということなのである。

まとめの考察

　人間の心は社会の産物というだけではなく，それ自体が社会的である。したがって，私たちの社会的体験を劇的に変えるメディアによって，人間の心が影響を受けないということはありえない。デジタルメディアが変えるのは，社会的文脈が私たちの存在の最も重要な側面——人間の，お互いからの学び方——を形づくる方法である。本来，私たちの学びの中心にあるのは家族である。人間の世界が複雑なのは，自分たちだけでそれを発見しなくてもよいからだ。人間には遺伝子や文化を共有する個人同士のつながりがあり，その人たちが私たちの知識や理解を広げてくれる。他者から学ぶことで，私たちは先人の知識を吸収し，継承し，どこまでも蓄積していくことができる。それが文化だ。ところが，人工知能から学ぶことには，裏をかかれる危険性がある。機械の意図が善良であるとは言えないかぎり，危険なのである。AIを利用する人間には用心深い目を向け続けることが賢明と言えるだろう。その人工知能を，悪意ある工作員から身を守るために使うことはさらに賢明である。

　デジタルな介入は，たとえアプリであっても，対面形式のセラピーと敵対するものではない。インターネットを介したデジタルなコミュニケーションのおかげで，対面でのセラピーが提供できないときにも，支援が必要な家族に対応することができるようになったのである。そのた

め，私たちは MIST をリモートで提供することについて，改めて検討
し直した。治療の中でリモートワークがひとつのあり方として確立され
ているなら，フォローアップに R-MIST を取り入れることを検討する
こともできるだろう。また，リモートワークは，適切な場合には，セラ
ピストが危機に直面している家族に対処する際の緊急ルートにもなりう
る。他にも，地理的な距離や，先述したような情動的な孤立によって隔
たりが生じている家族に対して，リモートワークが適用できる場面は数
多くあるだろう。この場合も，重要なのは人間同士のコミュニケーショ
ンである。影響力を発揮する前に，認識的信頼を確立することが最重要
課題である。家族や個人によっては，リモートワークの文脈でそのよう
な信頼を得ることは難しく，さらなる努力が必要になるかもしれない。
それでも，リモートワークは，遭遇するであろう障害よりも利点のほう
が大きいと私たちは考えているのである。

第 **9** 章

複数家族グループと学校における MIST

サリーはまだ 14 歳でしたが，すでに何度も精神科にかかっていて，最近も重度の神経性やせ症のために 3 カ月間入院していました。それ以前にも 2 回の入院経験があり，個人でも家族でも，多くの取り組みをしてきました。ところが，摂食障害のための複数家族療法プログラムへの参加を勧められたとき，サリーと両親の最初の反応は困惑と，信じられないというものでした。「ええ？！ 他の家族と一緒？ 見ず知らずの人たちなのに？ 恥をさらせということですか？」。他の 6 家族と一緒に，最初に 4 日連続でセッションに参加することになるとわかると，父親は仕事の都合をあげて遠慮がちに言いました。「申し訳ありませんが参加できません。そんなに仕事を休むわけにはいかないのです。家計的にもそんなゆとりはないのですから」。それでも父親は，数週間後の試食会にサリーと妻と一緒に参加することに同意しました。

　自分や他者を，感情や考え——それが正確であれ不正確であれ——に突き動かされて行動する主体的な存在として見るためには想像力が必要である。想像することで，自己についての現象学的な一貫性が生まれ，

そのおかげで私たちは他者とかかわり，複雑な社会を渡り歩くことができる[13]。心を本質的に社会的・対人的な器官と捉えるならば，第8章でも見たように，メンタライジングを強化する際のMISTの目標は，家族内においても他の社会的文脈においても，社会的なコミュニケーションと相互作用を改善することに対して，クライエントを前向きな気持ちにさせることとなる。効果的なメンタライジングのために人間が進化させてきた能力は，心を読み取ってコミュニケーションすることに特化したメカニズムをその拠り所としている[166]。本章でこれから見ていくのは，そうしたチャンネルを開いていく際には，複数家族グループと学校という文脈を使ったいくつかのアプローチが有効だということである。

　効果的なメンタライジングを自分の家族内で達成することは難しい。なぜなら，愛着とメンタライジングには複雑な関係があり，愛着システムの活性化に伴って覚醒レベルが高まることがあるからだ。しかし，治療的取り組みの際に他の家族がそこにいれば，効果的なメンタライジングを促進する特別な環境が生まれやすい。複数家族療法（MFT：multi-family therapy）の基本的な目的は，家族やそのメンバーが自分の家族文化から一歩外に出て，同じような問題を抱える家族がどのようにかかわり合い，問題を解決しようとしているかを観察することによって，新鮮なものの見方を得られるようにすることである。その家族特有の難しいやりとりやふるまいを外側から眺めることで理解が深まり，それまでは異様だと感じていた感情や考えを普通のものとみなすことができる。さらに，自分たちの問題が他の人たちの中に映し出されているのを目にすることは，家族が自己省察を深めるきっかけともなりうる。

複数家族グループワークの発展

　複数家族での取り組みは何十年も前から行われている。1940年代，ニューヨークの臨床家グループが，統合失調症と診断されていた入院患

者を対象に，いくつかの家族を一緒に治療するという初の試みを行った[115]。まず，患者の親族を病院に招き，自宅での生活と治療上の問題についての話し合いに参加してもらったが，そのねらいは家族内・外のコミュニケーションを改善することであった。複数の家族をひとつの大きなグループにすることですぐに明らかになったのは，自分の病気の親族だけでなく，他の家族にも目が向くことで，グループのメンバーが自分の役割にどんどん気づくようになるということだった。メンバーは，病んだ家族との相互作用を新たな視点で捉えるようになったのである。

　初期の複数家族グループは，実に適切なことに「家族のコミュニケーションにおける保護されたワークショップ（sheltered workshops in family communication）」と名づけられ[115]，一回あたり数時間，隔週で数カ月にわたって行われた。他の家族メンバーと意見や体験を分かち合うことで，家族は「気づいた事柄を比較し」「類推から学ぶ」ことができた[114]。この新たなアプローチが目指したのは「纏綿性（互いに密着した無境界な関係，第2章 p.115参照）からの穏やかな解放」であり，コミュニケーションの正常化，具体的な危機管理，社会復帰，スティグマの払拭であった。

　1970年代後半以降，イギリスでは別の形式の MFT が発展したが，当初はいわゆる「複数の問題を抱える家族」への取り組みに焦点が当てられていた。これは家族内に，広範な診断名がつくような心理的症状を呈している人が同時に二人以上存在し，多くは家庭内暴力や虐待，教育上の問題，社会的疎外を伴う家族との取り組みであった[18, 54]。このような家族6〜8組が，数カ月にわたり毎日同じ屋根の下に集った。お互いに似ていて，しかもかなり深刻な問題を共有する，ある種の治療共同体のようなものである。日常生活で遭遇するような危機的状況が意図的に組み込まれた，高度に構造化されたプログラムによって，これらの家族は，日常生活でよくある困難や葛藤に治療的な文脈の中で対処するよう求められた。MFT の目的と原則は，行動指向と省察的作業の組み合わせであ

表 9 - 1　複数家族療法の目的・目標

- 連帯感を生み出し，社会的孤立やスティグマを減らす。
- 新鮮なものの見方を喚起し，家族がお互いに学び合える環境を提供する。
- 他者を観察し，相互支援とフィードバックを行い，家族間のエクササイズを試みることで，自分の行動や状況を見つめ直す力を高める。
- 自らの能力を発見し，それを土台として交流や体験を深め，安全な場所で新たな行動を練習する。
- 回復への期待と希望を高める。
- 観察，提案，理解を共有することで，他の人々の困難の解決に貢献する。

り（表 9 - 1 参照），家族は別の家族の相談役となり，お互いに支え合いながら，同時に自分たちの問題を見つめ直すよう促される。それぞれの家族のあいだで友情が芽生え，治療的な取り組みの外でも支援のネットワークが築かれることが多い。

　表 9 - 1 をよく見ると，MFT と MIST の目的と戦略が似ていることがわかる。家族同士が一緒になることで，共に参加し，共通の現実（「私たち性」）に焦点を当て，共同行為や社会的協働の機会が生じるにつれ（第 6 章参照），さまざまな視点を併せ持つコミュニティが生まれてくる。共通の問題を抱えた家族同士が集まることで，認識的信頼が最も高まった，学習の伝達が最も効果的に行われるであろうつながりが生まれる。もちろん，家族同士のコミュニティをつくることは，ものの見方や考え方が同じであるかどうかにかかわらず，本質的にメンタライジングを強化する働きがある。なぜなら，類似と差異を明らかにする行為そのものがメンタライジングを伴うからである。複数家族での取り組みには，自分の家族固有の問題から，他の家族が関心を寄せる問題へと注意が移るということだけでも，不安を和らげる効果がある。また，問題解決の仲立になるという経験も，主体性の感覚にポジティブな影響を及ぼす。

　この 40 年で，特にヨーロッパ諸国で MFT が発展し，花開いた[16]。MFT は単独のアプローチではなく，たいていは他の治療や介入と組み合わせて活用される。MFT の実施頻度や期間はさまざまで，子どもや家族だ

けでなく，重度のメンタルヘルスの問題を抱える成人を対象に，さまざまな障害や症状を扱っている。エビデンスも蓄積されつつある[53, 87参照]。摂食障害のある思春期の子どもとその家族のための MFT[66] は約 20 年前から行われていて，ヨーロッパ諸国，南北アメリカ，そして中国でも実施されている。

ピア・メンタリング，自助グループ，複数家族療法

　MFT の原則の中には，ピア・メンタリングの考え方に似たものがある。それは，苦しんでいる人が「メンター」と呼ばれる人とペアになるということで，このメンターは仲間（または仲間に近い人）として，深刻な精神疾患から回復した自らの体験を分かち合い，組んだ相手にメンタリング，コーチング，励ましを提供する。ピア・メンタリングは，標準的な治療だけを受ける場合よりも，重度の精神疾患を持つ患者が，精神症状や機能面でより大きな改善を実感するということがわかっている[137]。自分と似たような困難を体験してきた誰かと話すことは確かに報われるもので，受容，希望，参入感が得られるだけでなく，情動的，社会的，実用的な支援を提供したり受け取ったりすることができる。心理学的介入の設計や実施にサービス利用者がより深くかかわるようになった[45, 46]ことは前向きな流れであるが，複数家族の枠組みはその利点を数十年前から先取りしていたとも言える。共通の問題を抱えた人々の集まりである自助グループもまた，MFT を効果的な介入方法にしている特徴のいくつかを備えている。自助グループは相互支援を提供し，そこに参加することで社会的スキルを伸ばすことができる。先ほども強調したように，仲間とともに参加することの大きな利点は，個人的にも家族的にも過去のトラウマを抱えている人々の過剰な認識的警戒を回避できるということである。

　自助グループは，従来の家族や友人からの支援が不足しがちなポスト

モダン産業社会の現象と言える。自助グループのピア参加型モデルでは，科学的根拠に基づく，客観的と言われる専門家モデルよりも，体験的知識が重視される。その点で，仲間によるメンタリングと支援は，専門家主導の標準的治療よりも，家族の志向的な姿勢に対して，不知の，探究的で，好奇心に満ちた姿勢を採用する可能性が高い。ただし若干の危険性として，メンターが自分の見方を提示するときに，早急な決めつけを行い，相手に対して自分自身の経験に基づいた不正確な推測を行うということも考えられる。その点，MFT はここで述べているように，両方のよさを内包している。MFT は自助グループのような自己管理型ではなく，セラピストが文脈づくりと調整を行い，メンタライジングを促進する探究的で好奇心に満ちた姿勢を奨励するとともに，その手本を示す。また，さまざまな活動やゲーム，エクササイズを通して，セラピストは視点の変化を促し，家族による自助の可能性を活性化させるが，その根底にあるのは主体的で志向的な姿勢である。もうひとつ，ピア参加型や自助グループと異なり，複数家族での取り組みが目指すのは，変化を生み出すために家族や家族のネットワークを巻き込み，活かすことである。メンタライジングにとっての，治療的取り組みの社会的文脈を広げることの重要性が，本章と次章を通じてよりいっそう明らかになることを望むものである。

複数家族療法を体験してみる

　サリーと彼女の両親は，MFT のお試し会にしぶしぶ参加しました。そこには，とてもやせている10代の子どもを連れた10家族が来ていました。最初に，二人のセラピストから説明がありました。治療はまず4日間の集中的な複数家族プログラムを実施し，その後は朝9時から夕方5時までの丸一日のミーティングを4～8週間おきに8回，9

カ月間にわたって行うとのことです。セラピストが強調したのは，食事時間の管理について実用的な理解が得られること，そして，それぞれの家族にとって何が最もうまくいくのか，また，食べて体重が増えることへの恐怖を子どもが克服するために親はどのように支援できるのかについて，継続的な話し合いがもたれるということでした。次に，セラピストのひとりが，それぞれの家族に自分たちのことを語ってほしいと言いました。「病がどのように生活に入り込んできて，どのように家族全員に影響を及ぼしているかについてです。……まず，それぞれの家族で何を話すかを考えましょう。その後，5分間の持ち時間で報告していただきます」

　サリーと両親が話す番になったのは，すでに別の3家族の話を注意深く聞いた後でしたが，サリーたちは彼らとのいくつかの共通点に驚かされ，自分たちだけではない，と感じていました。サリーの母親は，たったいま話を聞いたばかりの他の娘さんたちと同じように，サリーもずっと努力家だった，と話しました。学校での成績もよく，「成績はいつもトップクラスでした。ピアノとバイオリンを弾き，合唱団にも参加し，常に自分を追い込んで，一番になりたがっていました。そんな優秀な娘がいて，私たちもとても幸せでした。そして，あるときついに始まったのです……サリーが12歳のとき……あるいはもっと前だったのでしょうか？　ともかく，最初は気づかなかったのです。サリーが食べる量を少しずつ減らしていたこと，食事にうるさくなっていたこと，驚くほど過剰に運動していたこと，そしていつも動き回っていることに。でもあるとき，サリーが食べ物を隠していることを知りました。それはもう，とても変なところに。そのときは夫に話したくありませんでした。彼は厳しい態度に出るかもしれないので，私がサリーと話すことにしました。サリーが否定したので，私は信じました。でも，サリーは日に日にやせ細っていったのです」

　対人関係に問題を抱えている人は，成人であれ子どもであれ，自分の家族内ではその問題を認識したり対処したりすることが難しい。にもかかわらず，他の家族が同じような問題を抱えている場合は，そうとわかる。しかし，それが可能なのは距離を置いて見ることができるからであり，自分の家族内でのやりとりや，対立の激しい問題についての話し合いに伴いがちな，覚醒レベルの高まりが生じないためである。自分の家族のことは熟知しているはずなのに，他の家族の行動をメンタライズするほうが簡単ということになる。こうして，他の家族について考えることは，ほとんど解放的な感じすらもたらす。逆に，自分の家族について振り返ってみなければならない状況では，過去のつらい体験が思い出され，そのような記憶があるだけでも，覚醒レベルが高まって，振り返ることはできなくなってしまうかもしれない。複数の家族がいる状況は，他の人たちの愛着関係をメンタライズするという点では，よい練習の場となる。さらに，似たような問題に苦しむ別の家族がいることで，例えば，摂食障害へのスティグマ，不適切な子育てとして体験されるかもしれないことへの罪悪感，だめな親としての自分を恥じる気持ち，などが軽減する。摂食障害に苦しむ子どもの親の多くがこうした感情を抱いているが，他の人たちと一緒になり，その人たちの苦しみに共感することで，二次的にとはいえ，自己への思いやりが生まれやすくなる。こういったことのすべてが，親の心を解放して協働へと向かわせ，学習のための新しいコミュニケーションへの扉を開くのである。

　お試し会はうまくいきました。サリーと両親はこの体験におおむね安堵し，複数家族プログラムに参加することで合意しました。プログラムの最初の数日間は食事に主な焦点を当てるものであったため，特に困難でした。そこでは4食——早めの朝食，2回目の朝食，昼食，午後のおやつ——を食べるのです。この食事の時間には7家族が大き

な楕円形のテーブルを囲み，摂食障害を持つティーンエイジャーの子どもたちは自分の両親のあいだに座ります。両親は，自分たちの娘がお皿に盛られたものを食べるのを支援するように言われます。当然のことながら，この食事時間はかなりの苦痛を伴うもので，子どもたちは食べずにすまそうと必死にもがき，親たちはもっと食べるように懇願するといった状況でした。

　サリーの両親は楕円形のテーブルを見渡し，食べることを拒否する娘に対処している――もしくは対処していない――他の親たちの様子に目を向けました。どちらかといえば支配的で厳しい感じの親もいれば，懸命に娘の世話をしている親もいました。また，他の親たちのやり方の中に，自分たちがまだ試したことがないものや，過去に試したけれどうまくいかなかったものを発見したりしました。食事時間の様子はビデオに録画され，後日，全家族がそろってそれを見ました。このとき，全参加者がセラピストから言われたのは，自分の家族には集中しないで，他の家族の子どもや親たちの心の中でどのようなことが起きていたのかを想像してみるように，ということでした。

　一日に何度も食事をするという設定は意図的なものである。これは問題――食べることの障害――を「実演化」[129]させるためであり，実際の家族のやりとりを，セラピストだけでなく，より重要なこととして，参加している他の家族にも観察してもらうためである。食事が進み，親も子も苛立ちと覚醒が高まると，必ずと言ってよいほど効果的なメンタライジングは減り，自分の子や親に対しては目的論的思考が見られるようになる。しかし，他の家族がいかに苦戦したりうまく対処したりしているかを見ることで気がまぎれ，好奇心が生じる。これはメンタライジングを回復させ，具象的な思考モードを打ち消すことにつながる。また，全員で食事時間の録画ビデオを見返すときには，もはやその場の出

来事ではないため，覚醒度はさらに低くなり，効果的なメンタライジングがより再活性化しやすくなる。他の家族のやりとりを観察し，その人たちの心理状態を推測することで想像が膨らみ，ちょっとした行動（および，ちょっとした行動への反応）と心理状態とのつながりにも注意が向くようになる。「食べることがすべて」という感覚が薄れ，子どもと親の相互関係の背後にある力動を明らかにするような，微妙なやりとりを理解しようとする。ここまでくると，摂食障害を持つ娘はみな同じという前提は姿を消し，それぞれの家族独自の考え方が生まれ，摂食障害に寄与している家族力動の，真に特異的な決定要因が明らかになる可能性も出てくる。

　あるとき，サリーの父親がかなり強引な態度をとりました。それを受けて，母親はサリーへの愛情を示しました。サリーは父親から離れ，母親へ近づくという反応を示しました。父親がそれを嬉しく思わなかったことは明らかで，彼は身を引き——まるで母親に「わかったよ！　きみの娘だ。きみに任せる」とでも言うかのように——サリーの食事のサポートをあきらめたようでした。このときのビデオを見た人たちは，それまではサリーのことをとても心配して気遣っているように見えた父親が，その瞬間，サリーを「拒絶」するかのように見えたことに衝撃を受けました。この場面にはそれほど劇的なことはありませんでしたが，これを詳しく見ていくことで対話が始まり，対人関係がいかに変化しうるか，そして人々が取り残されたように感じたり，見捨てられたようにさえ感じたりすることがある，ということに話が及びました。

　セッションは進んでいきましたが，次に皆が集まったときも，父親の厳しい介入の後に，母親の明らかに対照的な反応があったことが確認されました。父親は，「私は厳しすぎるのだろうか？　きみみたいに，もっと忍耐強くなるべきだろうか？　私はただ，気持ちがすさんでい

るときに，それを表に出さないようにするのが難しいんだ」と言いました。

　観察して印象に残ったことについての参加者たちの描写は，どれもその人自身の体験に基づいた，深い洞察に満ちている。複数の視点から示される豊かな見解は，観察された側の家族に提示され，チェックされる（メンタライジング・ループでするように）。観察された側の家族は，ときにはそれを容認することもあるが，たいていは否定する。しかしその場合でも，誰にとってもひどく不安な状況での家族のやりとりを観察することで，「どうしたら子どもに食べさせることができるのか？」といったメンタライズ不可能な大きな課題を，メンタライズ可能な「一口サイズ」の行動や反応に分割することができる。ここから，お互いに好奇心をもって探索しようという雰囲気が生まれる。誤解や勘違いも温かく受け止められ，主観的体験を正確に描写することを犠牲にしてでも，それが強調されることもある。探りがいがあるものというのは，たいていは誤解や誤信につながりかねない意見や感情である。ありがちなのは，子どもの行動を両親が正確に解釈せず，その両親の行動を今度は子どもが誤解し，間違った意味づけをするというものである。

　親から専門家としての意見を求められれば，それに応じたくなるものだが，MIST のセラピストはそのような立場はとらない。代わりに，メンタライジングを喚起するために，セラピスト自身が観察した相互交流を描写し，必要とあらば自分の考えを声に出して明らかにすることで，親自身に振り返ってもらう。例えば，3 人の母親の議論の中に世代を超えた重要な問題が現れているのを感じ取ったセラピストは，次のように言うかもしれない。「不思議ですね。3 人の女性，つまり 3 人のお母さんが，ご自身が 10 代の頃，自分の身体を恥ずかしく思っていたと話しているのが聞こえました。しかし考えてみると，10 代の頃の自分の身

体について，恥ずかしく思っていたとか，何かコメントしたお父さんは
ひとりもいないのです。お父さんたちは，話す必要もないほど，10代
の頃，自分の身体に自信を持っていたのでしょうか？　それとも，男性
は屈辱や恥ずかしさを体験しないのでしょうか？　あるいは，お父さん
たちは，娘の身体について考えることに抵抗があるのでしょうか？　私
にはさっぱりわかりません。どなたか手助けしてくれませんか？　同じ
ことに，つまり，お父さんたちが自分の身体やそれを恥じる気持ちにつ
いて話題にしないということに気づいた方はいますか？　私自身は，思
春期の頃，自分の身体に自信がなかったことをよく覚えているのですが」

　ここでの全体的なねらいは，新しい文脈の中で身体をめぐる対話を促
すことであり，その場にいる女性たちが感じているプレッシャーを取り
除き，このようなグループにおいてはすまして見えがちな男性たちにス
ポットライトを当てることである。

　複数家族プログラムの4日目，二人のセラピストは，その日の食事
はすべて，子どもたちがそれぞれ別の子どもの親と一緒にすることを
提案しました。サリーはクローディアの両親のあいだに座るように言
われ，クローディアはサリーの両親のあいだで食事をすることになり
ました。サリーは最初，とても困惑しているようでした。それからク
ローディアの両親に，自分がお皿の上のものを食べきるよううまく支
援できなくても気を悪くしないでほしいと伝えました。クローディア
の母親がサリーに尋ねました。「ご両親とより，私たちと一緒のときの
ほうがうまく食べられたら，ご両親をがっかりさせてしまうと思って
いるの？」。サリーはショックを受けたようで，何も言いませんでした。
代わりに，クローディアのひとつひとつの動きや，どのような感じで
彼女がサリーの両親と過ごしているかを注意深く観察しました。クロー
ディアは比較的落ち着いた様子で，ゆっくりと食べ始めていました。

> セラピストはクローディアの母親のほうを向いて尋ねました。「もしサ
> リーの頭の上に吹き出しがあって，それを読むことができるとしたら，
> そこには何と書いてあると思いますか？」。サリーは何も言わずフォー
> クを手に取り，食べ始めました。

子どもや若者を短時間，別の家族の親に預けるという手法は，親に
とっても子どもにとっても，自分のものとは違う親子の相互交流を直接
体験させるものである。これは必然的に，強い感情を呼び起こす複雑な
対人関係の問題に入り込むということであり，相互交流の多くが文脈に
依存していることを明らかにする。サリーは普段，他の家庭を訪れても
何も食べないため，養育者が違うという状況で食べることは期待できな
い。ところが今回，クローディアの母親の言葉がサリーの琴線に触れ，
サリーは忠誠心をめぐる不安と，両親をがっかりさせないことが自分に
とっていかに大切かを理解してくれる人がいた，と感じた。それから向
こうに目をやると，クローディアの食べている様子が見えた。そこへセ
ラピストが介入し，クローディアの母親にサリーについての洞察を詳し
く説明してくれるよう求めたことは，サリーにとっては「もう結構」な
ことだった。ただ食べるほうが楽だったのだろう。この臨床グループに
は，思考や感情を避けたいという願いが根深いところにある。絶食する
ことで，考えずにすむ場合もあるだろう。だがときには，食べることで
も同じ効果が得られるのだ。

複数家族のための活動と遊び心のあるゲーム

第 6 章では，単一家族を対象にした MIST における，メンタライジン
グを活性化し，強化するためのさまざまな活動や遊び心に満ちたゲーム
を紹介した。読者の皆さんには，私たちが提案したそれらのアプローチ

を複数家族の文脈にどのように適用できるかを考えみていただきたい。遊び心のある，多くのエクササイズやゲーム，活動が，複数家族との取り組みのために開発されている[16]。そうした活動により，たとえ難しい問題やタブー視されている問題であっても，家族メンバーは結果を気にせず，想像力を発揮しながら実験を行うことができる。こうした文脈の中では，メンタライジングの核とも言える視点の共有が，家族システムを超えて生み出される。関係性メンタライジングについて述べたときにも，家族メンバーがそれぞれの視点から現実の同じ側面に共同で注意を向けることの重要性を強調した。ここではその原則を，単一の家族を超えた，家族外の社会の安全な類似物とも言える，複数家族グループに参加している他の家族へと拡張することを考えている。これは，核家族や拡大家族のシステムの内外で他者を信頼する能力を変化させることにより，機能するメンタライジング・モードの般化を強力に促進するかもしれない。なお，複数家族のために開発されたこれらのゲームの多くは，単一家族のセラピーで用いることは難しい。それを遊び心のある相互作用にするのはグループという文脈だからだ。他の家族がいることで，ひとつの家族に向けられる注意は希薄になる。すると，情動面のプレッシャーが減ることでメンタライジングの可能性が高まり，関係性メンタライジングが強化されることで，癒しの可能性が高まる。遊び心にあふれた態度がこのふたつの機能を促進し，そしてユーモアが，おなじみの問題を違った角度から見つめさせてくれる，また別のレベルの文脈を生み出すのである。そのプロセスを以下の例で見ていくことにしよう。

　4週間後のセッションに複数家族が再び集まりました。セラピストの一人が，グループのメンバーそれぞれが食品雑誌の切り抜きを使って，象徴的な食事を作り上げることを提案しました。はさみとセロハンテープを使い，切り抜いたものを適当なお皿に貼りつけるのです。

セラピストは次のように言います。「今日は日曜日で，家族一緒のランチの時間だと想像してみましょう。ここにいる皆さんそれぞれに，自分のお皿を手に取って，日曜日のランチを考えていただきたいと思います。ガラスの器もありますので，デザートを用意することもできます。これらの雑誌に載っている料理を，実物大のコース料理として切り抜いて，お皿に貼りつけてください」

　セラピストはサリーに言います。「サリー，あなたは，お母さんがあなたに食べてほしいと思っているだろうとあなたが考える日曜日のランチを作ってみてください」

　次に母親に言います。「お母さんは，サリーがお母さんに用意してもらいたいと思っているであろう，家族皆のための日曜日のランチを作ってください」

　父親にはこう言います。「お父さんは，サリーが好きなようにできるとしたら，サリーが食べたいと思うであろうランチを作ってみてください」

　セラピストはグループのメンバー一人ひとりに同様の指示を出し，全員に 15 分ほどで盛りつけを終えるように言いました。するとすぐにグループ全体が活気づいて笑いが起こり，家族がそれぞれのお皿を見せ合うと，さらに多くの笑いが起こりました。サリーが盛りつけたお皿について話し合う番になると，セラピストは，サリーには自分の母親になったつもりで，母親にはサリーになったつもりでふるまうように言い，ロールプレイではサリーに，何とかしてお皿の上のものをすべて食べるよう「サリー」（サリー役をやっている母親）を励ましてほしいと言いました。全員が非常におもしろかったのは，母親が演じる「サリー」が，サリーのおなじみの反応を，ニュアンスを含め，すべて再現したことでした。そして母親が驚いたのは，サリー演じる「母親」が，食事に関して母親が長年口にしてきたフレーズをひとつ残らず使ったことでした。ロールプレイを終えた母親が感激して言いました。「サ

リーが私の言うことをずっと聞いてくれていたなんて，思いもよりませんでした」

ロールプレイは，他の家族も観察することによって特別な意味が生じる。（サリーを演じた）母親は，娘に対する認識を明らかにし，（母親を演じた）サリーは，母親がどのような存在であるかを公然と開示している。両者とも，相手が認識的不公正（epistemic injustice）を見せるだろうと予想していた。認識的不公正とは，聴き手である人のバイアスや疑念によって相手の証言の信憑性が疑われる際に生じるものである。ここでのやりとりに関して言えば，サリーと母親はそれぞれが，相手は操作的な動機を持ち，信用できない説明をするだろうと予想し，相手の主体性や志向性（意図）を過剰に，あるいは不正確に想定していた。過去には，これが自己強化型のコミュニケーション破綻を生じさせていた。サリーの過剰な認識的警戒が，母親の認識的不公正（動機づけられた誤解）の傾向と相まって悪化していたのである。しかしロールプレイでは，母親もサリーもメンタライジングの姿勢を維持する必要があり，この姿勢はMFTの場という社会的環境によってさらに強化される。グループの参加者全員が驚いたのは，描写された内容が，母親とサリーのそれぞれの予想よりもはるかに歪みが少なかったことである。予期された認識的不公正はどこにもなかった。実際はむしろ，ロールプレイには相手に対する心からの敬意が現れている。もしもそのような敬意がなければ，二人の相互交流は認識的不公正と歪みに満ちていたはずである。こうして，二人の主役は単純な問題に直面することになる。敬意と気遣いがずっと根底にあったのに，なぜ相手から誤解され，勘違いされ，不当な扱いを受けていると感じてきたのだろうか，ということである。

社会福祉サービスの中で複数家族にMISTを提供しようとするときには，いくつかの課題が生じるかもしれない。例えば，スケジュール管理，

適切な場所の確保，気が散りやすいのに集中力を維持することなど，実際的な問題が考えられる。また，家族構成，抱えている問題，子どもの年齢などがばらばらといったことによる臨床上の課題もある。しかしこれらの困難も，参加者たちの素朴でわかりやすい善意が現場にもたらす圧倒的にポジティブな雰囲気によって，容易に克服される。私たちの印象では，支援を求める人と支援者という構造につきものの治療現場の力の不均衡は，逆説的かもしれないが，メンタライジングに不利に働くように思われる。実際，力の不均衡は，個人の主体性を多少なりとも弱めてしまう。それでも，つらい問題を抱えている他者を支援できるかもしれない立場に家族が立つことは，言うまでもなく解放的であり，そこから平等主義的な力動が生まれ，相互支援がもたらす満足感に基づく力強い絆が生まれることもある。問題の同質性は，それぞれの家族の異質性を相殺するのに役立つが，努力し合いながら協力する機会を得られることが，おそらくは信頼の促進にとって最も重要なことと言えるだろう。

学校におけるメンタライジング

　複数家族アプローチの具体的な応用例として，一部の学校における，問題行動を起こし学業不振に陥っている生徒たちとの取り組みがある。この場合，学校側は子育ての失敗が生徒の破壊的な行動の原因と考えるが，親側は学校を非難し，自宅ではそのような行動をとっていないと主張することさえある。親は，学校と学校教育に対して強く否定的な態度を示し，それを子どもが感知し，子どもの問題がさらに強化されることもある。このような責任のなすりあいは，まわりの人々の心を閉ざしかねない。この袋小路から抜け出すには，親を学校に招き，生徒，親，教師が共同で取り組むことが理にかなっているだろう。問題と向き合わないままでは，子どもは停学や退学処分になりかねない。こうした状況では，行政側の教育部門は代替教育の提供を検討するかもしれない。だが，

代替教育では子どもの教育的ニーズを満たせないことが多い[101, 102]。

　行動上の問題がある子どもに対しては，育児グループを伴う育児介入によって支援することが最も多く，また最も効果的である。他の親たちと一緒に取り組むことで，このようなグループのメンバーは体系的かつ行動的な子育ての原則を理解し，それを自宅で，自分の子どもに対して応用することができるようになる[86]。よくある問題は，最も困難な（年長の場合が多い）子どもの親にとっては，そうした育児グループへの参加が難しいということである。定期的にクリニックに通うことは，混乱している家族にとっては負担であろうし，また，そうしたプログラムへの参加がスティグマを生むことも危惧されるだろう。これに代わる，深刻な問題を抱える家族へのアプローチとしては，セラピストがほぼ24時間365日，家庭内で支援を提供するというものがある[96]。それに対して，学校での子育て支援には多くの利点がある。少なくとも年少の子どもの場合，（米国では）ほとんどの親がほぼ毎日学校に迎えに来ている。学校は学びの場であるが，子どもだけでなく親にとっても，より効果的な子育てを学ぶ場となりうる。問題行動が学校でより顕著に現れる子どもの親なら，学校を拠点とするアプローチが特に有効と感じるだろう。学習者として親に学校へ来てもらうと，子どもは自宅と学校のふたつの世界をつなげやすくなる。複数家族のアプローチは，家族を学校に引き入れ，子どもの生活における障壁をひとつ取り除き，ふたつの世界の自然な連続性を生み出すのである。学校関連の問題を中心に据えた，学校を拠点とする支援は，臨床の場では支援を受けたがらない親にとっても，より受け入れやすいことが知られている。

家族クラス

　学校や大学の文脈では，さまざまなメンタライジングのアプローチが採用されている。最も単純なものとしては，1980年代のロンドンで先駆的に始まり，主流の小中学校に導入されている「家族クラス」があ

る[10, 59)]。これは今やイギリスだけでなく，他のヨーロッパ諸国にも広がっている。家族クラスには，マニュアル化されたもの[60)]もあれば，アナ・フロイト国立子ども家庭センター（現アナ・フロイト：www.annafreud. org）からアクセスできるオンライン・トレーニング・プログラムもある。

　家族クラスを始めるときは，重大な行動上の問題を抱え，退学の危機に直面している6〜8人の生徒を学校側が選ぶ。生徒の年齢や学年は違っていてもかまわない。生徒は親の一人とともに参加する。家族クラスは1学期間，1週間おきに2時間のセッションが10回行われる。MIST のセラピストと，学校側の担当者（通常は教師または他の学校関係者）がパートナーとなって共同で開催する。通常の授業時間中かその前後に，常に学校内の一室でセッションが行われる。先に見たように，似たような体験や問題を抱える複数の家族が集まることで，多くの治療目的が達成される。スティグマが減り，社会的協働が促され，親と教師は，学業的・社会的な疎外につながりやすい問題に取り組むための新しいリソースを身につけることができる。家族が普通学級の教室まで来て参加すれば，自然と問題のある状況や危機が再演されるため，その場で対処することもできる。家族クラスは問題解決の場であり，そこでは問題を共有する親たちのミニコミュニティがつくられる。セラピストは，問題解決型の姿勢でクラスを運営することもできるし，問題が生じるたびに協働的に対処することもできるだろう。こうした状況でも，それ以外でも，見つかった解決策は，対象となる家族や他の家族にとって価値あるものとみなされる。一方，MIST セラピストが重視するのは，家族がたどった解決策へと至るまでのプロセスである。そのプロセスこそが，協働的なメンタライゼーションと，教室内のメンバーが体験する認識的信頼を高めるからである。

　家族クラスにはふたつの文脈があり，**教室の力動**（生徒と生徒のあいだ，生徒と教師のあいだ），および**家族の力動**（家族メンバーのあいだ，異なる家族のあいだ）を観察し，それに対処することができる。このよ

うなアプローチにより，家庭と学校の問題を同時に探り，その関連性を
明らかにすることができる。重要なことは，学校という文脈の中では，
家庭での問題がいかに学校での問題児の心理状態や行動に影響を及ぼし
ているかだけでなく，学校での問題がいかに家庭での子どもの行動に影
響を及ぼしているかを検討することができるということである。ここで
もまた，それぞれの見方をつなぐ機会を得られるということが，最も重
要な成果と言えるだろう。

　8歳のサムは字を書くことが苦手で，そのことを屈辱的で恥ずかし
いことと感じていました。これが，学校では指示に従わない行動とし
て，自宅では，両親には理解できないサムらしくない攻撃的な行動と
して現れていました。サムが好戦的な態度をとるため，両親は行動の
コントロールに力を入れるようになりました。そうこうするうちに，
両親もまた彼ららしくないことに，サムの苦悩を理解できなくなって
しまいました。しかし，学校での視点と家庭での視点を結びつけて考
えてみることで，関係者全員が，サムの経験をより明確に理解できる
ようになりました。そこには，サムの兄を教えたことがあり，サムの
両親が協力的で思いやりのある人たちであることを知っている教師も
含まれていました。その教師は，サムの成績不振に関して，サムが支
援以外の何かを経験しているとは思ってもみなかったのでした。

　家族クラスの構造と構成は，物理的な教室内の配置，カリキュラム，
時間割，行われるさまざまな活動を含め，教育と治療の両方の文脈を反
映したものでなければならない。それは親の参加と関与によって豊かに
なっているとはいえ，学校という場である。そこでは，教室内の問題と
なっている行動が，親の目の前で自然に展開されるかもしれない。これ

は重要なことで，多くの親は，自宅では何の問題も見せない子どもが，学校ではまったく様子が異なるとは信じられないからである。同じように教師も，教室では情緒不安定に見える子どもが，自宅ではとても落ち着いていて従順であるなどとは思えないものである。しかし，そうしたケースはありうる。例えば，情緒不安定な母親の破壊的な反応を子どもが恐れていたり，あるいは，父親が母親の気弱さに耐えられず，妻と子を置いて出ていくと頻繁に脅したりするような場合である。そのような力動が働いていると，子どもは両親や親のどちらかに反抗しようとはしなくなり，自宅では情動的な調節ができているように見えるのである。

　要するに，家族クラスは，子どもの人生の主な登場人物である養育者と教師のメンタライジングを促すために機能していると言える。最も劇的な進歩が見られるのは，教師と親との関係性である。この両者の関係は，家族クラスの開始当初は深刻な問題を呈することが多く，例えば，メンタライゼーションが不十分であったり，心的等価や目的論的思考が見られたりするかもしれない。問題の本質については，両者とも，ほとんど自動的に自分に都合のよい推論をして，問題の責任は相手方にあると考える。教師は，「親は子どもへの教育目標を軽視している」と考え，親は，「いつも同じ教材を見せられる子どもたちが『退屈』しているのに，教師はそれをわかっていない」と主張するのである。

　理想的には，家族クラスでは，教師，生徒，親は，それぞれが自分の心理状態に気づくようになるにつれ，防衛的ではなくなり，ある程度の謙虚さを身につけるようになる。その心理状態が，いかにクラスで起こることや，家庭におけるその余波によって誘発されるかに，彼らは気づくのである。親は，スタッフに教える立場に立ってみるよう促され，そのための具体的な課題も出される。想像の中でではあっても，以前は風刺的にしかイメージしたことのなかった人物の心象風景に入り込むのである。だが，進歩は，想像する心理状態が正確になっていくことによってもたらされるのではない。もちろん，それも必然的に起こることでは

あるが，むしろ進歩は，教師が見ているのと同じ世界に参加し，その世界を見るという行為によって生じるのである。では，その進歩はどのように達成されるのだろうか。

　家族クラスでの遊び心のあるアプローチのひとつに，参加者に伊達眼鏡をかけてもらうというものがある。例えば，親用にはべっこう縁の眼鏡，教師用には半月型の眼鏡，生徒用にはプラスチック縁の眼鏡を用意する。親に教師用の眼鏡をかけてもらい，世界を教育者の視点で眺めるだけでなく，自分自身と教師の視点を重ね合わせてもらう。これにより，親は，ひとつの共有された世界を体験する。その世界はそれまでの，子どもの行動が，親の自分勝手な歪曲という，非効果的なメンタライゼーションを通してしか意味をなさない，分断され断片化された世界ではない。同じように，教師も親用の眼鏡や生徒用の眼鏡をかけてみることができる。生徒もまた，教師用や親用の眼鏡を試すことができる。ここで例えば，家族クラスでの授業中に問題のある一連の行動が見られたときのビデオ録画があれば，とても役に立つ。そのビデオを教師は，まず親用の眼鏡をかけて，次に生徒用の眼鏡をかけて見直すことができる。次に，親が教師用の眼鏡をかけ，最後に，生徒が教師用の眼鏡をかけて見るのである。第6章でも述べたように，このようなちょっとした道具があると，自動的なメンタライジングを省察的な思考へと変化させることができる。過度な省察のない，なじみのない視点に基づく暗黙裡の高速思考を促すことで，疑似メンタライジングのリスクを回避できるのである。

平和な学校環境をつくる

　何年か前，私たちはアメリカ中部の学校現場で介入を行った[175-178]。そのときの課題は，ある学区で見られた高頻度の攻撃性を調査することであった。介入のきっかけは，8歳の女児が10歳の男児にレイプされるという痛ましい事件が起きたことだった。この「平和な学校」プロジェ

クトは，メンタライゼーションに焦点づけた，マニュアル化された複合的な介入で，「学習のための平和な学校環境づくり（Creating a Peaceful School Learning Environment：CAPSLE）」と呼ばれた。CAPSLE を導入するにあたり，学校内で生徒たちと接する関係者全員が研修を受けた。一校を対象とした研究は，その後，学区全体でクラスター無作為化比較試験として実施された[82]。

　CAPSLE は，精神力動的社会システムズ・アプローチ（psychodynamic social systems approach）であり，いじめっ子，被害者，傍観者が共同でつくりあげる関係性を扱う。前提として，学校でのいじめに関する機能不全には，教師を含む，学校コミュニティの全メンバーが加担していると考える。CAPSLE モデルでは，不適切なメンタライゼーションが暴力的なふるまいの包括的な説明の一部であると仮定する。他者と協働するためには相手の主観的状態を優先させる必要があり，グループ内のそれほど力が強くないメンバーの行動を暴力的にコントロールしようとする衝動を制限することになる。CAPSLE プログラムでは，以下の5つの手法によって学校現場でのメンタライゼーションを向上させる。(1) いじめっ子，被害者，傍観者それぞれの主観的体験に焦点づけた，ポジティブな雰囲気づくりのキャンペーン，(2) 教室内での攻撃的な行動に関連する思考や感情を教師に詳しく説明させる，教室運営計画，(3) マインドフルネスの原則に基づく護身術プログラム，(4) 省察を促す対人交流の機会が増えるような，仲間や大人による助言，(5) 集団として共に体験したばかりの出来事についてクラスで考える，振り返りの時間。これらを通じて CAPSLE では，対人暴力にかかわるすべての人の心理状態に焦点を当てる。

　ハイリスクの小学校における CAPSLE の要素を用いたパイロット研究は成果をおさめ[176, 180]，その後の包括的な実施においても行動面[82]，教育面[173]，健康面[181]，情動面[33] で良好な結果が得られた。

　この介入にはいくつかの要素があったが，おそらく最も決定的だった

のは，教師の行動を規定する新しい規範が導入されたことである。教室
内で混乱が生じたら，教師は教えることをやめ，その混乱の原因につい
て質問することが義務づけられた。このとき教師は，被害者や加害者に
その混乱の意味を尋ねるのではなく，傍観者に，何を目撃したか，何が
対立の原因だと思うかを尋ねる。尋ねられた傍観者は，登場人物の思考
や感情を，先行事象と文脈に基づいて報告するよう促される（例えば，
攻撃的な行動が起こる前に，攻撃者は何を考え，感じていたのか，被害
者は何したのか，など）。

　教師は，怒鳴ったり，また，生徒がどんなに妨害的であったとしても，
その子を教室から校長室などに追いやったりすることによって，教室の
情動的な緊張を高めてはならないとされた。深刻な妨害に対してはむし
ろ，情動的な覚醒を抑え，主観的体験への関心を示し，その出来事に関
与していない大多数の子どもたちの注意を引き，その子たちのサポート
を求めることによって，メンタライジングを復活させることを優先する。
このプログラムには，学校側や生徒たちの関心を引く要素が他にも数多
くあった。例えば，メンタライジングによるマインドフルネスを高める
ために考案された，平和的な武術トレーニング・プログラムによって自
制と自己評価を促すことや[103]，目立った暴力がなかった日には，平和的
な行動を意味する特別な旗を教室の外に立ててそれを祝うことなどであ
る。重要だったのは，教師だけでなく，校庭の見回りをする係の人，調
理師，生徒に食事を提供するスタッフ，用務員といった，サポート役の
人たちもトレーニングを受けたことである。このプログラムは，私たち
がメンタライジングの原則をコミュニティに持ち込んだ，初の試みであっ
た（このような介入の基礎となる原則については，次章で取り上げる）。

　この介入は試験的にはうまくいったものの，家族クラスとは異なり，
幅広く適用されるには至っていない。このプログラムは原則を実証する
ものではあったが，規模を大きくして実施するには費用がかかりすぎ
た。それでも，クラスター無作為化比較試験からわかったのは，プログ

ラムによって達成された行動変容が，プログラムが正式に終了してから
1年後にも維持されていたということである。教師たちは，「今では教え
る時間と余裕がある」と話した。その他にも興味深い知見がいくつも得
られ，それ以降に学校現場でメンタライジングを実施する際にも活用す
ることができている。教室での行動や，子ども同士が行った攻撃性の評
価は，教師がこのかなり厳しいプロトコルをどの程度守ることができて
いたかを色濃く反映していた[34]。私たちが気づいたのは，教師の中には，
不可能ではないにせよ，この課題を難しく感じる者もいたということで
ある。こうして私たちは，いじめ文化は多くの場合，他の教師や生徒を
いじめる教師によって維持されていることを示す短い論文を書くことに
なった[174, 179]。暴力と攻撃性は社会的システムの特性であり，そのシステ
ムがグループ内の人々の心理状態に対して，心からの好奇心をどれだけ
維持できるかを密接に反映するものなのである。

認識的信頼と，学校への親の関与

　CAPSLE のような複雑な手順なしに，学校全体でメンタライジング
を向上させる方法はないものだろうか？　私たちは，先述の家族クラス
の原則と，CAPSLE プロジェクトの一環としてつくり上げた「学校環
境におけるメンタライジングの原則」を組み合わせて，親，教師，生徒
が一緒になって，失敗が続くと主流の学校教育から子どもたちが排除さ
れてしまうような環境ではなく，それに代わる円滑な教育環境をつくり
だすための介入の指針を示そうとしてきた。

　家族クラスでの経験からわかったのは，親を教育過程に参加させるこ
とで，子どもたちのために使える貴重なエネルギーが放出されるという
ことである。ロンドンのペアーズ・ファミリー・スクール（PFS，https://
www.thefamilyschoollondon.org/）で始まった保護者参加型のモデルは，
深刻で慢性的な破壊的行動を起こす子どもたち（6 〜 13 歳）に対する学
習と行動変容への取り組みにおいて大きな成果をあげている。こうした

子どもたちは通常，「オルタナティブ」な教育の場を提供されるものだが，ほとんどの場合，悲劇的で多難な前途を回避することはできず，普通教育の場に戻れる可能性も限られている。教育はうまくいかず，犯罪や物質乱用に染まった思春期や青年期が待っているのである。

　PFS のアプローチの基礎にあるのは，愛着理論と，認識的信頼の理論である。認識的信頼は，学習に対してどれだけ開かれた態度であるかを決定する。このアプローチでは，子どもが健全な教育課程に参加し続けられるようにするうえで，親が決定的な役割を果たす。というのも，認識的警戒が人間の心のデフォルト状態であり，対象者が過去に逆境にあった場合は特にそうなるからである。行動上の問題と学習上の困難が密接に関係していることを示すエビデンスは山ほどある。合理的な行動なくして学習はありえず，信頼なくして学習はありえない。このように教育と行動面での優先事項を考慮したうえで，PFS の本質は形づくられている。教育に有意義にかかわることができなければ，ある生徒の行動は必然的に同じクラスの他の生徒たちの学習の妨げとなる。システム論的な観点からすると，教育と行動の決定要因が影響し合い，相互にフィードバックして，修正に対してひどく抵抗するようなひとつのシステムを生み出すことが予想される。

　これまでの章で見てきたように，MIST のモデルでは，メンタライジングが認識的信頼を獲得するための鍵となる。これは生物学的に作用する鍵であり，学習と社会的影響に対しての扉を開く鍵である。自分の意図や現状を表現した個人的なナラティブが他の誰かに認められたと感じることが，認識的信頼の可能性を生む。ただし，認めてもらったと感じるためには，その前提として，首尾一貫した自己認識がなければならない。そしてそれは，他者によってしっかりと認識され，映し返されるような，首尾一貫した個人的ナラティブを拠り所とする。コミュニケーターが思い描く学習者自身のイメージもまた，その子どもによって正確に認識されなければならない。これが，私たちが「認識的合致」と呼ぶ

ものである。

　この認識的合致は，それまでの教育の場で真に理解してもらったことのない子どもにとっては，本物の学習を可能にするコミュニケーション・チャンネルを開くうえで不可欠なものである。生徒の学習意欲によく気づいている教師は，共同注意という最も重要なものを生み出せるというエビデンスがある[94]。

　私たちの想定では，主流の学校教育から完全に排除された子どもたちは，過剰な認識的警戒の状態でオルタナティブ教育の場に現れる。彼らは，自分は誰にも理解してもらえないという深い認識的不公正感を抱いている。通常教育だけでなく，社会的な学習能力も阻害されていて，子どもの視点を理解しようとする教師に対しても，もはや関心を示さない。疑念に満ち，ときに攻撃的で，本気で傷つけたいと思っているかもしれないが，それは心の奥底にある不安から自分自身を守るためである。そのような子どもたちは，自分が生まれ育った社会では適切ではあっても，教育の場では適切とは言えない行動戦略を用いる傾向がある。他の子どもであれば，知識伝達が促されるような態度を引き出す手がかりにも，彼らは気づかない。それまでの教育的，そしてたいていは個人的な経歴によっても，彼らの信頼する能力は破壊されていて，頭での情報処理もほとんどできなくなっている。さまざまな行動や反応の仕方を試してみる機会もひどく制限されている。家族クラスや CAPSLE プログラムでも見てきたように，ここでは，家族力動に根ざした逆境が何らかの役割を担っているのかもしれない。一方，教育環境そのものが非メンタライジングな規律を採用していて，認識的信頼の回復を損なっているということも考えられる。これまでとは違うやり方が必要なのである。

ペアーズ・ファミリー・スクール（PFS）の手順
　ペアーズ・ファミリー・スクールが目指すのは，気軽に参加できる教育と，スティグマを伴わない治療を提供することである。カリキュラム

は，認識的信頼の理論に沿った学習の原則を遵守する。これは，クラスの生徒全員の多様なニーズを満たすよう個別に設定された，差別化されたカリキュラムである。この相互に関連し合うカリキュラムには慎重な段取りが必要で，それにより，治療カリキュラムとも密接に関連した幅広く多様なスキル，知識の習得が可能となり，理解がもたらされる。その基盤にあるのは，若者が直面する主な課題をメンタライゼーションに基づいて体系的に定式化することである。学校生活の中で生徒が最も必要としているのは，自分の成長を妨げている何らかの気持ちを理解したり，話し合ったり，表現したりすることかもしれない。PFS では，専門資格を持ち，親とも協力して取り組む教師やセラピストに，生徒は相談を持ちかけることができる。一時的にメンタライジングがうまくいかず，認知面や情動面での弱さが見られたときには，皆で共に対処する。このような脆弱性を同定することで，生徒は早い段階で再び学習に向かうことができるのである。

　このスクールの目標は，動機づけ，認識的信頼，実行機能スキルに焦点づけた，総合的な個別カリキュラムを開発し，それを継続的に改善していくことにある。これらは，レジリエンスや，情動と行動の効果的な調節にとっての鍵となる要素である。その前提として，生徒の一人ひとりが学業面で進歩するために，PFS は学校と家庭の両方で，実行機能スキルを高め，確かな社会的理解を深めることによって，挑戦的な行動を改善するためのリソースを提供する必要がある。家族クラスの原則に基づき，スクールが目指すのは，学習を重視し支援する家族の能力を高めることであり，可能であれば，家族内の愛着関係を修復することである。これらのことを PFS は，メンタライジングを改善し，家族システムの内外両方に信頼する力をもたらすことによって行う。これが意味するのは，教室内での子どもの学習や行動を改善しようとする親のスキルを向上させるということである。

　PFS では，親が週 1 〜 2 日学校に来て，6 〜 18 カ月かかるとされる

子どもの回復への道のりに積極的に参加することが求められる。親は子どもの授業に同席し，そこで進行している教育プロセスを観察する。そして子どもの学習に参加し，子どもの成長を観察することで達成感を得る。教師の様子も観察し，プロの教育者が行う熟練した介入は親にとっての手本となる。それとは別に，親向けの正式なトレーニングの一環として，心理教育セッションでの親へのコーチングもあり，これがスクールへの参加を促す教育的動機づけとなる。親たちは，スタッフから指導された親仲間コーチングモデルに沿って，教室内で観察したことや，お互いについてのコメントを出し合う。週に一度の親子読書会では，家族間の連携も図られる。家族への介入は，親がいずれは子どもの行動コーチ，そして情動コーチになれるよう後押しするためのものである。家族力動や，子どものマネジメントをめぐる問題，その他の家庭における対人的，情動的な課題については，ピアサポートおよび心理学的アドバイスやカウンセリングの両方を通じて対処される。

　しかしながら，このプログラムの最も重要な点は，特別なトレーニングを受けた教育スタッフが，スクールに託された子どもたちとのあいだで信頼を築こうと決意していることだろう。クラスは少人数であるため，教師は個々の生徒にしっかりと注意を向けることができる。妨害行動が起こらないようにするための行動プログラムも導入されているため，子どもたちの一人ひとりと強い信頼関係を築こうとする教師の試みが妨げられることもほとんどない。その目的は，破壊的な行動が，信頼関係の形成と維持のプロセスを損なうという悪循環を逆転させることにある。思考，感情，欲望を持つ個人として認めてもらえたと感じることが，この悪循環を断ち切り，破壊的行動を抑制することにつながるのである。

　PFS で提供される教育の質は非常に高く，在籍中に遅れをすべて取り戻すことは期待できないものの，子どもたちはスクールに通うことで学力の低下傾向を逆転させ，カリキュラムに沿った成果をあげられるとい

うことが，しっかりとしたエビデンスで示されている。スクールは，非常に多くの子どもたちを普通教育に戻すことに成功しており，通常は戻った後も，子どもたちは標準的な教育環境に留まることができている。ここから言えるのは，学習プロセスの促進には，システム全体で信頼を確立することが重要だということである。

　この介入はあまりにも複雑で，その特徴もそれぞれが密接に関連し合っているため，有効な要素をひとつだけ特定することはできない。それでも，PFS の主な特徴を挙げるとするなら，それは以下の通りである。スクールでは親は尊重され，教師から烙印を押されるのではなく理解される。親同士が支え合いながら，スクールのコミュニティが形成される。スクールは，社会的学習になるような形で，親が子どもの体験を理解する機会を提供する。親がクラスに同席して学習について学ぶことには，教育的な利点がある。結局は，過剰警戒，不信，認識的不公正感という悪循環を乗り越え，真の教育のための環境を整えられるかどうかは，教師たちの力量によるところが大きいのである。

まとめの考察

　MIST を実施するにあたり，複数家族での取り組みは力強い舞台となる。クリニック，家族クラス，学校によらず，複数の家族が集まれば，単一の家族や拡大家族を超えた，ひとつのシステムが生まれる。

　メンタライゼーションに基づくアプローチを学校全体に適用すれば，それは組織レベルでの介入になる。このようなシステム内における相互作用の性質を観察すれば，システムが個人の主観性の認識にどの程度の価値を置いているかについて考えることもできる。コミュニティのメンタライジングの質は，複数家族が一緒にいるときのふるまい，個人に対する共感的な支援の度合い，発達上の課題への取り組みを支える絆感情や忠誠心などからも知ることができる。

　複数家族療法(MFT)，学習のための平和な学校環境づくり(CAPSLE)，家族クラス，ペアーズ・ファミリー・スクール（PFS）は，メンタライゼーションに基づく家族療法（MIST）の確立に先行するものであるが，私たちは今もこれらのプログラムにかかわり続けている。これらのアプローチに対する私たちの貢献の中には，本書で述べてきた手法や概念を反映したアイディアが含まれている。したがって，MFT，家族クラス，CAPSLE，PFS もまた，MIST ゆかりのアプローチと考えてよいだろう。

第 **10** 章
・・・・・・・・・・・

文化や社会を超えたメンタライジング

　その日，ハク氏一家が初めてクリニックを訪れました。ハク氏は比較的最近この国に来た人で，同じバングラデシュ出身の遠い親戚の友人が経営するお店で働いていました。一家が紹介されてやってきたのは，かかりつけ医が彼らの一人娘である13歳のベガムがうつ病で，自殺傾向があるのではないかと判断したからでした。しかし，一家はそのように理解してはいませんでした。ベガムの行動上の問題を何とかしてほしいと思っていたのです。ハク氏がすぐに話し始めました。「娘のことで困っていてここに来ました。ご覧の通り，娘は親の私たちとは違います。この子の服装を見てください。……ピアスもしているし，タトゥーも2カ所に入っています……。礼儀知らずで，親の言うことは聞きません」。ハク氏は，自分と妻はバングラデシュの小さな田舎町の出身だと言います。「こことは世界が違います。質素な暮らしで，みなが伝統を重んじています。ベガムを連れて帰ることはできないし，親戚にも友人にも会えません。ここ，ロンドンでだってそうです。この子の服装を見てください」。この時点でセラピストはハク氏の話を遮ろうとして，ベガムに向かって，父親がなぜこのような考えや強い感情を抱くのかがわかりますかと尋ねました。ベガムは

黙って父親であるハク氏を見つめ，そのハク氏が続けて言いました。
「ベガムには，私たちと同じように育ってほしいと思っていました。
でも，ロンドンでは無理な話です……。ここには親戚はいませんし，
ベガムは私たちの親族や仲間になど興味がありません。悪い友達とば
かりつきあって，一日中携帯電話をいじっています……。私たちは娘
の友人たちのことも知りません。放課後どこにいるのかも。もはや私
たちの娘ではないようです……恥ずかしい話ですが」

　セラピストは再びハク氏の話を遮ろうとして，今度はベガムの母親
に向かって言いました。「ハクさん，夫さんの心の中を私が理解できる
ように，助けていただけませんか？」。母親が反応しなかったので，セ
ラピストは次のように言いました。「気がついたのですが，私が母親で
あるハクさんとベガムに何か質問をすると，二人とも必ずすぐにハク
氏のほうを見ますね。そしてハク氏が二人に代わって答える。私のこ
の理解で正しいでしょうか？」。ハク氏は，「私の出身地では，初対面
の人の質問には，一家の主がすべて答えることになっているのです」
と言いました。それでもセラピストは諦めませんでした。「では，娘さ
んは今，どのように感じていると思いますか？　娘さんの顔を見てく
ださい。あなたがたった今話したことについて，娘さんは何を考え，
何を感じていると思いますか？」。ハク氏は答えました。「娘のために
は何だってしています。店では一日14時間働いて，娘が欲しいもの
は何でも与えるようにしています。娘は10歳まではいい子でした。
でもその後は……。きっと友達のせいだと思います。友達の影響力が
大きすぎる一方で，親である私たちには何の影響力もないのです」。セ
ラピストはハク氏を制止し，娘の立場になって考えてみるように言い
ました。「お聞きしますが，ハクさん，あなたが今こうやって話してい
るときに，ベガムの中では何が起きていると思いますか？　ベガムの
思考や感情が読み取れるとしたら，どんなことを発見できそうでしょ
うか？」。ハク氏は答えました。「わかりません。私は心理学者でも何

でもありません。……心を読むことなどできません」。セラピスト：
「では，あなた自身がたった今どのように感じているかを直接お尋ねし
てもよろしいですか？」。ハク氏：「私が今何を感じているか？　どう
いう意味かわかりません。すでにお話ししたように，私たちは娘のこ
とを恥ずかしく思っているのです」

　心理学の理論や概念には，文化的価値観と，「人間とはこういうもの
である」という，人間についての支配的なナラティブが反映されてい
る。ハク一家と面会したセラピストは，子どもの社会情緒的発達に関し
ては，西洋の伝統的なモデルに基づくトレーニングを受けており，思春
期の子どもにとっては心理的自律性を高めることが重要であると固く信
じていた。セラピストは，ハク氏の世界観がセラピスト自身のものとは
異なるとしても，それを有効な視点として扱ったり，はっきりと支持し
たりはしなかった。ここでのセラピストは，ハク氏に対して文化的に適
切なメンタライジングを行わなかったと言えるだろう。父親であるハク
氏と家族との相互作用に疑問を投げかけ，それを暗に病理的なものとし
て眺め，両親の文化的モラルや期待には気づかなかったようである。
　心理学的介入が有効であるためには，クライエント，家族，コミュニ
ティが属する文化的システムの中で，その介入が意味をなしていなけれ
ばならない。ハク氏の苦悩は，一家が，彼らが非常に価値を置いている
コミュニティから排除されかねないという，もっともな懸念として理解
するのが適切なのだろうか？　それとも，これは単なるカルチャーショッ
クで，不慣れな環境に対する心理的反応にすぎず，それにより父親は娘
の忠誠心，葛藤，苦悩を理解できずにいるのだろうか？　ベガムと父親
のニーズが逆方向を向いているように見えるとき，そのふたつのニーズ
は家族内でどのように考慮されるべきなのだろうか？
　本章では，メンタライジングと文化について考える際に生じるふたつ

の問いを見ていくことにする。第一の問いは、主に臨床的なものである。つまり、セラピストとクライエントが異なる文化圏の出身である場合、何が起きるのだろう、ということである。私たちのような専門職の社会構成も時代に合わせて変化してはいるものの、十分とは言えない。さまざまな声を取り入れることで、心理療法の思想と体験がより豊かなものになることが期待される。本書の著者である私たち二人は、どちらも年配の白人男性で、従来、他を押しのけて専門職を独占してきた社会経済的な集団を代表していると言える。そのうちの一人（PF）は、思春期に家族から離れて東欧からロンドンへと移住した。傷つきやすい年齢で、文化的主流派からの社会的排斥、差別、疎外を痛いほど経験している。本章もまた、私たち二人の限界を伴った観点で書かれたものにすぎないが、それでも、文化を超えての取り組みが思慮深くなされるならば、創造的な仕事になりうることを示すつもりである。私たちは、異文化間の問題に取り組む際にも、メンタライジングの視点が役に立つと考えている。

　メンタライジングと文化をめぐる第二の問いは、より理論的なものである。メンタルヘルスと、精神疾患に対する脆弱性を理解するうえで、個人や家族の社会的環境はどのような役割を担っているのか、というものである。

メンタライジングの文化的な相違

　メンタライジングの文化的な相違に関する研究結果を確認しておくことは有益であろう。たびたび強調してきたように、メンタライジングはいくつもの能力の複雑な集合体であり、その発達の度合いは子どもの社会的環境に応じてさまざまに異なる。メンタライジングに関する比較文化研究の最近のレビュー[1] によれば、西洋と非西洋の子どもには、他者に対する認知的・情動的理解の点で重要な違いがある。このレビューに

よると，自分の信念と他者の信念の違いを認識する能力を最も早く身に
つけるのは，西洋の個人主義文化圏の子どもであった。一方，他者の知
識の欠如を認識する能力を最も早く身につけるのは，非西洋の集団主義
的文化を持つ国々の子どもであった。この知見は，西洋文化の方向性が
メンタライジングの自己寄りの極に向かっているのに対して，非西洋文
化の方向性は「他者」という外側の極に向かっているという私たちの主
張とも一致する。

　しかし，相違と同時に普遍性もある。**黙示的**メンタライジングの点で
は，文化的な相違は予想されるよりも小さいようである。相違が最も大
きく見られるのは，参加者が**明示的**メンタライジングを含む言語的課題
を与えられたときである。観察結果から言えるのは，上記の私たちの見
解と一致して，黙示的メンタライジングの中核をなすものは，どの集団
であるかに関係なく共有されているということである。黙示的な非言語
的メンタライジングは，西洋と非西洋の文化の両方において，メンタラ
イジングの発達的な出現を示すものなのかもしれない。

　非西洋文化のほうが西洋文化よりも共感的な気遣いがより多く見られ
るというのは驚くべきことではないだろう。一方，西洋の子どもたちは
他者の立場に立つことによって他者について学ぶため，明示的な視点の
交代がより発達するかもしれない。しかし，西洋の被験者と比べて，非
西洋文化では，他者の苦しみを目の当たりにすることが個人的にも大き
な苦しみをもたらす。このような観察にも沿うように，非西洋の個人は，
他者の感情をより正確に解釈することができるようになる。どうやら，
視点の交代の能力に関しては，西洋人は自己中心的なバイアスを，非西
洋人は**他者指向**のバイアスを持つ傾向にあると結論せざるをえないよう
だ。親が心理状態を指す言葉を使うことや，親自身の心の持ちよう[127]
も，自己－他者の次元での文化的相違に大きく影響を与えているだろう。

　これらのことはどれも，メンタライジングの発達に子育てが普遍的に
関与しているのではないかという，本書で伝えてきた見解と一致してい

るように思われる。西洋の典型的な中流家庭の，特に乳幼児期で二者または三者関係を強調するモデルにおいては，対面でのコミュニケーションの主要チャンネルとして視覚と聴覚を用いる，距離を置く相互関係様式が生み出される。西洋では，認知，情動，願望，ニーズに焦点づけた緻密な言語的会話をすることにより，人の欠陥は身体ではなく頭により多く存在すると考えるようになる。一方，非西洋文化では，身体の体験が心理学的な表現機能を担いやすいということを示すエビデンスがある。例えば，身体化の指標でありリスク要因でもあるアレキシサイミア（失感情症，情動に対する気づきの欠如）は，平均的に欧米よりも中国，日本，インド，ペルーでより高頻度に見られる。エビデンスが示すのは，親による情動の社会化が失感情症の文化的相違に影響を与えているということである[116]。

社会的システムとメンタライジング

本章ではより広い文脈，つまり MIST 実践者の臨床活動に影響を及ぼす，コンサルティングルーム外での社会的体験を取り上げる。メンタライジングは，単に母と子，あるいはセラピストとクライエントの二者関係の中でというよりも，個々人の集まりであるコミュニティの中で生まれると仮定するのが正しければ，個人や家族のコミュニティがメンタライジングをどのようにサポートするか，もしくはしないかを考えることもまた重要である。移民であるハク夫妻は，彼ら自身の文化的背景や価値観が認めてもらえない敵対的な環境に身を置きながら，彼らを取り巻く広い社会を，非メンタライジング的なものとして体験していることだろう。ベガムのほうは，自分が認められ，他者，特に仲間からメンタライズされている（つまり，思考，感情，信念を持つ主体として認められている）と感じるための唯一の方法は，仲間の文化とその身体的表現を共有することであると思っているのだろう。

　私たちは，実質的にすべての心理療法モデルにおいて，コミュニティの重要性がこれまで構造的に無視されてきたと感じている。Twemlow [177] は，とりわけ暴力や精神疾患の予防に対する関心から，メンタライゼーションを社会的システムの変化と結びけたパイオニアである。おそらく，私たちや他の人々がそうしてきたように，よい養育とは常に，二者関係の相互交流で観察される感受性によってのみ定義されるというのは，未熟な考えだったのだろう。結局のところ，私たちが観察したのは，メンタライジングに焦点を当てることで，複数家族の親たちのグループの機能が高まり，そのコミュニティの思慮深い気配りが，その中にいる子どもたち全員の発達を見守り，向上させるということだった。グループのメンバーは共に行動しながら，グループ外で遭遇する問題に立ち向かっていけるようお互いを支え合う。複数家族への介入において（臨床の場であれ，家族クラスのような教育の場であれ），私たちがたびたび目にしてきたのは，複数の家族が協力し合って，とりわけストレスの大きい状況に対処している場面である。ここから私たちが学んだのは，たとえ WEIRD（西洋［Western］，高学歴［Educated］，産業化［Industrialized］，裕福［Rich］，民主的［Democratic］）な心理社会的環境であっても，育児が行われる社会文化的文脈を考慮せずに，よい教育を考えることなどできないということである [40, 41]。ここで言う社会文化的文脈とは，子どもがその中で育っている拡大家族，学校，コミュニティ，近隣，そしてより広い社会的システムのことである。

　こうした社会的システムもまた，メンタライジングの観点から特徴づけることができる。例えば，あるシステムのルールや規則はどのようにメンタライズされているのかと問うことができる。このシステムの自己修正能力や柔軟性はどの程度のものだろうか？　このシステムはバランスの取れたやり方で変化のアイディアを受け入れることができるのだろうか？　自らを顧みて，意味のあるやり方で検証することができるのだろうか？　自発性は奨励されているか？　出来事の原因となっている問題を

直視できるか？ それとも，間違っていそうな想定や，誤った意味づけ
をしているか？ 極端な反応に弱いか？ それとも衝撃に強いか？ 意見
の相違やさまざまな視点に対処できるか？ 個人のイニシアチブを奨励
するか？ 想像力豊かで，さまざまなものの見方で自己改革を行い，変
化していく状況に適応できるか？ 実際，メンタライズする個人の特徴
とされるもののほとんどすべてを，システムの機能にも当てはめること
ができるのである。

　本書でこれまで主張してきたように，効果的な心理療法を可能にする
ためには，より広いメンタライジング環境が個人にとっても不可欠であ
る。心理学的介入によって変化が起きる場合，それはクライエントが自
らの環境から何らかの社会的学習を行った結果にほかならない。効果的
な治療とは，本質的には社会的再学習の一形態であり，それを育むのは，
私たちが3つのコミュニケーション・システム（第7章参照）として概
念化したものである。

　1.　コミュニケーション・システム1（認識的警戒の緩和）。効果的な
心理療法というものは，自分にとって意味があり，自分に関係している
と思えるような何らかの心のモデルをクライエントに提供するものであ
る。セラピストはしばしば，特定の顕示的手がかりを用いて，理想的に
は，クライエントの中での社会的学習を活性化させる。学習のチャンネ
ルがどこまで開くかは，クライエントがどの程度までセラピストの善良
な意図を認識し，独立した主体として認めてもらったと感じられるかに
かかっている。認識的信頼が育まれれば，学習と変容の可能性が生まれ，
一方，認識的警戒はその可能性を弱める。このプロセスでは，セラピス
トとクライエントの相互のメンタライジングが重要な役割を果たす。な
ぜなら，セラピストはそのクライエントに合った介入を行いながら，ク
ライエントの視点でクライエントの問題を見ることができると示す必要
があるからである。そしてクライエントもまた，このことを認識できな

ければならない（すなわち共同志向性）。

2. コミュニケーション・システム 2（社会的学習を可能にするメカニズム）。 クライエントの認識的信頼（システム 1）が高まると，システム 2 が活性化される。信頼と，セラピーという社会的体験が背景となって，クライエントのメンタライジング能力の再活性化が促される。理想的には，クライエントはセラピストが採用するメンタライジングの姿勢を手本とする。このようなメンタライジングの再活性化が，認識的信頼をさらに後押しする。したがって，私たちは今でもメンタライジングがほとんどの心理学的介入の共通要素であると考えてはいるが，セラピーの目的はメンタライジングを高めることではなく，むしろ，メンタライジングの高まりが学習の可能性を広げることにあると主張するようになった。つまり，認識的信頼が高まると，クライエントはセラピストのコミュニケーションから恩恵を受け，新しいスキルを学び，自己認識を獲得し，内的ワーキングモデルを再構築することができるようになる。新しい学習によって，サリュートジェネシス（健康生成論，p.204 参照）——クライエントがセラピー内でも，セラピー外の対人世界においても，ポジティブな社会的影響から恩恵を受けられること——を特徴とする好循環が生まれるのである。

3. コミュニケーション・システム 3（まわりの世界とのかかわりを取り戻す）。 他者からメンタライズされることで，クライエントは一時的あるいは慢性的な社会的孤立状態から解放され，学習する力が（再）活性化される。これにより，セラピー外の対人関係においてものびのびと成長できるようになる。ここから示唆されるのは，治療で教わる事実や技法だけが重要なのではなく，社会的学習や，心の社会的再調整の能力が活性化されることによって，クライエントが新しい体験を求めるようになることもまた重要だということである。既存の対人関係を再構築する

ことで，適応が改善される可能性もある。クライエントは自分の環境を，これまでとは違った形で使えるようになる。ここからさらに示唆されるのは，心理学的介入は，必要または適切な場合には，社会的環境のレベルにおいても行う必要があるかもしれないということである。

　本章の冒頭で紹介した事例が物語るのは，異文化間での取り組みがもたらす特定の課題とチャンスである。課題という面では，例えばハク氏は，少なくとも最初は，娘がそこから離れつつあるとハク氏が感じている，彼らの文化の価値と重要性をセラピストは理解していないと感じていたかもしれない。同様にベガムは，自分が体験している文化的な引力の複雑さを，セラピストが理解できていないと感じていたかもしれない。セラピストが最初に行った「家族にお互いをメンタライズしてもらう」という不器用な試みは，ハク氏やベガムの視点からは，顕示的手がかりとは正反対の，いくらか機械的に言うなら，コミュニケーション・システム1と2の働きを妨げるもののように思えたことだろう。しかし，こうした困難は，治療関係の中で臨床家がより多くのことを理解しようとすることで乗り越えることが可能である。それは，家族が体験している葛藤に対して好奇心を抱き，不知の態度で，「メンタライジングの姿勢」を採用するということである。個人の主体性を認めることを通じて，セラピストと家族メンバーそれぞれが問題に対して共有された視点を持ち，そこから，家族が体験している非常に現実的な文化的行き詰まりに対して，互いにどのように対応するかについて，何らかのアプローチを開発して共有する（コミュニケーション・システムの用語では「学習する」）ことができるようになる。3つ目のコミュニケーション・システムは，心理療法的介入の範囲を超えたものであるため，より大きな困難として現れる。それでも，セラピストが認識的信頼を伴う対人関係を構築しようとすることで社会的学習への扉が開かれ，それによって，関係する個々人はより開放的にサリュートジェニックな体験ができるように

なるだろう。

MIST における社会的不平等のマネジメント

　これまで繰り返し述べてきたように，メンタライジングは文脈に依存しており，特定の文化やサブカルチャーの影響を受ける。ある文化的な文脈では情動について考えたり体験したりできる人でも，別の文化的文脈ではメンタライジングを拒絶することがある。また，特定の文化においてはメンタライジングがなされない，またはできないと単純に考えることは，科学的および発達的なエビデンスに反する。より適切に表現するなら，セラピストは，西洋人がメンタライジングに抵抗している場合と同じ対処法をとるべきだということである。すなわち，その人のものの見方を承認して信頼を得てから，その人がどのような文脈で話をしているのかを明確にしてくれるよう求める。つまり確実に，その人が自分の意見はちゃんと伝わっていて理解してもらっている，だから繰り返し説明する必要はないと思えるようにするのである。それができてはじめて，認識的信頼に基づいたメンタライジングが可能となる。メンタライジングへの抵抗を勘違いして誤った文化相対主義に陥り，メンタライジングのアプローチを放棄しても何の役にも立たない。実際，他者のメンタライジング能力を否定することは，他者を人間として扱わないことの核心にあるものと言えるだろう。好奇心を示し，探究的な姿勢で臨むことが，多くの場合，自由な言説を生むのである。

　治療の場は，他の多くの社会的状況と同じように，力の不均衡を反映している。セラピストがこのことを認識せず，専門家的な態度で接すれば，メンタライジングはいつまでも抑制されたままとなるだろう。だが，ひとたび「私たち性」が確立され，関係性メンタライジングが生じてくると，それまで見えていた抵抗は消え去ることが多い。これには時間がかかるが，やってみるだけの価値はある。例えば，クライエントの出身国の写真を見せてもらったり，文化的な規範に抵触しないかぎり，

伝統や価値観，社会的ネットワークについて話し合ったりして，心からの関心を示すことは，有意義なつながりを確立するのに役立つだろう。これを最も効果的に行うには，幅広いオープンな質問をして，クライエントが話したがっているテーマにセラピストを導いてもらうとよい。例えば，次のような話題が考えられる。クライエントにとっての社会的グループ内の大切な人たちと，なぜその人たちが大切なのかについて。子ども時代の友人たちと，その人たちのその後について。遊んだゲーム。習った教師のうち，よかった教師とだめだった教師。従軍していた時期のこと。食べ物や料理にまつわる記憶。あるいは天候のことや異常気象を体験したことさえ，メンタライジングを開始するための共通の基盤となりうる。ただしこのときには，より弱い立場にあると感じている人に共同注意をつくりだし，聞く側が興味を持つような話をしてもらうようにする。両者が話題になっている対象を共に見つめ，セラピストがクライエントのまなざしを追うことによって学びの準備ができる。もしも力の不均衡が無視されたり，セラピストが注意の焦点をあまりにも早く指図しすぎたりすると，不信感が生じて認識的不公正感が一気に高まり，想像力は消え去ってしまうだろう。

　WEIRD の世界では効果的なメンタライジングとなるものでも，別の文化では不適切なメンタライジングになるということもあるだろう。例えば，自己中心性を重視しない文化，認知的な視点の交代を優先しない文化，自己と他者の心理状態のバランスを取ろうとしない文化などがそうである。では，いったいどうすれば MIST は，異なる文化圏の家族に WEIRD の概念や実践を押しつけることなく，文化的に適切なメンタライジングを促すことができるのだろうか？　基本的なメンタライジングの姿勢にとって不可欠な要素を取り入れることが，ここでも役に立つだろう。すなわち，異なる文化的慣習を承認し，受容し，健全な好奇心を示すこと，そして，継続的なチェックと再チェック，さらには自分自身の思い込みを絶えず疑うことである。このような姿勢をとることで，

家族メンバーも徐々に心を開き，もしかしたら少しずつ，同じような姿
勢をとるようになるかもしれない。

異文化の課題に関するセラピストの自己メンタライジング

　セラピストが個人や家族に目を向けて理解しようとするときに，自分
が属する文化のレンズを通して見てしまうリスクは避けられない。その
レンズは，セラピスト自身の志向性や，歴史的，社会経済的，精神的，
政治的な文脈の影響を受けている。このリスクを減らすためにセラピス
トにできることは，自分の文化的ルーツ，価値観，偏見を含め，自分と
文化との関係を探り，自分の「ネイティブ」な信念や慣習をどのように
自分が活動している（サブカルチャーも含めた）文化的な文脈に整合さ
せられるかを検討することである。この作業には，他者，外国人，異質
なものへの評価および，評価とは言えないものについて考察し，起こり
うる偏見に向き合うことも含まれる。文化的な相違に対する認識の欠如
は，ある意味では，不十分なメンタライジングの表れである。これに対
処するには，できるだけ早く，包括的に，メンタライジングを回復させ
る必要がある。これはクライエント以上に，セラピストのほうに強く当
てはまる。

　メンタライジングを回復するためには，文化的知識をステレオタイプ
化することなく，他の文化や習慣への好奇心を持つことである。クライ
エントが持ち込む非西洋的な変化のモデルにも関心を持つようにしよう。
そうすることで，文化的な隔たりを，それが現実のものであれ潜在的な
ものであれ，埋めやすくなる。これとしばしば関連するのが，次のよう
な考察である。——私が提案する治療的介入は，クライエントの集団主
義的な指向に合っているだろうか？　セラピストはまた，クライエント
の身近で非公式なコミュニティ支援ネットワークと連携して取り組むこ
との長所と短所を考えてみる必要もあるだろう。例えば，近隣のグルー
プ，教会，スピリチュアルヒーラーなどとの連携である。まずはメンタ

ライジングの基盤となるコミュニティを確立することが不可欠である。最後に，社会の中での自分自身の立ち位置を探ってみよう。例えば，自分が主流派のグループに属しているなら，その状況が，社会的に疎外されたり権利を奪われたりしているクライエントや家族との関係にどのような影響を及ぼしているかを考えてみるべきだろう。特権階級であるとか，エリート集団または何らかの少数派に属していると思われているだろうか？　表10-1は，異なる文化からやってきた個人や家族との取り組みでセラピストが考慮すべき点をまとめたものである。人種，肌の色，信仰，性別の違いをめぐって起こりうる問題にも触れている。

専門家コミュニティのメンタライジング：メンタライゼーションに基づく適応的統合治療（AMBIT の紹介）

本章では，メンタライジングの発達の土台となるコミュニティのつながりを強めることによって，メンタライジングを向上させることに焦点を当ててきた。本書ではっきりと述べられたわけでなく，私たちの知るかぎり，他所でも断片的にしか説明されていないのだが，心理療法を成功させながら社会的つながりを改善し維持していけるような，生成力のあるコミュニティを構築するためにとるべきいくつかのステップがある。そのようなアプローチのひとつが，メンタライゼーションに基づく適応的統合治療（adaptive mentalization-based integrative treatment：AMBIT）である[32]。これはメンタライジングに基づく治療コミュニティを築こうとする試みであり，少なくとも，広範なメンタルヘルスの問題や社会的な問題を抱える子どもたちとのチームでの取り組みに関するものである。

AMBIT モデルは，薬物乱用，犯罪，重度のメンタルヘルスの問題，社会的ケアの問題，里親とうまくいかなかったなど，複雑な過去がある，たいていは思春期の若者のマネジメントのために開発されたものである。特徴として言えるのは，このような人々には多くの専門家や専門

表 10 - 1　文化の違いを超えた取り組みの際にセラピストが考慮すること

- カップルや家族が抱えている対人関係上の問題は，どこまでが出身家族や育った文化，あるいは滞在先の文化でのそれぞれの体験を反映している，もしくはそれによって形づくられたものなのだろうか？
- 可能であるとすれば，初回面談時に，どの文化的問題を扱ったり探ったりできるだろうか？　それらの問題を私が堂々と取り上げたら，クライエントは私をどのような人間だと解釈するだろうか？
- 現行の問題を（ひとつもしくは複数の）文化によって形成されたものとして見るための枠組みを，どの程度まで構築できるだろうか？
- クライエントは私をどのように見ているだろうか——白人として，または黒人として（男性として，または女性として）？　多数派の文化に属する人間として？　移住者，外国人，信仰を持たない人間として？
- この社会において黒人女性であり黒人セラピストである私が，クライエントの家族から，権威のない劣等生とみなされる可能性はどれほどあるだろうか？
- もしあるとするなら，黒人または白人の女性または男性に対して，クライエントはどのような偏見を持っているだろうか？　そのような偏見は，それぞれの家族メンバーが私に打ち明けてもよさそうだと思っていることに，どのような影響を及ぼすだろうか？
- 微妙ながらも差別的な発言をされたときには，どのような態度をとればよいだろうか？　どの程度自由に，あるいは抑制して反応できるだろうか？
- 混血人種として判断されるのは，クライエントにとってどのような経験だろうか？　このような問題に早い段階から触れることができるだろうか？
- 黒人または白人のセラピストに期待できそうなことについてのクライエントの先入観や思い込みを克服するために，どのようなアプローチがとれるだろうか？
- 私自身の疎外体験は，クライエントの疎外体験とどのようにつながりうるだろうか？
- 私自身の信仰や宗教がはっきりとわかったら，クライエント家族やカップルにどのような影響があるだろうか？　もっと心を開いてくれるだろうか？　それとも心を閉ざしてしまうだろうか？
- 同性間の親密な関係についてどう思うかと聞かれたら，どのような姿勢をとればよいだろうか？

サービスが関与しているということである。一方，こうした若者と取り組む人々は，支援の手を差し伸べても拒否されるため，自信とやる気を失うことが多かった。また，たとえ受け入れられたとしても，たいてい，その支援は不十分なものでしかなかった。そこで，AMBIT は治療を提供する際の共通言語としてメンタライジングの枠組みを採用し，複数の問題を抱える若者がシステムに持ち込む困難な課題に対して，視点を共

有するという可能性をもたらした。このアプローチに関しては文献も多く，独自のウェブサイトもあり，治療のための wiki マニュアル（https://manuals.annafreud.org/ambit）は日々アップデートされている*。さまざまなサービスの組み合わせにもこのアプローチは積極的に採用されており，これまでに数千人がトレーニングを受けている。

　AMBIT は，若者が支援を拒否するのにもおそらく正当な理由があり，彼らが不信感を抱くのも当然で，その姿勢には適応的な価値があるという前提でスタートする。また，このような事例にかかわる治療関係者に対しても，メンタライジングの姿勢がとられる。不安を感じることはほとんどの事例で正当とみなされるが，治療の進捗が不十分であることを恥じるのは，それにより他の援助を求める機会が減ってしまうため，生産的とは言えない。さらに AMBIT では，若者に提供されるサービスが「非統合的」であることにも注目し，そうした状態は個人の怠慢や無能さ，悪意などの結果ではなく，複雑なネットワークの自然な状態として受け止めている。そのうえで，逆転させる必要があるのは，専門家同士の信頼の破綻を反映しているシステムの分断と，それに伴う士気の低下であると想定している。システム内に認識的信頼がほとんど，あるいはまったくないようでは，変化は不可能である。

　複雑な事例を扱う際に一般的に推奨されるのは，「クライエントを中心としたチーム」のモデルである。この場合，関係する専門家たちは，若者への支援において独自の不可欠な貢献をしていると思っていることが多い。一方，家族や若者自身にとっては，複数の専門家やチームとのかかわりはかえって混乱を招くものとなっている。教育，社会福祉，メンタルヘルスなどの専門機関の複数の見方や個々の哲学を統合していくのは誰にとっても大変である。ましてや，大きな困難を抱えている当人にとっては，複数の見解をすり合わせてまじめに理解するというのは，気

---

* 訳注：日本メンタライゼーション研究会では，アナ・フロイトによる AMBIT 紹介動画の日本語字幕版などの資料を無料で公開している。http://mentalization.umin.ne.jp

が遠くなる作業であろう。

　そこで，愛着理論に根ざした認識的信頼の原則に基づき，AMBIT では，クライエントとの結びつきが強く，最も信頼されやすい人物をキーワーカーとして起用することを推奨する。注意と調整がしばしば必要となるのは，このキーワーカーと，他の専門家やチームとのつながりである。クライエントと特権的に接触することができるキーワーカーは，他のチームメンバー全員から尊重され，包括的に支援されるに値する。このモデルでは，専門家——セラピスト，精神科医，ソーシャルワーカー，少年司法関係者——全員がキーワーカーを通じて活動する。全員が，このずっとシンプルで混乱の少ないルートを通じて体系的に働きかけることができる。このように，複数の領域での取り組みを可能としたまま，キーワーカーはこれらの領域を統合する責任を担うのである。

　AMBIT には，並外れた複雑さを単純化するという優れた特性が備わっている。神経科学，学習理論，認知行動療法，社会生態学，システム論，愛着理論，精神分析など，それ自体が高度な思考の産物であるアプローチを提示するのではなく，AMBIT はメンタライジング理論を活用し，それを共通言語として，AMBIT が達成しようとする統合をモデル化する。これと同じように，キーワーカーは，もともとが専門家ネットワークのどこに位置しているかに関係なく，信頼できる個人によって管理される，若者と専門家システムとのあいだの唯一の道筋としての役割を担っている。「子どもを中心としたチーム」のアプローチでは，ルールやスキルが重視されがちであるが，AMBIT が提唱する「キーワーカーを中心としたチーム」のアプローチでは，対人関係が重視される。

　AMBIT では，メンタライジングが治療の基本姿勢であり，専門家のネットワーク全体がその責任を共有する。クライエントのメンタライジングを支援するだけでなく，志向性，一貫した考え方，感情調節などをシステム内で一定レベルに保ち，持続させることが，専門家グループ全体の責任となる。このアプローチでは，キーワーカーが，協力を求めら

れた専門家グループから十分な，しかし過剰ではない働きかけを確実に得られているかどうかに着目する。その目的は，キーワーカーが，同僚たちの多様な見方を考慮しつつも，若者についての唯一の明確かつ最新のイメージを維持できるようにすることである。

まとめの考察

　人間として，私たちはコミュニケーションができるように進化した。そして，集団での効果的な協力を可能にする，コミュニケーションのための「マインド・リーディング」という専用のメカニズムを採用するようになった[170]。MIST が試みるのは，その社会的な「心-脳」の，わずかばかりの再調整である。悪い思考をよい思考に置き換えたり，好ましくない感情を好ましいものに変えたりしようとするのではない。そうではなく，思考と感情の自然でポジティブなプロセスを阻止するものを取り除こうとするのである。

　本書での私たちの歩みを振り返ってみると，個々の幼児に焦点を当て，メンタライジングがいかに人生のごく早い時期に現れるかに注目するところから始まって，文化であれ，サブカルチャーであれ，専門家のネットワークであれ，そのような「システム」のメンタライジングについて（非効果的なメンタライジングも含め）検証するところまでやってきた。紹介した数多くの介入は，システム論的な思考と実践に基づきつつ，メンタライジングの枠組みと技法によって豊かになったものであり，個人，カップル，家族，そしてより大きな社会的システムにおいて活用することができる。また，急性の危機に際しても，メンタライジングの姿勢を採用することで，動揺の中心から距離をとりやすくなり，システム全体でのメンタライジングが保たれる。とりわけ大きなテーマとなっているのは，個人，家族，専門家が好奇心を取り戻し，柔軟性と，遊びの大切さを受け入れられるようにすることである。変化への動機づ

けは，すべての人の中にある。専門家や行政上のコミュニティには，特定のシステムのバランスを再調整する機会があるかもしれないが，真の変化の決め手となるのは，むしろ私たちがお互いにどのようにかかわるかということである。社会的な孤立は，心と心を結びつけようとする意欲と，それを支えるための情動的なつながりを生み出すことなしには解決しない。そのためには信頼が必要であり，それがコミュニケーションを可能にし，心によって心が変容するという驚くべきプロセスが生まれるのである。

　私たちの願いは，本書が読者の皆さんの中に十分な信頼を創出し，治療的な取り組みをメンタライジング・システムという文脈の中で捉え直してもらうことにある。ただし，本書のテーマ通り，考え方を私たちに合わせて変えてほしいと願っているのではない。ただ，皆さんの心に十分な好奇心が生まれ，人間の中にある最も奥深いこの能力を少しでもより深く掘り下げたいと思ってもらいたいのである。そうして探っていくうちに，私たちが MIST で推奨する不知の姿勢を臨床の場に適用するセラピストの能力が向上していくことを願うばかりである。

文　献

1　Aival-Naveh, E., Rothschild-Yakar, L., & Kurman, J. (2019). Keeping culture in mind: A systematic review and initial conceptualization of mentalizing from a cross-cultural perspective. *Clinical Psychology: Science and Practice, 26,* e12300.

2　American Psychiatric Association. (2013). *Diagnostic and statistical manual of mental disorders* (5th ed.). Arlington, VA: Author.

3　Andersen, T. (1987). The reflecting team: Dialogue and meta-dialogue in clinical work. *Family Process, 26,* 415-428.

4　Andersen, T. (1995). Reflecting processes: Acts of informing and forming. In S. Friedman (Ed.), *The reflecting team in action* (pp. 11-37). New York: Guilford Press.

5　Anderson, H., & Goolishian, H. (1992). The client is the expert: A not-knowing approach to therapy. In S. McNamee & K. Gergen (Eds.), *Therapy as social construction* (pp. 25-39). London: SAGE.

6　Anderson, H., Goolishian, H.A., & Windermand, L. (1986). Problem determined systems: toward transformation in family therapy. *Journal of Strategic and Family Therapy, 4,* 1-13.

7　Asen, E. (2002). Multiple family therapy: An overview. *Journal of Family Therapy, 24,* 3-16.

8　Asen, E. (2004). Collaborating in promiscuous swamps—the systemic practitioner as context chameleon? *Journal of Family Therapy, 26,* 280-285.

9　Asen, E., Campbell, C., & Fonagy, P. (2019). Social systems: Beyond the microcosm of the individual and family. In A.W. Bateman & P. Fonagy (Eds.), *Handbook of mentalizing in mental health practice* (2nd ed., pp. 229-243). Washington, DC: American Psychiatric Publishing.

10　Asen, E., Dawson, N., & McHugh, B. (2001). *Multiple family therapy: The Marlborough model and its wider applications.* London: Karnac.

11　Asen, E., & Fonagy, P. (2012a). Mentalization-based family therapy. In A.W. Bateman & P. Fonagy (Eds.), *Handbook of mentalizing in mental health practice* (pp. 107-127). Washington, DC: American Psychiatric Publishing.

12　Asen, E., & Fonagy, P. (2012b). Mentalization-based therapeutic interventions for families. *Journal of Family Therapy, 34,* 347-370.

13　Asen, E., & Fonagy, P. (2017). Mentalizing family violence: Part 2. Techniques and interventions. *Family Process, 56,* 22-44.

14　Asen, E., & Morris, E. (2016). Making contact happen in chronic litigation cases: A mentalising approach. *Family Law, 46,* 511-515.

15　Asen, E., & Morris, E. (2020). *High-conflict parenting post-separation—The making and breaking of family ties.* London: Routledge.

16　Asen, E., & Scholz, M. (2010). *Multi-family therapy: Concepts and techniques.* London: Routledge.

17　Asen, E., Tomson, D., Young, V., & Tomson, P. (2004). *10 minutes for the family: Systemic practice in primary care.* London: Routledge.

18 Asen, K.E., Stein, R., Stevens, A., McHugh, B., Greenwood, J., & Cooklin, A. (1982). A day unit for families. *Journal of Family Therapy, 4,* 345-358.
19 Austen, J. (1815/2003). *Emma.* London: Penguin Classics.
20 Backhaus, A., Agha, Z., Maglione, M.L., Repp, A., Ross, B., Zuest, D., ... Thorp, S.R. (2012). Videoconferencing psychotherapy: A systematic review. *Psychological Services, 9*(2), 111-131.
21 Banich, M.T. (2009). Executive function: The search for an integrated account. *Current Directions in Psychological Science, 18,* 89-94.
22 Barlow, D.H., Sauer-Zavala, S., Carl, J.R., Bullis, J.R., & Ellard, K.K. (2014). The nature, diagnosis, and treatment of neuroticism. *Clinical Psychological Science, 2,* 344-365.
23 Barrett, L.F., & Satpute, A.B. (2013). Large-scale brain networks in affective and social neuroscience: Towards an integrative functional architecture of the brain. *Current Opinion in Neurobiology, 23,* 361-372.
24 Bateman, A., & Fonagy, P. (2008). 8-year follow-up of patients treated for borderline personality disorder: Mentalization-based treatment versus treatment as usual. *American Journal of Psychiatry, 165,* 631-638.
25 Bateman, A., & Fonagy, P. (2009). Randomized controlled trial of outpatient mentalization-based treatment versus structured clinical management for borderline personality disorder. *American Journal of Psychiatry, 166,* 1355-1364.
26 Bateman, A., & Fonagy, P. (2016). *Mentalization-based treatment for personality disorders: A practical guide* (2nd ed.). Oxford, UK: Oxford University Press.
27 Bateman, A., & Fonagy, P. (2019). A randomized controlled trial of a mentalization-based intervention (MBT-FACTS) for families of people with borderline personality disorder. *Personality Disorders: Theory, Research, and Treatment, 10,* 70-79.
28 Beauchaine, T.P. (2015). Future directions in emotion dysregulation and youth psychopathology. *Journal of Clinical Child and Adolescent Psychology, 44,* 875-896.
29 Beauchaine, T.P., & Cicchetti, D. (2019). Emotion dysregulation and emerging psychopathology: A transdiagnostic, transdisciplinary perspective. *Development and Psychopathology, 31,* 799-804.
30 Beauchaine, T.P., & Crowell, S.E. (Eds.). (2018). *The Oxford handbook of emotion dysregulation.* New York: Oxford Handbooks Online.
31 Bebbington, P.E., Cooper, C., Minot, S., Brugha, T.S., Jenkins, R., Meltzer, H., & Dennis, M. (2009). Suicide attempts, gender, and sexual abuse: Data from the 2000 British Psychiatric Morbidity Survey. *American Journal of Psychiatry, 166,* 1135-1140.
32 Bevington, D., Fuggle, P., Cracknell, L., & Fonagy, P. (2017). *Adaptive mentalization-based integrative treatment: A guide for teams to develop systems of care.* Oxford, UK: Oxford University Press.
33 Biggs, B.K., Vernberg, E.M., Little, T.D., Dill, E.J., Fonagy, P., & Twemlow, S.W. (2010). Peer victimization trajectories and their association with children's affect in late elementary school. *International Journal of Behavioral Development, 34,* 136-146.
34 Biggs, B.K., Vernberg, E.M., Twemlow, S.W., Fonagy, P., & Dill, E.J. (2008). Teacher adherence and its relation to teacher attitudes and student outcomes in an elementary school-based violence prevention program. *School Psychology Review, 37,* 533-549.
35 Blankers, M., Koppers, D., Laurenssen, E.M.P., Peen, J., Smits, M.L., Luyten, P., ... Dekker, J.J.M. (2019). Mentalization-based treatment versus specialist treatment as usu-

al for borderline personality disorder: Economic evaluation alongside a randomized controlled trial with 36-month follow-up. *Journal of Personality Disorders.* [Epub ahead of print].

36 Bleiberg, E., & Safier, E. (2019). Couples therapy. In A. Bateman & P. Fonagy (Eds.), *Handbook of mentalizing in mental health practice* (2nd ed., pp. 151-168). Washington, DC: American Psychiatric Association Publishing.

37 Boscolo, L., Cecchin, G., Hoffman, L., & Penn, P. (1987). *Milan Systemic Family Therapy: Conversations in theory and practice.* New York: Basic Books.

38 Botto, S.V., & Rochat, P. (2019). Evaluative Audience Perception (EAP): How children come to care about reputation. *Child Development Perspectives, 13,* 180-185.

39 Brainstorm Consortium, Anttila, V., Bulik-Sullivan, B., Finucane, H.K., Walters, R.K., Bras, J., ... Murray, R. (2018). Analysis of shared heritability in common disorders of the brain. *Science, 360*(6395), eaap8757.

40 Bronfenbrenner, U. (1979). *The ecology of human development: Experiments by nature and design.* Cambridge, MA: Harvard University Press.

41 Bronfenbrenner, U. (1986). Ecology of the family as a context for human development: Research perspectives. *Developmental Psychology, 22,* 723-742.

42 Budde, M., Anderson-Schmidt, H., Gade, K., Reich-Erkelenz, D., Adorjan, K., Kalman, J.L., ... Heilbronner, U. (2019). A longitudinal approach to biological psychiatric research: The PsyCourse study. *American Journal of Medical Genetics, Part B: Neuropsychiatric Genetics, 180*(2), 89-102.

43 Bullinger, A.F., Wyman, E., Melis, A.P., & Tomasello, M. (2011). Coordination of chimpanzees (Pan troglodytes) in a stag hunt game. *International Journal of Primatology, 32,* 1296-1310.

44 Byrne, G., Sleed, M., Midgley, N., Fearon, P., Mein, C., Bateman, A., & Fonagy, P. (2019). Lighthouse Parenting Programme: Description and pilot evaluation of mentalization-based treatment to address child maltreatment. *Clinical Child Psychology and Psychiatry, 24,* 680-693.

45 Campbell, P. (2009). The service user/survivor movement. In J. Reynolds, R. Muston, T. Heller, J. Leach, M. McCormick, J. Wallcraft, & M. Walsh (Eds.), *Mental health still matters* (pp. 46-52). Basingstoke, UK: Palgrave Macmillan.

46 Campbell, P., & Rose, D. (2011). Action for change in the UK: Thirty years of the user/survivor movement. In D. Pilgrim, A. Rogers, & B. Pescosolido (Eds.), *The SAGE handbook of mental health and illness* (pp. 452-470). New York: SAGE.

47 Carver, C.S., Johnson, S.L., & Timpano, K.R. (2017). Toward a functional view of the p factor in psychopathology. *Clinical Psychological Science, 5*(5), 880-889.

48 Caspi, A., & Moffitt, T.E. (2018). All for one and one for all: Mental disorders in one dimension. *American Journal of Psychiatry, 175,* 831-844.

49 Cecchin, G. (1987). Hypothesising, circularity and neutrality revisited: An invitation to curiosity. *Family Process, 26*(4), 405-413.

50 Cleveland, E.S., & Morris, A. (2014). Autonomy support and structure enhance children's memory and motivation to reminisce: A parental training study. *Journal of Cognition and Development, 15,* 414-436.

51 Cole, P.M., Hall, S.E., & Hajal, N.J. (2017). Emotion dysregulation as a vulnerability to psychopathology. In T.P. Beauchaine & S.P. Hinshaw (Eds.), *Child and adolescent*

psychopathology (3rd ed., pp. 346-386). Hoboken, NJ: Wiley.

52　Comer, J.S., Furr, J.M., Kerns, C.E., Miguel, E., Coxe, S., Elkins, R.M., ... Freeman, J.B. (2017). Internet-delivered, family-based treatment for earlyonset OCD: A pilot randomized trial. *Journal of Consulting and Clinical Psychology, 85*(2), 178-186.

53　Cook-Darzens, S., Gelin, Z., & Hendrick, S. (2018). Evidence base for multiple family therapy (MFT) in non-psychiatric conditions and problems: Part 2. A review. *Journal of Family Therapy, 40,* 326-343.

54　Cooklin, A., Miller, A., & McHugh, B. (1983). An institution for change: developing a family day unit. *Family Process, 22,* 453-468.

55　Csibra, G., & Gergely, G. (2009). Natural pedagogy. *Trends in Cognitive Sciences, 13,* 148-153.

56　Cummings, C.M., Caporino, N.E., & Kendall, P.C. (2014). Comorbidity of anxiety and depression in children and adolescents: 20 years after. *Psychological Bulletin, 140,* 816-845.

57　Danese, A., Widom, C.S. (2020). Objective and subjective experiences of child maltreatment and their relationships with psychopathology. *Nature Human Behaviour, 4,* 811-818.

58　Dausch, B.M., Miklowitz, D.J., Nagamoto, H.T., Adler, L.E., & Shore, J.H. (2009). Family-focused therapy via videoconferencing. *Journal of Telemedicine and Telecare, 15*(4), 211-214.

59　Dawson, N., & McHugh, B. (2005). Multi-family groups in schools: The Marlborough Model. *Context, 79,* 10-12.

60　Dawson, N., McHugh, B., & Asen, E. (2020). *Multifamily groups in schools. A practical and theoretical guide.* London: Anna Freud Centre.

61　Delmonico, D.L., and Griffin, E.J. (2008). Cybersex and the E-teen: What marriage and family therapists should know. *Journal of Marital and Family Therapy, 34,* 431-444.

62　Depue, R.A., & Spoont, M.R. (1986). Conceptualizing a serotonin trait: A behavioral dimension of constraint. *Annals of the New York Academy of Sciences, 487,* 47-62.

63　Duval, J., Ensink, K., Normandin, L., Sharp, C., & Fonagy, P. (2018). Measuring reflective functioning in adolescents: Relations to personality disorders and psychological difficulties. *Adolescent Psychiatry, 8,* 5-20.

64　Eagle, M.N. (2007). Psychoanalysis and its critics. *Psychoanalytic Psychology, 24,* 10-24.

65　Egyed, K., Király, I., & Gergely, G. (2013). Communicating shared knowledge without language in infancy. *Psychological Science, 24,* 1348-1353.

66　Eisler, I., Simic, M., Hodsoll, J., Asen, E., Berelowitz, M., Connan, F., ... Landau, S. (2016). A pragmatic randomized multi-centre trial of multifamily and single family therapy for adolescent anorexia nervosa. *BMC Psychiatry, 16,* 422.

67　Elklit, A., Michelsen, L., & Murphy, S. (2018). Childhood maltreatment and school problems: A Danish national study. *Scandinavian Journal of Educational Research, 62,* 150-159.

68　Ensink, K., Leroux, A., Normandin, L., Biberdzic, M., & Fonagy, P. (2017). Assessing reflective parenting in interaction with school-aged children. *Journal of Personality Assessement, 99*(6), 585-595.

69　Fairburn, C.G., & Patel, V. (2017). The impact of digital technology on psychological treatments and their dissemination. *Behaviour Research and Therapy, 88,* 19-25.

70   Fonagy, P., Campbell, C., & Allison, E. (2019). Therapeutic models. In A. Bateman & P. Fonagy (Eds.), *Handbook of mentalizing in mental health practice* (2nd ed., pp. 169-180). Washington, DC: American Psychiatric Publishing.

71   Fonagy, P., Gergely, G., Jurist, E., & Target, M. (2002). *Affect regulation, mentalization, and the development of the self.* New York: Other Press.

72   Fonagy, P., & Luyten, P. (2009). A developmental, mentalization-based approach to the understanding and treatment of borderline personality disorder. *Development and Psychopathology, 21,* 1355-1381.

73   Fonagy, P., Luyten, P., & Allison, E. (2015). Epistemic petrification and the restoration of epistemic trust: A new conceptualization of borderline personality disorder and its psychosocial treatment. *Journal of Personality Disorders, 29,* 575-609.

74   Fonagy, P., Luyten, P., Allison, E., & Campbell, C. (2017). What we have changed our minds about: Part 2. Borderline personality disorder, epistemic trust and the developmental significance of social communication. *Borderline Personality Disorder and Emotion Dysregulation, 4,* 9.

75   Fonagy, P., Luyten, P., Allison, E., & Campbell, C. (2019). Mentalizing, epistemic trust and the phenomenology of psychotherapy. *Psychopathology, 52,* 94-103.

76   Fonagy, P., Luyten, P., Moulton-Perkins, A., Lee, Y.W., Warren, F., Howard, S., ... Lowyck, B. (2016). Development and validation of a self-report measure of mentalizing: The Reflective Functioning Questionnaire. *PLOS ONE, 11*(7), e0158678.

77   Fonagy, P., Rossouw, T., Sharp, C., Bateman, A., Allison, L., & Farrar, C. (2014). Mentalization-based treatment for adolescents with borderline traits. In C. Sharp & J.L. Tackett (Eds.), *Handbook of borderline personality disorder in children and adolescents* (pp. 313-332). New York: Springer.

78   Fonagy, P., & Target, M. (1995). Understanding the violent patient: The use of the body and the role of the father. *International Journal of Psycho-Analysis, 76,* 487-501.

79   Fonagy, P., & Target, M. (1996). Playing with reality: I. Theory of mind and the normal development of psychic reality. *International Journal of Psycho-Analysis, 77,* 217-233.

80   Fonagy, P., & Target, M. (1997). Attachment and reflective function: Their role in self-organization. *Development and Psychopathology, 9,* 679-700.

81   Fonagy, P., & Target, M. (2000). Playing with reality: III. The persistence of dual psychic reality in borderline patients. *International Journal of Psycho-Analysis, 81,* 853-874.

82   Fonagy, P., Twemlow, S.W., Vernberg, E.M., Nelson, J.M., Dill, E.J., Little, T.D., & Sargent, J.A. (2009). A cluster randomized controlled trial of child-focused psychiatric consultation and a school systems-focused intervention to reduce aggression. *Journal of Child Psychology and Psychiatry, 50,* 607-616.

83   Freud, S. (1923/1961). The ego and the id. In J. Strachey (Ed.), *The standard edition of the complete psychological works of Sigmund Freud* (Vol. 19, pp. 1-59). London: Hogarth Press.

84   Fudenberg, D., & Levine, D.K. (2006). A dual-self model of impulse control. *American Economic Review, 96,* 1449-1476.

85   Gallotti, M., & Frith, C.D. (2013). Social cognition in the we-mode. *Trends in Cognitive Sciences, 17,* 160-165.

86   Gardner, F., Hutchings, J., Bywater, T., & Whitaker, C. (2010). Who benefits and how

does it work?: Moderators and mediators of outcome in an effectiveness trial of a parenting intervention. *Journal of Clinical Child and Adolescent Psychology, 39,* 568-580.

87 Gelin, Z., Cook-Darzens, S., & Hendrick, S. (2018). The evidence base for multiple family therapy in psychiatric disorders: Part 1. A review. *Journal of Family Therapy, 40,* 302-325.

88 Goldberg, D. (2015). Psychopathology and classification in psychiatry. *Social Psychiatry and Psychiatric Epidemiology, 50,* 1-5.

89 Gopnik, A., & Wellman, H.M. (2012). Reconstructing constructivism: Causal models, Bayesian learning mechanisms, and the theory theory. *Psychological Bulletin, 138,* 1085-1108.

90 Gray, J.A. (1982). *The neuropsychology of anxiety.* Oxford, UK: Oxford University Press.

91 Gross, J.J. (2014). Emotion regulation: Conceptual and empirical foundations. In J.J. Gross (Ed.), *Handbook of emotion regulation* (2nd ed., pp. 3-20). New York: Guilford Press.

92 Ha, C., Sharp, C., Ensink, K., Fonagy, P., & Cirino, P. (2013). The measurement of reflective function in adolescents with and without borderline traits. *Journal of Adolescence, 36,* 1215-1223.

93 Harden, K.P., Engelhardt, L.E., Mann, F.D., Patterson, M.W., Grotzinger, A.D., Savicki, S.L., ... Tucker-Drob, E.M. (2020). Genetic associations between executive functions and a general factor of psychopathology. *Journal of the American Academy of Child and Adolescent Psychiatry, 59*(6), 749-758.

94 Hattie, J. (2013). *Visible learning: A synthesis of over 800 meta-analyses relating to achievement.* Abingdon, UK: Routledge.

95 Heller, S.B., Shah, A.K., Guryan, J., Ludwig, J., Mullainathan, S., & Pollack, H.A. (2017). Thinking, fast and slow?: Some field experiments to reduce crime and dropout in Chicago. *Quarterly Journal of Economics, 132,* 1-54.

96 Henggeler, S.W. (2011). Efficacy studies to large-scale transport: The development and validation of multisystemic therapy programs. *Annual Review of Clinical Psychology, 7,* 351-381.

97 Heyes, C.M., & Frith, C.D. (2014). The cultural evolution of mind reading. *Science, 344*(6190), 1243091.

98 Hill, J., Fonagy, P., Safier, E., & Sargent, J. (2003). The ecology of attachment in the family. *Family Process, 42,* 205-222.

99 Hinton, K.E., Lahey, B.B., Villalta-Gil, V., Meyer, F.A.C., Burgess, L.L., Chodes, L.K., ... Zald, D.H. (2019). White matter microstructure correlates of general and specific second-order factors of psychopathology. *Neuroimage Clinical, 22,* 101705.

100 Hollis, C., Morriss, R., Martin, J., Amani, S., Cotton, R., Denis, M., & Lewis, S. (2015). Technological innovations in mental healthcare: Harnessing the digital revolution. *British Journal of Psychiatry, 206,* 263-265.

101 House of Commons Education Committee. (2018). *Forgotten children: Alternative provision and the scandal of ever increasing exclusions. Fifth Report of Session 2017-19.* London: Author. Retrieved from *https://publications. parliament.uk/pa/cm201719/cmselect/ cmeduc/342/342.pdf.*

102 IFF Research Ltd, Mills, M., & Thomson, P. (2018). *Investigative research into alternative provision.* London: Department for Education. Retrieved from *https://assets.publishing.*

service.gov.uk/government/uploads/system/uploads/attachment_data/file/748910/Investigative_ research_into_alternative_provision.pdf.

103 Jain, F.A., & Fonagy, P. (2020). Mentalizing imagery therapy: Theory and case series of imagery and mindfulness techniques to understand self and others. *Mindfulness, 11*(1), 153-165.

104 Kahneman, D. (2011). *Thinking, fast and slow.* New York: Farrar, Straus & Giroux.

105 Kalisch, R., Muller, M.B., & Tuscher, O. (2015). A conceptual framework for the neurobiological study of resilience. *Behavioral and Brain Sciences, 38,* e92.

106 Keaveny, E., Midgley, N., Asen, E., Bevington, D., Fearon, P., Fonagy, P., ...Wood, S.D. (2012). Minding the family mind: The development and initial evaluation of mentalization-based treatment for families. In N. Midgley & I. Vrouva (Eds.), *Minding the child.* Hove, UK: Routledge.

107 Kelly, Y., Zilanawala, A., Booker, C., & Sacker, A. (2018). Social media use and adolescent mental health: Findings from the UK Millennium Cohort Study. *EClinicalMedicine, 6,* 59-68.

108 Kessler, R.C., Chiu, W.T., Demler, O., Merikangas, K.R., & Walters, E.E. (2005). Prevalence, severity, and comorbidity of 12-month DSM-IV disorders in the National Comorbidity Survey Replication. *Archives of General Psychiatry, 62,* 617-627.

109 Kessler, R.C., Ormel, J., Petukhova, M., McLaughlin, K.A., Green, J.G., Russo, L.J., ... Ustun, T.B. (2011). Development of lifetime comorbidity in the World Health Organization world mental health surveys. *Archives of General Psychiatry, 68,* 90-100.

110 Kircanski, K., Sisk, L.M., Ho, T.C., Humphreys, K.L., King, L.S., Colich, N.L., ... Gotlib, I.H. (2019). Early life stress, cortisol, frontolimbic connectivity, and depressive symptoms during puberty. *Development and Psychopathology, 31,* 1011-1022.

111 Koss, K.J., & Gunnar, M.R. (2018). Annual Research Review: Early adversity, the hypothalamic-pituitary-adrenocortical axis, and child psychopathology. *Journal of Child Psychology and Psychiatry, 59,* 327-346.

112 Lahey, B.B., Zald, D.H., Perkins, S.F., Villalta-Gil, V., Werts, K.B., Van Hulle, C.A., ... Waldman, I.D. (2018). Measuring the hierarchical general factor model of psychopathology in young adults. *International Journal of Methods in Psychiatric Research, 27*(1), e1593.

113 Lakoff, G., & Johnson, M. (1999). *Philosophy in the flesh: The embodied mind and its challenge to Western thought.* New York: Basic Books.

114 Laqueur, H.P. (1973). Multiple family therapy: Questions and answers. *Seminars in Psychiatry, 5,* 195-205.

115 Laqueur, H.P., Laburt, H.A., & Morong, E. (1964). Multiple family therapy. *Current Psychiatric Therapies, 4,* 150-154.

116 Le, H.N., Berenbaum, H., & Raghavan, C. (2002). Culture and alexithymia: Mean levels, correlates, and the role of parental socialization of emotions. *Emotion, 2,* 341-360.

117 LeBourgeois, M.K., Hale, L., Chang, A.M., Akacem, L.D., Montgomery-Downs, H.E., & Buxton, O.M. (2017). Digital media and sleep in childhood and adolescence. *Pediatrics, 140,* S92-S96.

118 Leslie, A.M. (1987). Pretense and representation: The origins of "theory of mind." *Psychological Review, 94,* 412-426.

119　Leslie, A.M., Friedman, O., & German, T.P. (2004). Core mechanisms in "theory of mind." *Trends in Cognitive Sciences, 8,* 528-533.

120　Luyten, P., Campbell, C., & Fonagy, P. (2019). Reflections on the contributions of Sidney J. Blatt: The dialectical needs for autonomy, relatedness, and the emergence of epistemic trust. *Psychoanalytic Psychology, 36,* 328-334.

121　Luyten, P., Campbell, C., Allison, E., & Fonagy, P. (2020). The mentalizing approach to psychopathology: State of the art and future directions. *Annual Review of Clinical Psychology, 16,* 297-325.

122　Luyten, P., Mayes, L.C., Nijssens, L., & Fonagy, P. (2017). The Parental Reflective Functioning Questionnaire: Development and preliminary validation. *PLOS ONE, 12,* e0176218.

123　Macdonald, A.N., Goines, K.B., Novacek, D.M., & Walker, E.F. (2016). Prefrontal mechanisms of comorbidity from a transdiagnostic and ontogenic perspective. *Development and Psychopathology, 28,* 1147-1175.

124　Makin, S. (2018). Searching for digital technology's effects on well-being. *Nature, 563,* S138-S140.

125　Mason, B. (1993) Towards positions of safe uncertainty. *Human Systems, 4,* 189-200.

126　McTeague, L.M., Huemer, J., Carreon, D.M., Jiang, Y., Eickhoff, S.B., & Etkin, A. (2017). Identification of common neural circuit disruptions in cognitive control across psychiatric disorders. *American Journal of Psychiatry, 174,* 676-685.

127　Meins, E., Centifanti, L.C., Fernyhough, C., & Fishburn, S. (2013). Maternal mind-mindedness and children's behavioral difficulties: Mitigating the impact of low socioeconomic status. *Journal of Abnormal Child Psychology, 41,* 543-553.

128　Midgley, N., Alayza, A., Lawrence, H., & Bellew, R. (2018). Adopting Minds—A mentalization-based therapy for families in a post-adoption support service: Preliminary evaluation and service user experience. *Adoption and Fostering, 42,* 22-37.

129　Minuchin, S. (1974). *Families and family therapy.* Cambridge, MA: Harvard University Press.

130　Minuchin, S., Montalvo, B., Guerney, B., Rosman, B., & Schumer, F. (1967). *Families of the slums.* New York: Basic Books.

131　Moreno, J.L., Moreno, Z.T., & Moreno, J. (1963). *The first psychodramatic family.* Beacon, NY: Beacon House.

132　Morland, L.A., Hynes, A.K., Mackintosh, M.A., Resick, P.A., & Chard, K.M. (2011). Group cognitive processing therapy delivered to veterans via telehealth: A pilot cohort. *Journal of Traumatic Stress, 24*(4), 465-469.

133　Murphy, L.S., Lancy, K., & Hertlein, K.M. (2013). Attending to social network usage in teen and family treatment: A structural-developmental approach. *Journal of Family Psychotherapy, 24,* 173-187.

134　Nelson, M.R. (2008). The hidden persuaders: Then and now. *Journal of Advertising, 37,* 113-126.

135　Niederkrotenthaler, T., Stack, S., Till, B., Sinyor, M., Pirkis, J., Garcia, D., ...Tran, U.S. (2019). Association of increased youth suicides in the United States with the release of 13 Reasons Why. *JAMA Psychiatry, 76*(9), 933-940.

136　Nisbett, R.E., & Wilson, T.D. (1977). Telling more than we can know: Verbal reports on mental processes. *Psychological Review, 84,* 231-259.

137 O'Connell, M.J., Sledge, W.H., Staeheli, M., Sells, D., Costa, M., Wieland, M., & Davidson, L. (2018). Outcomes of a peer mentor intervention for persons with recurrent psychiatric hospitalization. *Psychiatric Services, 69,* 760-767.

138 Odgers, C.L., & Jensen, M.R. (2020). Annual Research Review: Adolescent mental health in the digital age: Facts, fears, and future directions. *Journal of Child Psychology and Psychiatry, 61,* 336-348.

139 Omer, H. (2004). *Non-violent resistance: A new approach to violent and self-destructive children.* Cambridge, UK: Cambridge University Press.

140 Ormel, J., Raven, D., van Oort, F., Hartman, C.A., Reijneveld, S.A., Veenstra, R., ... Oldehinkel, A.J. (2015). Mental health in Dutch adolescents: A TRAILS report on prevalence, severity, age of onset, continuity and co-morbidity of DSM disorders. *Psychological Medicine, 45,* 345-360.

141 Packard, V. (1957). *The hidden persuaders.* New York: McKay.

142 Padilla-Walker, L.M., Coyne, S.M., & Fraser, A.M. (2012). Getting a highspeed family connection: Associations between family media use and family connection. *Family Relations, 61,* 426-440.

143 Paul, S.E., Boudreaux, M.J., Bondy, E., Tackett, J.L., Oltmanns, T.F., & Bogdan, R. (2019). The intergenerational transmission of childhood maltreatment: Nonspecificity of maltreatment type and associations with borderline personality pathology. *Development and Psychopathology, 31,* 1157-1171.

144 Pollak, S.D., Cicchetti, D., Hornung, K., & Reed, A. (2000). Recognizing emotion in faces: Developmental effects of child abuse and neglect. *Developmental Psychology, 36,* 679-688.

145 Przybylski, A.K. (2019). Digital screen time and pediatric sleep: Evidence from a preregistered cohort study. *Journal of Pediatrics, 205,* 218-223.

146 Przybylski, A.K., & Weinstein, N. (2017). A large-scale test of the Goldilocks hypothesis. *Psychological Science, 28,* 204-215.

147 Raymond, C., Marin, M.F., Majeur, D., & Lupien, S. (2018). Early child adversity and psychopathology in adulthood: HPA axis and cognitive dysregulations as potential mechanisms. *Progress in Neuro-Psychopharmacology and Biological Psychiatry, 85,* 152-160.

148 Romano, E., Babchishin, L., Marquis, R., & Frechette, S. (2015). Childhood maltreatment and educational outcomes. *Trauma, Violence and Abuse, 16,* 418-437.

149 Ross, L., & Nisbett, R.E. (2011). *The person and the situation: Perspectives of social psychology.* London: Pinter & Martin.

150 Rossouw, T.I., & Fonagy, P. (2012). Mentalization-based treatment for selfharm in adolescents: A randomized controlled trial. *Journal of the American Academy of Child and Adolescent Psychiatry, 51,* 1304-1313.

151 Royal Society for Public Health. (2017). *Status of mind: Social media and young people's mental health and wellbeing.* London: Royal Society for Public Health.

152 Ryan, R.M., Deci, E.L., & Vansteenkiste, M. (2016). Autonomy and autonomy disturbances in self-development and psychopathology: Research on motivation, attachment, and clinical process. In D. Cicchetti (Ed.), *Developmental psychopathology: Vol. 1. Theory and method* (3rd ed., pp. 385-438). Hoboken, NJ: Wiley.

153 Seikkula, J., Alakare, B., Aaltonen, J., Holma, J., Rasinkangas, A., & Lehtinen, V. (2003). Open dialogue approach: Treatment principles and preliminary results of a two-year

follow-up on first episode schizophrenia. *Ethical Human Sciences and Services*, 5, 163-182.

154　Selvini Palazzoli, M., Boscolo, L., Cecchin, G., & Prata, G. (1978). *Paradox and Counter-paradox: A new Model in the Therapy of the Family in Schizophrenic Transaction.* New York: Jason Aronson.

155　Selvini Palazzoli, M., Boscolo, L., Cecchin, G., & Prata, G. (1980). Hypothesizing–circularity–neutrality: Three guidelines for the conductor of the session. *Family Process*, *19*, 3-12.

156　Seyfarth, R.M., & Cheney, D.L. (2013). Affiliation, empathy, and the origins of theory of mind. *Proceedings of the National Academy of Sciences of the USA*, *110*(Suppl. 2), 10349-10356.

157　Shai, D., & Fonagy, P. (2014). Beyond words: Parental embodied mentalizing and the parent-infant dance. In M. Mikulincer & P.R. Shaver (Eds.), *Mechanisms of social connection: From brain to group* (pp. 185-203). Washington, DC: American Psychological Association.

158　Sharp, C., Ha, C., Carbone, C., Kim, S., Perry, K., Williams, L., & Fonagy, P. (2013). Hypermentalizing in adolescent inpatients: Treatment effects and association with borderline traits. *Journal of Personality Disorders*, *27*, 3-18.

159　Sharp, C., Pane, H., Ha, C., Venta, A., Patel, A.B., Sturek, J., & Fonagy, P. (2011). Theory of mind and emotion regulation difficulties in adolescents with borderline traits. *Journal of the American Academy of Child and Adolescent Psychiatry*, *50*, 563-573.

160　Siegel, D. (2015). *The developing mind: How relationships and the brain interact to shape who we are* (2nd ed.). New York: Guilford Press.

161　Simpson, S.G., & Reid, C.L. (2014). Therapeutic alliance in videoconferencing psycho-therapy: A review. *Australian Journal of Rural Health*, *22*(6), 280-299.

162　Smits, M.L., Feenstra, D.J., Eeren, H.V., Bales, D.L., Laurenssen, E.M.P., Blankers, M., ... Luyten, P. (2020). Day hospital versus intensive out-patient mentalisation-based treatment for borderline personality disorder: Multicentre randomized clinical trial. *British Journal of Psychiatry*, *216*(2), 79-84.

163　Speck, R.V., & Attneave, C. (1972). *Family networks.* New York: Pantheon.

164　Speck, R.V., & Rueveni, U.R.I. (1969). Network therapy—a developing concept. *Family Process*, *8*, 182-191.

165　Sperber, D., Clement, F., Heintz, C., Mascaro, O., Mercier, H., Origgi, G., & Wilson, D. (2010). Epistemic vigilance. *Mind and Language*, *25*, 359-393.

166　Sperber, D., & Wilson, D. (1995). *Relevance: Communication and cognition* (2nd ed.). Malden, MA: Blackwell.

167　Sucala, M., Schnur, J.B., Constantino, M.J., Miller, S.J., Brackman, E.H., & Mont-gomery, G.H. (2012). The therapeutic relationship in e-therapy for mental health: A systematic review. *Journal of Medical Internet Reearch*, *14*(4), e110.

168　Taleb, N. (2007). *The Black Swan: The impact of the highly improbable.* New York: Random House.

169　Target, M., & Fonagy, P. (1996). Playing with reality: II. The development of psychic reality from a theoretical perspective. *International Journal of Psychoanalysis*, *77*, 459-479.

170　Tomasello, M. (2019). *Becoming human: A theory of ontogeny.* Cambridge, MA: Belknap Press of Harvard University Press.

171　Tomm, K. (1988). Interventive interviewing: Part III. Intending to ask lineal, circular, strategic, or reflexive questions? *Family Process, 27,* 1-15.

172 Tuomela, R. (2005). We-Intentions revisited. *Philosophical Studies, 125,* 327-369.

173 Twemlow, S.W., Biggs, B.K., Nelson, T.D., Vernberg, E.M., Fonagy, P., & Twemlow, S.W. (2008). Effects of participation in a martial arts-based antibullying program in elementary schools. *Psychology in the Schools, 45,* 947-959.

174 Twemlow, S.W., & Fonagy, P. (2005). The prevalence of teachers who bully students in schools with differing levels of behavioral problems. *American Journal of Psychiatry, 162,* 2387-2389.

175 Twemlow, S.W., Fonagy, P., Campbell, C., & Sacco, F.C. (2018). Creating a peaceful school learning environment: Attachment and mentalization efforts to promote creative learning in kindergarten through fifth-grade elementary school students with broad extension to all grades and some organizations. In W.J. Livesley (Ed.), *Handbook of attachment-based interventions* (2nd ed., pp. 360-374). New York: Guilford Press.

176 Twemlow, S.W., Fonagy, P., & Sacco, F.C. (2001). An innovative psychodynamically influenced approach to reduce school violence. *Journal of the American Academy of Child and Adolescent Psychiatry, 40,* 377-379.

177 Twemlow, S.W., Fonagy, P., & Sacco, F.C. (2005a). A developmental approach to mentalizing communities: I. A model for social change. *Bulletin of the Menninger Clinic, 69,* 265-281.

178 Twemlow, S.W., Fonagy, P., & Sacco, F.C. (2005b). A developmental approach to mentalizing communities: II. The Peaceful Schools experiment. *Bulletin of the Menninger Clinic, 69,* 282-304.

179 Twemlow, S.W., Fonagy, P., Sacco, F.C., & Brethour, J.R. (2006). Teachers who bully students: A hidden trauma. *International Journal of Social Psychiatry, 52,* 187-198.

180 Twemlow, S.W., Fonagy, P., Sacco, F.C., Gies, M.L., Evans, R., & Ewbank, R. (2001). Creating a peaceful school learning environment: A controlled study of an elementary school intervention to reduce violence. *American Journal of Psychiatry, 158,* 808-810.

181 Vernberg, E.M., Nelson, T.D., Fonagy, P., & Twemlow, S.W. (2011). Victimization, aggression, and visits to the school nurse for somatic complaints, illnesses, and physical injuries. *Pediatrics, 127,* 842-848.

182 Watzlawick, P., Bavelas, J.B., & Jackson, D.D. (1967). *Pragmatics of human communication: A study of interactional patterns, pathologies, and paradoxes.* New York: Norton.

183 Williams, A.L., & Merten, M.J. (2011). iFamily: Internet and social media technology in the family context. *Family and Consumer Sciences Research Journal, 40,* 150-170.

184 Wise, T., Radua, J., Via, E., Cardoner, N., Abe, O., Adams, T.M., ... Arnone, D. (2017). Common and distinct patterns of grey-matter volume alteration in major depression and bipolar disorder: Evidence from voxel-based meta-analysis. *Molecular Psychiatry, 22*(10), 1455-1463.

185 Yablonsky, L. (1981). *Psychodrama: Resolving emotional problems through role-playing.* New York: Gardner.

訳者あとがき

　17歳のミサトさんは中学時代に水泳部で輝かしい成績を挙げていたが，脚を骨折してからは競技を離れてしまい，この1年は拒食と食べ吐きを繰り返していた。彼女の母親は早くに夫に先立たれ，女手一つで5人の子を育てた。ミサトさんの4人の兄姉はみな都会へと巣立ち，今は母と彼女の2人暮らしであった。親子が初めて私の外来を訪れたころ，家は毎日が戦場で，食べない娘と食べさせようとする母の衝突が絶えず，一方で娘は母が作った弁当を「愛情がこもっていない」と投げつけたりもした。「どうしたらいいんですか」と毎回疲弊気味に尋ねるお母さんに私は，「すぐに口を出さずに少し離れて見守りましょう」などと助言しつつ，ミサトさん自身が自分の足で歩けるよう精一杯治療を進めた。幸い彼女と治療の波長が合い，症状の軽快とともに彼女は姉のいる都会へと旅立っていった。その後しばらく経つと母親が1人で私の外来を訪れた。「今度は私が眠れなくなりました。やっとこれで好きなことができる，仕事に集中できると思ったのに，あれが今頃何してるかと思うと仕事にもならないで，家に帰っても毎日ぼーっとしてしまって……」と涙をこぼした。

　私が駆け出しの精神科医だった頃に出会った，小さな町の母娘のエピソードである。日々出会う，摂食障害，パーソナリティ症，強迫症，様々な心身症や引きこもりを抱える思春期・青年期の若者の診療にもがいていた時，その人への理解と治療のための光明を求め寄りすがったのが，転移・逆転移関係の視点を示してくれた精神力動的精神療法と，患者が抱える病気が家族というシステムの中で重要な役割を果たしているとするシステム論的な家族療法の視点であった。父親が亡くなっても母

親と多くのきょうだいが助け合って賑やかだった家庭から家族が1人ずつ減っていき，遂に2人だけになった時，ミサトさんは1人で，生きる張り合いを少しずつ失っていた母に，5人分の親としての役割を与えていたのかもしれない。ミサトさんのお母さんの涙の意味を考える時，家族療法家の先生たちからそのように家族をシステムとして見る「ものの見方」を示してもらい，私自身もその見方を治療に活かすようになった。家族療法を志すことはなかったが，現在も思春期や摂食障害の入院治療では家族合同面談を治療の大切なピースの1つとして位置づけている。今なら，母娘にもう少しちがうアプローチで接することができたかもしれない。

　1990年代から2000年代にかけて，ベイトマンとフォナギーが境界性パーソナリティ症に対する集中的外来治療で目覚ましい効果を挙げたメンタライゼーションに基づく治療（Mentalization-based Treatment，以下MBT）は瞬く間に世界に広がり，私の臨床家人生にも最大の影響を与えた。MBTは徐々に治療の対象を境界パーソナリティ症以外の様々な疾患や世代に拡大している。現在MBTは成人へのMBTと，子ども・若者・家族へのMBT（MBT with Children, Young People and Families：MBT-CYP）に大別され，家族のためのメンタライゼーションに基づく治療（MBT for Families，以下MBT-F）は後者の1つに数えられている。本書は，アーゼンとフォナギーの共著によるMBT-Fの教科書と呼ぶべき著作であり，アナ・フロイト（旧アナ・フロイト国立子ども家庭センター）主催MBT-Fベーシック・トレーニング[i]では唯一の推奨図書として挙げられている。書名の「MBT with Families」には，「治療の場では治療者が家族というシステムの一員となる（ジョイニング，joining）」というシステム療法の大切な治療理念が込められており，訳書のタイトルは「メンタライゼーションによる家族との治療」とした。しかし本書の中で2人はこの治療アプローチの名称として，MBT-Fではなく，「メンタライゼーションを活用したシステム療

法（Mentalization Informed Systemic Therapy：MIST）」を一貫して使用している。この治療アプローチの本質はシステム論を採り入れた家族のための MBT か，はたまたメンタライゼーション理論を採り入れたシステム論的家族療法なのか，本文の中では明言されていない。メンタライゼーション寄りの立場にある私には，前者であるように思われた。システム論を旨とする読者からは後者であると捉えられるかもしれない。立場によってこの捉え方が異なるかもしれない理由の1つは，私のような人間は知らず知らずのうちにシステム論的な観点をメンタライゼーションの枠組みの中で学習してきた可能性があることである。実はメンタライゼーションの治療学は本書上梓以前，理論の創生期から精神分析・社会生態学・認知行動療法と並んで，システム論を組み入れた統合的枠組みとして開発されており，MBT-F の前身である，児童・青年とその家族に対する家族療法「短期メンタライゼーションおよび関係療法（Short-term Mentalizing and Relational Therapy：SMART）」について，「主たる技法的構成要素のひとつは，システム論的家族療法からかなりを拝借している」と明言されているのである[ii]。日本にメンタライゼーションを紹介した狩野も，精神分析とシステム論などの知識と経験の上に，「メンタライジングに基づく家族療法」と名づけた家族治療を行っていた[iii]。今回，より明示的にシステム論を採り入れ，新たに名づけられた MIST は，集団から個人の内面に至る多層的なシステムを見るシステム論のレンズと，自己や他者の志向的心理状態と相互関係を見るメンタライジングのレンズを組み合わせて理解を深め，システムが全体としてメンタライズできるようになることを目指す治療アプローチである。

　本書の特徴をいくつか挙げていきたい。
　1つ目に，本書の大きな魅力は紹介される事例が非常に活き活きとしていることである。各章に登場する人物たちが抱える困りごとや言葉は

日本の現場にも溢れているもので，日本の読者もありありと想像することができるだろう。家族といっても設定はカップル，親子，個人と様々で，個人面接のあと，ネットワーク・ミーティング（関係者会議）を開催し，親子面接に移行するなど，非常に柔軟な，変幻自在とも言える構造の中で MIST の治療理論を活かしていることが見て取れる。メンタライゼーション関連書籍にはありがちなのだが，本書には MBT-F を実践する際に必要となるセッション時間・セッション数などの基本構造についてのマニュアル的な記載がない。そこでミッジリーらの編著「メンタライジングによる子どもと親への支援」[iv] を参照すると，MBT-F は離婚などの家族の急な変化，子どもの攻撃性の高まりなど，流動性の高い状況でもできるだけ治療の適応外にならないよう 6 〜 10 回の短期の介入モデルとして設定されており，その結果非常に多様な状況，構成の家族がその恩恵にあずかっているという。その本質を考えれば，本書の内容は日本の臨床現場においても，多様な家族に柔軟に活用されうるものである。より深く MBT-F を学びたい人には，上述のベーシック・トレーニングへの参加を検討されたい。

　本書の2つ目の特徴は，長い歴史を持つシステム論的家族療法の大きな影響を感じることができる MIST の治療技法の数々である。たとえば家族療法を特徴づける技法の1つ，円環的質問を採り入れた「メンタライジング・ループ」（第4章）が挙げられる。セッションの中で起こった1つの相互作用のあるやりとりに気づいて，名づける（ここでは，「ローズの病状についてデイビッドが話している時，ローズが驚いたような表情をした」）。そこで立ち止まり，その瞬間をメンタライズし，2人（治療者を加えて3人）のこころのストーリーを紡いでいくのである。同じく第4章の「語り慣れたナラティブをメンタライズする」は，「うつ病」に1つの椅子を与えるという外在化の技法とともにナラティブ・セラピーの切り口であるし[v]，続く第5，6章にも実演化の技法や，遊び心に満ちたゲームなど積極的な技法をふんだんに取り入れたア

イディアが紹介されている。従来のシステム論的家族療法は治療理論よりも，「ものの見方」や着眼点を大切にする特徴から[vi]，時に治療者の「名人芸」と称されることがある。リフレーミングによってそれまで誰も気づけなかった見方に着眼し提示する治療者は，その治療の中で「最もわかっている人」の立場に立ってしまうことがあり，そのような治療関係において時に治療は膠着する。これに対し「クライエントこそ専門家である」[vii] という理念のもとポストモダン・コラボレイティブ・アプローチ，そして不知の姿勢が生み出されたが，不知の姿勢は MBT の中で認識的信頼に繋がる実践的な治療姿勢として採用され，より洗練され，MIST においてはシステム論的家族療法における陥穽を補っているようでもある。

　3つ目の特徴は，本書がメンタライゼーション理論の発展や最新の知見を著す書として高い価値があるという点である。本書を読むと，メンタライゼーション理論がシステム論とより深く出会ったことにより，特に関係性の領域において大きな飛躍を遂げたことがわかる。2006 年に出版された最初の MBT 実践ガイド[viii] において，「転移のメンタライジング（mentalizing of transference）」と名づけられた技法は，患者と治療者の，今ここでの相互関係についてメンタライズすることであった。2016 年に出版された実践ガイド改訂版[ix] において，これが「relational mentalizing」または「mentalizing the relationship」と名称が変更された。これは MBT において，精神分析用語である「転移」が含む「過去の重要な関係の反復」という要素を扱わないという点を明確にするための名称変更という側面が強く，「関係についてのメンタライジング」という意味合いは変わらなかった。しかし本書において relational mentalizing は，ある人が他の誰か，特に認識的信頼を持つことのできる他者との関係の中でメンタライズすること全般を指す用語として生まれ変わり，元の定義はその一形態と位置づけられることとなった。この用語が「関係の中でのメンタライジング」，「関係についてのメンタラ

イジング」という両義的・包括的な意味を持ったことを鑑み、「関係性メンタライジング」と訳すこととした。この変遷について著者の１人，フォナギーが私とのメールの交流の中で次のように明確にしてくれた。

　従来のベイトマンとフォナギーのマニュアルでは，関係性メンタライジングは「患者に現在の関係に集中させること」と説明していて，それは転移と受け取れるものでした。私たちは，メンタライゼーション理論が発展するにつれ，関係性メンタライジングの用語の使い方をより特異的にして，「私たちモード（we-mode）」の概念と整合させたいと考えるようになりました。現在，関係性メンタライジングを，患者と治療者のみならず，「共同注意による探索的活動に参与し，共にメンタライジングを行っている２人以上の主体の関係における共同集中」に意味を拡張しています。すなわちそれは社会システム，カップル，家族などの社会的グループが，システム内の各個人たちが繋がっていると想うことのできる志向的状態の中で考えることや感じることを指しています。それに従い，従来の「転移型」関係性メンタライジングは，心理状態への共同注意というより全般的な共有作業の１つの特徴的な類型となります。

（2022 年 11 月，個人メール，訳者訳）

　このメンタライゼーション理論における歴史的にも大きな展開には，MBT が日々の生活で常に共にメンタライズし，メンタライズにつまずいている家族というグループに治療者が加わり（ジョイニング），共にメンタライズするという MBT-F に実践の場を拡げていったことの影響が大きいと私は推測している。この変革は子どもや思春期を含む個人治療，グループ，心理教育（MBT-I），支援者連携による心理社会的治療（AMBIT），学校など，メンタライゼーション実践全般へと波及し活かされていることから，本書のサブタイトルを「〈システム〉・〈関係〉へ

と展開するメンタライジング・アプローチ」とした。

　その他にも重要な論考が続く。児童・思春期の精神科医療において1人の若者に多数の診断名がつき，その生きづらさの本質を表せない問題をp因子という概念とメンタライジングにより克服しようという取り組み（第7章），ソーシャルメディアやオンラインを利用した治療・支援のアイディア（第8章），多文化間のちがいを尊重した支援のあり方（第10章）など，2020年代の今日的課題が多く取り上げられている。特に多文化間の差異について，幼少期から個であることを尊重され，個として在ることを求められるイギリスをはじめとする欧米文化の基礎の上に発展したメンタライジング・アプローチを，子どもたちが知らず知らずのうちに多数者集団の志向性のために自身の個を不可視化することを覚えていく日本の社会で実践するために，治療者側が日々覚知せねばならないことはあまりに大きい。病を得て治療や支援を必要とする人，異なる背景を持つ当事者と向き合う時，治療者が自分を座標軸のゼロ地点に固定し，相手に対してだけ不知の姿勢で臨むのではなく，自らが属する多数者集団が持っている偏倚性に対し不知である，すなわち不確実性に対して開かれた姿勢で臨むことが必要であり，そのことに治療者はより多くの注意や努力を注がねばならない。

　2人の著者はかねてから多文化間のメンタライジングの差異に注目し見識を深めている。アーゼンはこれまでの交流の中で本書の日本語版を日本の読者にとってより意味あるものにするために，私にあらゆる注釈やアレンジを加えることを期待しているが，それにとどまらずこのような日本の文化的土壌に起因する，メンタライジング・アプローチを実践する際の障壁についての議論や克服も，私たちに与えられた課題なのかもしれない。

　最後に，しばしば「難しすぎる」と指摘されるメンタライゼーションの用語・訳語に関してまとめておきたい。

認識的信頼（epistemic trust）はゲルゲイらが心理学的実験を通し提唱した概念であり，「認識的」には子どもの成長において知識は単に外界から与えられるのではなく，社会的相互関係や応答性の中で自発的に学習されるという含意がある。フォナギーはこれを「子ども／人が，他者から社会的知識を受け取ることができるようにする信頼」と定義づけている。認識的信頼を醸成するために必要とされている顕示的手がかり（ostensive cues）について，「顕示的」は「その子／人の存在を認識・尊重して」というニュアンスを含む。具体的には名前を呼んだり，目を合わせたりという合図である。例えば単に首を振ったり，音を立てたりする行為でも子どもの注意を引くことはできるが，それはその子の存在を尊重したものではなく非顕示的である。例えば私は思春期の頃，先生や先輩から「やれ，やるべきだ」と再三指示されてもしようとしなかったことを，普段からそれに対し一緒に不満を言い合っていた友だちが始めたのを見て，自分もあっという間に行動を変えてしまったという体験をしたことがある。厳密にはその体験が認識的信頼を表しているとは言い切れないが，主体と認識される関係の中でこそ新たなものが学ぶことをできる認識的信頼を「変わるための信頼」と捉えると，理解しやすいかもしれない。

不知の姿勢／立場（not-knowing stance/position）は，先述のポストモダン・コラボレイティブ・アプローチを開発したアンダーソンらが提唱した概念で，「あなたのことをまだわかっていない，だから理解したい」という立場である。虚心坦懐に問いかけ続ける姿勢の本質は，探索すべきものが患者の中にこそあるという，「相手を主体として尊重した対話のしかた（respectful listening）」である。従来メンタライゼーション関連書籍のみならず，各学派の心理学書籍において「無知の姿勢」と訳されることが多かったが，本来意味するところは「知がない」，「無知蒙昧」ではなく「知らない／わかっていない」ことの自覚であり「不知」と訳すこととした。ソクラテスの教えを表す「無知の知」を連想す

る言葉であるが，こちらも近年は「不知の自覚」と訳すべきであるとも論じられている[x]。さらにメンタライゼーションの治療理論における重要な概念として有標的ミラーリング（marked mirroring）がある。「養育者が省察した子どもの気持ちをその子に，‘あなたの感情なんだよ’という『マーク付きで』映し返すこと」であり，これにより子ども／患者は，養育者／治療者が持ってくれている自分のこころの表象を採り入れ，自身のこころの状態の表象を育みやすくなる。そのように認識的信頼を醸成する治療的要素は，不知の姿勢，有標的ミラーリング，顕示的手がかりのすべてが，患者が治療の主体であるよう援助するという点で首尾一貫しているのである。そして認識的信頼の中で新たなものを学ぶ際に，子は養育者の，患者は治療者の見方を参照する[xi]が，この時2人は志向性（intentionality）を共にしている。志向的心理状態（intentional mental states）とはこころが何かに向けられている，何かについてのものである状態を表し，欲求・願望・フィーリング・信念・目標・目的などを含む。認識的信頼を伴った関係の中で，複数の人間が共同志向性，すなわち同じ方向に注意を向け心理状態を共有している状態が私たちモード（we-mode）であり，先述のフォナギーの書簡にあったように，その時行っているこころの作業が関係性メンタライジング（relational mentalizing）である。認識的信頼や共同志向性はトラウマ治療の文脈でも重要な意味を持つ。逆境的な体験に「ひとりぼっちであるという感覚」を伴う時，すなわち志向的心理状態を共有してくれる人がいない時，体験は外傷となる。愛着外傷が影響する多くの疾患では，認識的信頼の途絶による社会的学習の停止が共通の基盤にあると考えられており，共通する診断横断的な病理因子を先述の「p因子」と想定した研究が進められている。愛着外傷の中でメンタライジングを絶つことでようやく生き延びてきた人と向き合う時，治療者はその人が身につけた認識的不信や認識的警戒を受け止めながら，外傷的な心的世界の殻を溶かして「変わろう」と思うことができる認識的信頼を慎重に根気強く醸成していく

必要がある。

　以上のように，常に関係の中にあり，関係に問題を抱える家族やカップルという集団への治療である MIST の開発はメンタライゼーションの理論と臨床に新しい展開をもたらすものであり，この重要な意味を持つ本書の日本語訳書を出版できることを大変感慨深く思います。実践上も，特に私が働く精神科医療の現場では，個人情報保護や医療経済的な観点などを理由に家族のお話をじっくり聴くという治療文化を受け継ぐ医療者が減ってきているという昨今の現状がある中，本書の内容は幅広く精神科医や精神科医療者の読者にも，「家族の中の患者をみる」という気づき豊かなアプローチの魅力を再発見していただけるものであると確信しています。この出版を企画してくださった星和書店社長の石澤雄司さん，翻訳作業に多大なるご貢献をくださった編集部の畑中直子さん，仕事の遅い私を長い目で見守ってくださった編集部の近藤達哉さんに心から御礼を申し上げます。また，訳出に当たっては，これまで携わって来られた数多くの翻訳作業における知の蓄積を共有してくださった上地雄一郎さん，近年の研究や実践の動向など多くの情報を共有してくださった菊池裕義さん，大橋良枝さんをはじめ日本メンタライゼーション研究会の仲間の皆さんに心から感謝を申し上げます。

　本書をお読みくださったみなさまには，家族療法をはじめ，心理臨床，精神科・児童精神科医療，保健，療育，教育など様々な現場で，みなさまご自身の日々のお仕事に本書を幅広くご活用いただけることを願っています。

　2023 年 9 月
　比叡に湧く季節はずれの入道雲を見上げて

崔　炳仁

i. アナ・フロイト（旧アナ・フロイト国立子ども家庭センター）ウェブサイト　https://www.annafreud.org/training/health-and-social-care/mentalization-based-treatments-mbt/

ii. Allen, J.G. & Fonagy, P.：The Handbook of Mentalization-Based Treatment. Wiley, Chichester, 2006.［狩野力八郎（監修），池田暁史（訳）：メンタライゼーション・ハンドブック―MBT の基礎と臨床―. 岩崎学術出版社，東京，2011.］

iii. 狩野力八郎. 私の家族療法―治療構造論的家族療法とメンタライジング―. 家族療法研究：25(2)，2008.

iv. Midgley, N. & Vrouva, I.（eds.）：Minding the Child : Mentalization-Based Interventions with Children, Young People and their Families. Routledge, 2012.［西村馨，渡部京太（監訳）：子どものメンタライジング臨床入門―個人，家族，グループ，地域へのアプローチ―. 誠信書房，東京，2022.］

v. 浅井伸彦（編著），松本健輔（著），坂本真佐哉（監修）：はじめての家族療法―クライエントとその関係者を支援するすべての人へ―. 北大路書房，京都，2021.

vi. 吉川悟：家族療法―システムズアプローチの「ものの見方」―ミネルヴァ書房，京都，1993.

vii Anderson, H. & Goolishian, H.：The client is the expert : A not-knowing approach to therapy. In McNamee, S & Gergen, K. J.（Eds.），Therapy as social construction（pp. 25-39）. Sage Publications Inc, Los Angeles, 1992.

viii. Bateman, A. & Fonagy, P.：Mentalization-based Treatment for Borderline Personality Disorders : A Practical Guide. Oxford University Press, New York, 2006.［池田暁史（監訳），東京メンタライゼーション研究会（訳）：メンタライゼーション実践ガイド―境界性パーソナリティ障害へのアプローチ―. 岩崎学術出版社，東京，2019.］

ix. Bateman, A. & Fonagy, P.：Mentalization-based Treatment for Personality Disorders: A Practical Guide. Oxford University Press, New York, 2016.

x. 出口治明：哲学と宗教全史. ダイヤモンド社，東京，2019.

xi. Fonagy, P., Luyten, P. et. al.：Mentalizing, Epistemic Trust and the Phenomenology of Psychotherapy. Psychopathology, 52(2), 2019.

328

索　引

334

● 著者紹介

アイア・アーゼン (Eia Asen), MD, FRCPsych

ロンドンのアナ・フロイト（旧アナ・フロイト国立子ども家庭センター）の児童・思春期・成人精神医学コンサルタント，ロンドン大学（UCL）客員教授。

以前は，ロンドン中心部にあり，英国国民保健サービス（NHS）の一部でもある，社会的に疎外された子どもや成人，多重問題を抱えた家族を扱うシステム論指向のサービス，マールボロ・ファミリー・サービスの臨床主任を務めていた。システム論的アプローチの心理療法家としてのトレーニングを受けたアーゼンは，世界中で実施されている画期的な複数家族療法の開発に尽力している。12 冊の著書のほか，数多くの科学論文や本の章を執筆している。

ピーター・フォナギー (Peter Fonagy), PhD, FMedSci, FBA, FAcSS, OBE

ロンドン大学（UCL）現代精神分析・発達科学教授，心理・言語科学部門長，アナ・フロイト最高責任者。その他，NHS イングランドで小児精神保健の上級臨床アドバイザー，UCL パートナーズの統合精神保健・行動変容プログラムの代表，ベイラー医科大学メニンガー精神医学・行動科学部門のコンサルタント，イェール大学医学部およびハーバード大学医学部の客員教授も務めている。臨床では早期愛着関係，社会的認知，境界性パーソナリティ症，暴力に主な関心を持つ。メンタライゼーションに基づく治療の共同開発者であるフォナギー博士は，550 以上の科学論文，250 以上の本の章を執筆し，20 冊の著書がある。

● **訳者紹介**

崔 炯仁（ちぇ ひょんいん）

精神科医，医学博士，アナ・フロイト認証 Mentalization-Based Treatment プラクティショナー

1970 年 京都市生まれ。1995 年 京都府立医科大学医学部卒業。

1995 年〜 京都府立医科大学医学部附属病院，国立舞鶴病院，松下記念病院，海辺の杜ホスピタルに勤務し，精神科医として研鑽を積む。

2004 年 京都府立医科大学大学院 精神機能病態学 助教。

2009 年 ロンドン大学 St. George 校摂食障害部門留学。留学中に MBT 発祥の地であるロンドン St. Ann Hospital の Halliwick Unit を訪問見学，アナ・フロイトセンター（現アナ・フロイト）にて 'Mentalization-based treatment'，'MBT for Self-harming adolescents' の 2 つのベーシックトレーニングを修了した。

2010 年 京都府精神保健福祉総合センター主任医師，京都府立医科大学大学院講師を併任。

2013 年 いわくら病院。同院の摂食障害治療チーム，精神科救急病棟の立ち上げに従事し，2024 年から同院院長。

2022 年から日本メンタライゼーション研究会会長。

著書に『メンタライゼーションでガイドする外傷的育ちの克服―〈心を見わたす心〉と〈自他境界の感覚〉をはぐくむアプローチ』（星和書店），（以下分担執筆）「周産期うつ病・更年期障害」（金芳堂『うつ病 知る 治す 防ぐ』），「嗜癖行動障害虐待・子ども」（シナジー『脳とこころのプライマリケア 8 依存』），「うつ病性障害の心身医学」（中山書店『精神科臨床リュミエール 27 精神科領域から見た心身症』），「不登校・引きこもり，DV，児童虐待」（金芳堂『MINOR TEXTBOOK 精神医学 改訂 12 版』）などがある。

メンタライゼーションによる家族との治療

2024 年 4 月 17 日　初版第 1 刷発行

著　　者　アイア・アーゼン，ピーター・フォナギー
訳　　者　崔　炯　仁
発 行 者　石　澤　雄　司
発 行 所　㍿ 星 和 書 店
　　　　　〒 168-0074　東京都杉並区上高井戸 1-2-5
　　　　　電話　03 (3329) 0031 (営業部)／03 (3329) 0033 (編集部)
　　　　　FAX　03 (5374) 7186 (営業部)／03 (5374) 7185 (編集部)
　　　　　URL　http://www.seiwa-pb.co.jp

印刷・製本　中央精版印刷株式会社

メンタライゼーションでガイドする 外傷的育ちの克服

〈心を見わたす心〉と〈自他境界の感覚〉をはぐくむアプローチ

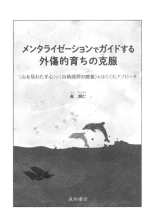

〈著〉崔 炯仁（ちぇ ひょんいん）

A5判 260p

定価：本体 2,300円＋税

外傷的育ちとは、子どものころに身体的、心理的、性的な虐待を受けた体験、心や脳にダメージを与えるような養育体験とその影響を意味する。

本書では著者の豊富な臨床経験に基づき、いわゆる毒親、虐待などの外傷的育ちから生じる種々の心理・行動特徴について幅広く解説。適切なミラーリングと分離、メンタライズ力の成長を軸に、患者に安心感を与え心の成長を促す治療や支援方法を紹介する。境界性パーソナリティ障害に対して効果が実証されていて、近年注目を集めている MBT（メンタライゼーションに基づいた治療）を平易に学べるよう構成された入門書。

発行：星和書店　http://www.seiwa-pb.co.jp